国家卫生和计划生育委员会"十二五"规划教材

全国中医药高职高专院校教材

全国高等医药教材建设研究会规划教材

供护理类专业用

老年护理

第 2 版

主　编　唐凤平

副主编　王连艳　丁腊梅

编　委　（按姓氏笔画为序）

丁腊梅（安徽中医药高等专科学校）

王连艳（四川中医药高等专科学校）

朱春风（山东中医药高等专科学校）

刘立珍（湖南中医药高等专科学校）

张要珍（山西中医学院）

唐凤平（湖南中医药高等专科学校）

董　雪（长春中医药大学护理学院）

熊建萍（江西中医药高等专科学校）

U0296277

人民卫生出版社

图书在版编目(CIP)数据

老年护理/唐凤平主编. —2 版. —北京:人民卫生出版社,
2014

ISBN 978 - 7 - 117 - 18966 - 8

Ⅰ.①老… Ⅱ.①唐… Ⅲ.①老年医学-护理学-高等职
业教育-教材 Ⅳ.①R473

中国版本图书馆 CIP 数据核字(2014)第 091107 号

| 人卫社官网 | www.pmph.com | 出版物查询,在线购书 |
| 人卫医学网 | www.ipmph.com | 医学考试辅导,医学数据库服务,医学教育资源,大众健康资讯 |

老 年 护 理

第 2 版

主 编:唐凤平
出版发行:人民卫生出版社(中继线 010-59780011)
地 址:北京市朝阳区潘家园南里 19 号
邮 编:100021
E - mail:pmph @ pmph. com
购书热线:010 - 59787592 010 - 59787584 010 - 65264830
印 刷:河北新华第一印刷有限责任公司
经 销:新华书店
开 本:787×1092 1/16 印张:11
字 数:275 千字
版 次:2010 年 6 月第 1 版 2014 年 8 月第 2 版
2018 年 6 月第 2 版第 5 次印刷(总第 9 次印刷)
标准书号:ISBN 978 - 7 - 117 - 18966 - 8/R · 18967
定 价:28.00 元

打击盗版举报电话:010-59787491 E-mail:WQ@pmph.com
(凡属印装质量问题请与本社市场营销中心联系退换)

《老年护理》网络增值服务编委会名单

主　　编　唐凤平

副 主 编　王连艳　丁腊梅

编　　委　（按姓氏笔画为序）

丁腊梅（安徽中医药高等专科学校）

王连艳（四川中医药高等专科学校）

朱春风（山东中医药高等专科学校）

刘立珍（湖南中医药高等专科学校）

张要珍（山西中医学院）

唐凤平（湖南中医药高等专科学校）

董　雪（长春中医药大学护理学院）

全国中医药高职高专国家卫生和计划生育委员会规划教材
第三轮修订说明

全国中医药高职高专卫生部规划教材第1版（6个专业63种教材）2005年6月正式出版发行，是以安徽、湖北、山东、湖南、江西、重庆、黑龙江等7个省市的中医药高等专科学校为主体，全国20余所中医药院校专家教授共同编写。该套教材首版以来及时缓解了中医药高职高专教材缺乏的状况，适应了中医药高职高专教学需求，对中医药高职高专教育的发展起到了重要的促进作用。

为了进一步适应中医药高等职业教育的快速发展，第2版教材于2010年7月正式出版发行，新版教材整合了中医学、中药、针灸推拿、中医骨伤、护理等5个专业，其中将中医护理学专业名称改为护理；新增了医疗美容技术、康复治疗技术2个新专业的教材。全套教材共86种，其中38种教材被教育部确定为普通高等教育"十一五"国家级规划教材。第2版教材由全国30余所中医药院校专家教授共同参与编写，整个教材编写工作彰显了中医药特色，突出了职业教育的特点，为我国中医药高等职业教育的人才培养作出了重要贡献。

在国家大力推进医药卫生体制改革，发展中医药事业和高等中医药职业教育教学改革的新形势下，为了更好地贯彻落实《国家中长期教育改革和发展规划纲要（2010–2020）》和《医药卫生中长期人才发展规划（2011–2020）》，推动中医药高职高专教育的发展，2013年6月，全国高等医药教材建设研究会、人民卫生出版社在教育部、国家卫生和计划生育委员会、国家中医药管理局的领导下，全面组织和规划了全国中医药高职高专第三轮规划教材（国家卫生和计划生育委员会"十二五"规划教材）的编写和修订工作。

为做好本轮教材的出版工作，成立了第三届中医药高职高专教育教材建设指导委员会和各专业教材评审委员会，以指导和组织教材的编写和评审工作，确保教材编写质量；在充分调研的基础上，广泛听取了一线教师对前两版教材的使用意见，汲取前两版教材建设的成功经验，分析教材中存在的问题，力求在新版教材中有所创新，有所突破。新版教材仍设置中医学、中药、针灸推拿、中医骨伤、护理、医疗美容技术、康复治疗技术7个专业，并将中医药领域成熟的新理论、新知识、新技术、新成果根据需要吸收到教材中来，新增5种新教材，共91种教材。

新版教材具有以下特色：

1. 定位准确，特色鲜明　本套教材遵循各专业培养目标的要求，力求体现"专科特色、技能特点、时代特征"，既体现职业性，又体现其高等教育性，注意与本科教材、中专教材的区别，同时体现了明显的中医药特色。

2. 谨守大纲，重点突出　坚持"教材编写以教学计划为基本依据"的原则，本次教材修订的编写大纲，符合高职高专相关专业的培养目标与要求，以培养目标为导向、职业岗位能力需求为前提、综合职业能力培养为根本，注重基本理论、基本知识和基本技能的培养和全

4

面素质的提高。体现职业教育对人才的要求,突出教学重点、知识点明确,有与之匹配的教学大纲。

3. 整体优化,有机衔接 本套教材编写从人才培养目标着眼,各门教材是为整个专业培养目标所设定的课程服务,淡化了各自学科的独立完整性和系统性意识。基础课教材内容服务于专业课教材,以"必需,够用"为度,强调基本技能的培养;专业课教材紧密围绕专业培养目标的需要进行选材。全套教材有机衔接,使之成为完成专业培养目标服务的有机整体。

4. 淡化理论,强化实用 本套教材的编写结合职业岗位的任职要求,编写内容对接岗位要求,以适应职业教育快速发展。严格把握教材内容的深度、广度和侧重点,突出应用型、技能型教育内容。避免理论与实际脱节,教育与实践脱节,人才培养与社会需求脱节的倾向。

5. 内容形式,服务学生 本套教材的编写体现以学生为中心的编写理念。教材内容的增减、结构的设置、编写风格等都有助于实现和满足学生的发展需求。为了解决调研过程中教材编写形式存在的问题,本套教材设有"学习要点"、"知识链接"、"知识拓展"、"病案分析(案例分析)"、"课堂讨论"、"操作要点"、"复习思考题"等模块,以增强学生学习的目的性和主动性及教材的可读性,强化知识的应用和实践技能的培养,提高学生分析问题、解决问题的能力。

6. 针对岗位,学考结合 本套教材编写要按照职业教育培养目标,将国家职业技能的相关标准和要求融入教材中。充分考虑学生考取相关职业资格证书、岗位证书的需要,与职业岗位证书相关的教材,其内容和实训项目的选取涵盖相关的考试内容,做到学考结合,体现了职业教育的特点。

7. 增值服务,丰富资源 新版教材最大的亮点之一就是建设集纸质教材和网络增值服务的立体化教材服务体系。以本套教材编写指导思想和整体规划为核心,并结合网络增值服务特点进行本套教材网络增值服务内容规划。本套教材的网络增值服务内容以精品化、多媒体化、立体化为特点,实现与教学要求匹配、与岗位需求对接、与执业考试接轨,打造优质、生动、立体的网络学习内容,为向读者和作者提供优质的教育服务、紧跟教育信息化发展趋势并提升教材的核心竞争力。

新版教材的编写,得到全国 40 余家中医药高职高专院校、本科院校及部分西医院校的专家和教师的积极支持和参与,他们从事高职高专教育工作多年,具有丰富的教学经验,并对编写本学科教材提出很多独到的见解。新版教材的编写,在中医药高职高专教育教材建设指导委员会和各专业教材评审委员会指导下,经过调研会议、论证会议、主编人会议、各专业编写会议、审定稿会议,确保了教材的科学性、先进性和实用性。在此,谨向有关单位和个人表示衷心的感谢!

希望本套教材能够对全国中医药高职高专人才的培养和教育教学改革产生积极的推动作用,同时希望各位专家、学者及读者朋友提出宝贵意见或建议,以便不断完善和提高。

全国高等医药教材建设研究会
第三届全国中医药高职高专教育教材建设指导委员会
人民卫生出版社
2014 年 4 月

全国中医药高职高专第三轮规划教材书目

中医学专业

1	大学语文（第3版）	孙 洁
2	中医诊断学（第3版）	马维平
3	中医基础理论（第3版）★	吕文亮
		徐宜兵
4	生理学（第3版）★	郭争鸣
5	病理学（第3版）	赵国胜
		苑光军
6	人体解剖学（第3版）	盖一峰
		高晓勤
7	免疫学与病原生物学（第3版）	刘文辉
		刘维庆
8	诊断学基础（第3版）	李广元
9	药理学（第3版）	侯 晞
10	中医内科学（第3版）★	陈建章
11	中医外科学（第3版）★	陈卫平
12	中医妇科学（第3版）	盛 红
13	中医儿科学（第3版）★	聂绍通
14	中医伤科学（第3版）	方家选
15	中药学（第3版）	杨德全
16	方剂学（第3版）★	王义祁
17	针灸学（第3版）	汪安宁
18	推拿学（第3版）	郭 翔
19	医学心理学（第3版）	侯再金
20	西医内科学（第3版）★	许幼晖
21	西医外科学（第3版）	贾 奎
22	西医妇产科学（第3版）	周梅玲
23	西医儿科学（第3版）	金荣华
24	传染病学（第2版）	陈艳成
25	预防医学	吴 娟

中医骨伤专业

26	中医正骨（第3版）	莫善华
27	中医筋伤（第3版）	涂国卿
28	中医骨伤科基础（第3版）★	冼 华
		陈中定
29	中医骨病（第3版）	谢 强
30	骨科手术（第3版）	黄振元
31	创伤急救（第3版）	魏宪纯
32	骨伤科影像诊断技术	申小年
33	骨科手术入路解剖学	王春成

中 药 专 业

34	中医学基础概要（第3版）	宋传荣
		何正显
35	中药药理与应用（第3版）	徐晓玉
36	中药药剂学（第3版）	胡志方
		李建民
37	中药炮制技术（第3版）	刘 波
		李 铭
38	中药鉴定技术（第3版）	张钦德
39	中药化学技术（第3版）	李 端
		陈 斌
40	中药方剂学（第3版）	吴俊荣
		马 波
41	有机化学（第3版）★	王志江
		陈东林
42	药用植物栽培技术（第2版）★	宋丽艳
43	药用植物学（第3版）★	郑小吉
		金 虹
44	药事管理与法规（第2版）	周铁文
		潘年松
45	无机化学（第3版）	冯务群

★为"十二五"职业教育国家规划教材。

第三届全国中医药高职高专教育教材建设指导委员会名单

顾　问

刘德培　于文明　王　晨　洪　净　文历阳　沈　彬　周　杰
王永炎　石学敏　张伯礼　邓铁涛　吴恒亚

主任委员

赵国胜　方家选

副主任委员（按姓氏笔画为序）

王义祁　王之虹　吕文亮　李　丽　李　铭　李建民　何文彬
何正显　张立祥　张同君　金鲁明　周建军　胡志方　侯再金
郭争鸣

委　员（按姓氏笔画为序）

王文政　王书林　王秀兰　王洪全　刘福昌　李灿东　李治田
李榆梅　杨思进　宋立华　张宏伟　张俊龙　张美林　张登山
陈文松　金玉忠　金安娜　周英信　周忠民　屈玉明　徐家正
董维春　董辉光　潘年松

秘　书

汪荣斌　王春成　马光宇

第三届全国中医药高职高专院校护理专业教材评审委员会名单

主任委员

赵国胜

副主任委员

刘　杰　张先庚

委　员（按姓氏笔画为序）

刘伟道　范　真　段艮芳　黄学英　程家娥　滕艺萍

为了更好地贯彻落实《国家中长期教育改革和发展规划纲要》和《医药卫生中长期人才发展规划(2011—2020年)》,推动中医药高职高专教育的发展,培养中医药类高级技能型人才,在总结汲取上一版教材成功经验的基础上,在全国高等医药教材建设研究会、全国中医药高职高专教材建设指导委员会的组织规划下,按照全国中医药高职高专院校各专业的培养目标,确立本课程的教学内容并编写了本教材。

人口老龄化已成为世界众所瞩目的社会问题和公共卫生问题。我国老年人口的绝对数目与老龄化的发展速度均居世界前列,特别是老年人口的高龄化,给人类社会资源、环境、社会经济发展等各个领域和人们的生活带来了广泛而深刻的影响,社会对老年护理专业人才的需求激增。如何尽快培养出专业能力强、具有良好职业道德的实用型老年护理人才已迫在眉睫。

本教材按照护理专业人才培养模式和教学改革与建设的规划要求,突出实用型护理人才的培养目标,在编写过程中淡化学科意识,凸显老年护理课程的个性,注意与相关专业课程内容的联系与衔接,避免与其他相关教材不必要的重复或遗漏;重点介绍最常见、具有代表性的老年特有病和健康问题,着重从护理角度阐明如何为老年人和老年患者提供整体护理;增加常用老年护理技术、知识链接,体现了本教材的实用性。为方便教学活动的开展,每章前面均有学习要点的提示,每章中间设计了一些知识链接,章节后面有复习思考题,并配备增值服务。

全书共分为九章,主要介绍老年护理中的有关概念;老年人的健康保健、照护与管理、健康评估、日常生活护理、心理卫生与常见心理问题护理、安全用药与护理、健康问题与护理、常见疾病与护理及临终护理。

本书为专科护理专业使用,也可作为临床护理人员继续教育、老年护理岗位培训及老年护理机构工作人员的参考书。

在本教材编写过程中,得到了各编者所在单位的大力支持,在此一并表示诚挚的谢意!

由于编写时间有限,且编者知识水平和能力有限,难免存在错误与疏漏,恳请专家、读者及使用本教材的师生和同行斧正。

《老年护理》编委会
2014年5月

目　录

第一章 绪 论

老化、老年人、老龄化社会；老化的定义和特征；老年护理的目标

随着社会的进步和经济的发展，人类预期寿命普遍延长，人口老龄化已成为全世界关注的问题。学习和研究老年人护理的有关理论、知识、方法和技术，对护理专业人员具有重要的现实意义。

第一节　老化与人口老龄化

生老病死是一切生物物种的普遍规律。人在出生、发育、成熟至死亡的生命历程中，会发生一系列生理和心理改变。"老年"从生理意义上讲，是生命过程中组织器官在形态和功能上发生进行性、衰退性变化的阶段。

一、老化的概念及特点

（一）老化的概念

老化即衰老，是指机体生长发育到成熟期以后，随着增龄而出现的身体结构或功能逐渐减退或退化的过程。是所有生物种类在生命延续过程中的一种生命现象。

（二）老化的特点

1. **累积性**　老化并非一朝一夕所致，而是在日复一日、年复一年的岁月变迁中，机体结构和功能上的一些微小变化长期逐步积累到一定程度，机体的形态结构才会出现明显的退行性变化，生理功能才会有所下降，一旦表现出来，不可逆转。

2. **普遍性**　老化是多细胞生物普遍存在的生物学现象，且同种生物的老化进程所表现出来的老化征象大致相同。任何个体都不可避免地走向衰老和死亡。

3. **渐进性**　老化是一个循序渐进的演变过程，往往在不知不觉中出现了老化的征象，且逐步加重，一旦表现出来，便不可逆转。

4. **内生性**　老化源于生物本身固有的特性（如遗传），同一物种所表现出来的老化征象相同。环境因素只能影响老化的进程，或加速老化，或延缓老化，但不能阻止老化。

5. **危害性**　老化过程是机体结构和功能衰退的过程，导致机体功能下降乃至丧失，使机体越来越容易感染疾病，终致死亡。

（三）老化的原因与机制

1. **老化原因**　老化是一种多因素引起的机体内各脏器细胞功能减低的生物现象。凡

1

能直接或间接引起生物老化的因素均是老化的原因。研究者在尸检过程中发现,真正由于衰老而导致的死亡仅占死亡人数的 5% 或更少。目前对于引起衰老的因素尚不十分清楚,大致分为遗传因素和非遗传因素。

(1)遗传因素:人类部分遗传基因是决定人的寿命和衰老的主要物质,其主要成分是脱氧核糖核酸(DNA)所组成的遗传单位。线粒体上的 DNA 基因与生物的寿命有关。染色体上的 DNA 基因主管生命遗传信息的调控和表达,从而影响生物的生殖、发育和衰老等过程。衰老基因位于衰老细胞内,能使各种细胞的代谢功能减退而导致衰老。凋亡基因与衰老基因共同作用导致生物衰老。在生物的生殖、发育和衰老的过程中,不同基因在特定的调控下,对生命过程起着特定的作用。

(2)非遗传因素:虽然遗传基因对人的最高寿命起决定作用,但人往往不能活到最高寿命。其原因是人的寿命还受到非遗传因素的影响,包括生理因素、心理因素、社会环境因素和生活方式等。尤其是心理与社会方面的老化受个体认知、社会化过程、身体功能退化以及社会的期待等因素的影响。

2. 老化机制　人体老化机制的认识过程一直在不断探索和发展之中,至今人体老化的真正原因和机制尚未完全清楚。基因决定了机体的衰老,基因是衰老的始动因素。这是衰老的内因。除此之外,营养不均衡、运动量过少、环境污染、精神与心理因素等构成了衰老的外因,它们在衰老发生机制的不同环节发挥作用,导致衰老的进程加速。这便是衰老的内外双因论。

目前关于老化的机制归纳为三大类:一是遗传致衰老学说,如基因调控障碍学说。二是损伤因子致衰老学说。基本观点是:人类生活在特定的环境中,经常受到外环境多种有害因子(如紫外线、电离辐射、农药、三废污染物、严寒等)和精神心理因素的损伤,同时也受到机体内环境产生的有害因子(如自由基、糖基化产物、自身免疫抗体、免疫复合物等)的损伤,从而导致机体老化。三是心理因素致衰老学说。不良的心理因素能够导致老化的观点日益受到重视。

二、老年人的年龄划分

人体衰老是个渐进的过程。个体老化的进度不同,即使在同一个人身上,各脏器系统的衰老变化也不完全一致,因此,很难准确界定个体进入老年的时间。目前国际上对老年人的年龄界限无统一的标准,多数是根据各国国内情况所规定的。

(一)世界卫生组织标准

发达国家将 65 岁以上的人群定义为老年人,而在发展中国家(特别是亚太地区)则将 60 岁以上的人群定义为老年人。

近些年,WHO 根据现代人生理与心理结构上的变化,将人的年龄界限又作了新的划分:44 岁以下为青年人;45~59 岁为中年人;60~74 岁为年轻老人(the young old);75~89 岁为老老年人(the old old);90 岁以上为非常老的老年人(the very old)或长寿老人(the longevous)。

(二)我国标准

根据我国实际情况,中华医学会老年医学分会于 1982 年决定:我国 60 岁以上为老年人。我国现阶段划分老年人的标准见表 1-1。

表1-1　我国现阶段划分老年人的标准

年龄分期（岁）	分期名称	中文称呼
45～59	老年前期（初老期）	中老年人
60～89	老年期	老年人
90以上	长寿期	长寿老人

三、人口老龄化

（一）人口老龄化

人口老龄化简称人口老化,是指老年人口占总人口的比例不断上升的动态过程。人口老龄化是人类群体的老化,出生率和死亡率的下降、平均预期寿命的延长是世界人口趋向老龄化的直接原因。

（二）老龄化社会

在某国家或地区的总人口构成中,老年人口数占总人口的比例,,称为老年人口系数,是评价人口老龄化的重要指标。计算公式为:

老年人口系数（%）=（60或65岁以上人口数/总人口数）×100%

世界卫生组织对老龄化社会的划分有两个标准,见表1-2。

表1-2　老龄化社会的划分标准

	发达国家	发展中国家
老年人年龄界限	65岁	60岁
青年型	<4%	<8%
成年型	4%～7%	8%～10%
老年型	>7%	>10%

注:表中百分比为老年人口系数

1. 发达国家的标准　65岁以上人口占总人口比例的7%以上定义为老龄化社会（老龄化国家或地区）。

2. 发展中国家的标准　60岁以上人口占总人口的10%以上定义为老龄化社会（老龄化国家或地区）。

 知识链接

健康老年人标准

（中华医学会老年学分会修订草案,1995）

1. 躯干无明显畸形,无明显驼背等不良体型,骨关节活动基本正常。
2. 神经系统无偏瘫、老年性痴呆及其他神经系统疾病,神经系统检查基本正常。
3. 心脏基本正常,无高血压、冠心病（心绞痛、冠状动脉供血不足,陈旧性心肌梗死等）及其他器质性心脏病。
4. 无慢性肺脏疾病,无明显肺功能不全。
5. 无肝肾疾病、内分泌代谢疾病、恶性肿瘤及严重影响生活功能的器质性疾病。
6. 有一定的视听功能。

7. 无精神障碍,性格健全,情绪稳定。

8. 能恰当地对待家庭和社会人际关系。

9. 能适应环境,具有一定的社会交往能力。

10. 具有一定的学习、记忆能力。

(三) 人口老龄化的现状与趋势

1. 世界人口老龄化趋势及特点

(1) 人口老龄化的速度加快:1950 年全球大约有 2.0 亿老年人,1990 年则为 4.8 亿,2002 年已达 6.29 亿,2011 年上升至 7.43 亿,占总人口的 11%。据联合国预测,2050 年老年人数量将猛增到 20 亿,占世界总人口的 21%,平均每年增长 9000 万。

(2) 发展中国家老年人口增长速度快:发展中国家老年人口的增长率是发达国家的 2 倍,也是世界人口增长率的 2 倍。目前 65 岁老年人口数量每月以 80 万的速度增长,其中 66% 集中在发展中国家。预计 2050 年,世界老年人约有 82% 的老年人即超过 16 亿人将生活在发展中地区,4 亿老年人将生活在发达地区。

(3) 人口平均预期寿命不断延长:19 世纪许多国家的人口平均寿命只有 40 岁左右,20 世纪末则达到 60~70 岁,一些国家已经超过 80 岁。世界卫生组织 2011 年《世界卫生统计资料》显示,日本和欧洲国家圣马力诺 2009 年人均寿命均为 83 岁,并列世界首位。2010 年世界平均寿命 70 岁,发达国家为 77 岁,发展中国家为 67 岁。

(4) 高龄老年人增长速度最快:1950—2050 年间,80 岁以上人口以平均每年 3.8% 的速度增长,大大超过 60 岁以上人口的平均增长速度(2.6%)。2010 年全球 80 岁以上老年人口超过 1.05 亿,预计至 2050 年,高龄老人约 3.8 亿,占老年人总数的 1/5。

(5) 女性老年人占老年人口中的多数:一般而言,老年男性死亡率高于女性。如美国女性老人的平均预期寿命比男性老人高 6.9 岁,日本为 5.9 岁,法国为 8.4 岁,中国为 3.8 岁,这种性别差异致使多数国家老年人口中女性超过男性。

2. 中国人口老龄化趋势及特点　1999 年 10 月,我国进入老年型国家。《中国人口老龄化发展趋势预测研究报告》认为,2001—2100 年,中国的人口老龄化可以分为三个阶段:2001—2020 年是快速老龄化阶段,到 2020 年,老年人口将达到 2.48 亿;2021—2050 年是加速老龄化阶段,到 2050 年,老年人口总量将超过 4 亿;2051—2100 年是稳定的重度老龄化阶段,老年人口规模将稳定在 3 亿~4 亿。2030—2050 年是中国人口老龄化最严峻的时期;重度人口老龄化和高龄化将日益突出;中国将面临人口老龄化和人口总量过多的双重压力。与其他国家相比,中国的人口老龄化具有以下主要特征:

(1) 老年人口基数大:第六次全国人口普查数据显示,截至 2010 年 11 月 1 日,全国人口为 13.39 亿,60 岁以上的老年人达 1.78 亿,占总人口的 13.26%,其中 65 岁以上老年人为 1.19 亿,占总人口的 8.87%。这表明我国不仅仍是世界第一人口大国,也是世界上唯一老年人口超过 1 亿的国家,占全球老年人口总量的 1/5。

(2) 老龄化发展迅速:65 岁以上老年人占总人口的比例从 7% 提升到 14%,发达国家大多用了 45 年以上的时间,中国只用 27 年就完成这个历程,并且将长时期保持较高的递增速度,属于老龄化速度最快国家之列。

(3) 高龄化趋势明显:近 10 年来,我国高龄老年人(80 岁及以上老年人)数量增加了近一倍,已接近 2000 万。目前高龄老年人口正以 2 倍于老年人口增速高速增加,今后每年将以 100 万的速度递增。预计到 2050 年我国高龄老年人口总数将达到 9448 万,平均每 5 个老年人中就有 1 个是高龄老人。

(4)老龄化先于工业化:我国人口老龄化与社会经济发展水平不相适应。发达国家在进入老龄化社会时都已进入后工业化时期,人均国内生产总值一般在 5000 至 1 万美元之间,目前为 2 万美元左右;而我国现在仍处于工业化、城镇化的进程之中,1999 年进入老龄社会时人均国内生产总值还不足 1000 美元,2010 年才突破 4000 美元。用国际上定义的中间贫困线标准——每天低于 2 美元衡量,我国还属于低收入国家,呈现出“未富先老”的状态。

(5)老龄化与家庭小型化、空巢化相伴随:随着年轻人异地工作、求学,父母与子女异地居住,空巢老人越来越多。据统计,2010 年城乡空巢家庭接近 50%,而农村 65 岁及以上的留守老人近 2000 万。第六次全国人口普查数据显示,目前我国平均每个家庭 3.1 人,家庭小型化使家庭养老功能明显弱化,导致部分老年人经济生活状况较差,心理问题突出。

(6)地区发展不平衡:中国人口老龄化发展具有明显的由东向西的区域梯次特征,东部沿海经济发达地区明显快于西部经济欠发达地区。上海在 1979 年最早进入人口老年型行列,和最迟 2012 年进入人口老年型行列的宁夏比较,时间跨度长达 33 年。

(7)城乡倒置显著:我国农村老年人口数量为 1.04 亿人,占全国老年人口比例的 58.3%。农村人口老龄化的程度已经达到 15.4%,比全国 13.3% 的平均水平高出 2.1 个百分点,高于城市老龄化程度,但是城市应对人口老龄化的能力明显强于农村。随着人口老龄化的加速推进,农村地区应对人口老龄化面临的问题更为严峻。

(四)人口老龄化的主要影响

社会人口老龄化所带来的问题,不仅是老年人自身的问题,它还牵涉到政治、经济、文化和社会发展诸多方面,将给未来经济的可持续发展和人民生活等各领域带来广泛而深刻的影响,也造成养老保障、医疗保障、养老服务等多方面的压力。

1. 社会负担加重 老年人口负担系数(60 岁以上人口与 15～59 岁人口的比例)1999 年为 1:8.2,2000 年为 1:6。据最新预测,2020 年约 3 个劳动年龄人口负担 1 个老人,而 2030 年则约 2.5 个劳动年龄人口负担 1 个老人。另外,人口老龄化使国家用于老年社会保障的费用大量增加,医疗费用和养老金是社会对老年人主要的支出项目,加上各种涉老救助和福利,庞大的财政开支给各国政府带来沉重的负担。

2. 老年人对医疗保健的需求加剧 随着老年人口增加和寿命延长,因疾病、伤残、衰老而失去生活能力的老年人显著增加。预计到 2015 年,失能老年人将达到 4000 万人。老年人发病率高,且其多患有肿瘤、心脑血管病、糖尿病、老年精神障碍等慢性病,病程长、花费大,消耗卫生资源多,不仅使家庭和社会的负担加重,同时也对医疗资源提出挑战,对医疗设施、医护人员和卫生费用的需求急剧增大。

3. 社会养老服务供需矛盾突出 随着人口老龄化、高龄化、家庭少子化,传统的家庭养老功能日趋削弱,养老负担越来越多地依赖于社会。但我国社会服务的发展仍相对滞后,养老服务供需矛盾突出。截至 2010 年底,全国各类养老福利机构近 4 万家、床位 314 万张,养老床位总数仅占老年人口的 1.8%,低于发达国家 5%～7% 的比例,也低于一些发展中国家 2%～3% 的水平。此外,有关专家根据我国失能老年人的数量预测,目前我国大体需要养老护理人员 1000 万人,而全国现有养老护理员仅 30 多万人,其中取得职业资格的不足 10 万人,可见养老服务的发展任重道远。

第二节　老年护理概述

老年护理学源于老年学,是一门跨学科、多领域,同时又具有其独特性的综合性学科。与老年学、老年医学关系密切。

一、老年护理与相关学科

(一)老年学(gerontology)

老年学是一门研究老年及相关问题的学科,是包括自然科学和社会科学的新兴综合性交叉学科,涉及生物学、社会学、心理学、医学等多种学科。

(二)老年医学(geriatrics)

老年医学是研究人类衰老的机制、人体老年性变化、老年人卫生保健和老年病防治的科学,是医学中的一个分支,也是老年学的主要组成部分。它包括老年基础医学、老年临床医学、老年康复医学、老年流行病学、老年预防保健医学、老年社会医学等内容。虽然老年医学涉及的层面相当广泛,但它强调疾病的部分多于健康。

(三)老年心理学(elder Psychology)

老年心理学是研究老年期个体的心理特征及其变化规律的科学,又称为老人心理学和衰老心理学。它是社会心理学的一个分支,又是老年学、心理学和老年社会学的一门交叉学科。其内容涉及老年人的心理特点、心理变化和心理疾病以及老年人的心理保健和心理卫生。

(四)老年护理学(gerontological nursing)

由于老年人在生理、心理、社会适应能力各方面不同于其他年龄组的人群,同时老年疾病表现也有其特殊性,因此就决定了老年护理学有自身的特殊规律。老年护理学从老年人生理、心理、社会文化以及发展的角度出发,研究自然、社会、文化教育和生理、心理等因素对老年人健康的影响,探求用护理手段或措施解决老年人现存和潜在的健康问题,使老年人获得或保持最佳健康状态,或有尊严、安宁地离开人世,从而提高老年人的生活质量。

老年护理学起源于现有的护理理论和社会学、生物学、心理学、健康政策等学科理论。美国护士协会1987年提出用"老年护理学"概念代替"老年病护理"概念,因为老年护理学涉及的护理范畴更广泛,包括评估老年人的健康和功能状态,制定护理计划,提供有效护理和其他卫生保健服务,并评价效果。老年护理学强调保持和恢复、促进健康,预防和控制由急、慢性疾病引起的残疾,发挥老年人的日常生活能力,实现老年机体的最佳功能,保持人生的尊严和舒适直至死亡。

二、老年护理的目标、任务、原则

老年护理的最终目的是提高老年人的生活质量,最大限度地促进和维持其最佳功能状态,达到健康老龄化。

(一)老年护理的目标

1. 增强自我照顾能力　老年人在许多时候都以被动的形式生活在依赖、无价值、丧失权利的感受中,自我照顾意识淡化,久而久之将会丧失生活自理能力。因此,应尽量维持老年人的自我照顾能力,鼓励和强化其自我护理能力,避免过分依赖他人护理。对生活不能自理者,尽可能在保持个人独立及自尊的情况下提供协助,适时给予全补偿、部分补偿的护理服务。

2. 延缓恶化及衰退　广泛开展健康教育,提高老年人的自我保护意识,改变不良的生活方式和行为,增进健康。通过三级预防策略,对老年人进行管理。避免和减少危害健康的危险因素,做到早发现、早诊断、早治疗、积极康复,对疾病进行干预,防止病情恶化,预防并发症的发生,防止伤残。

3. 提高生活质量　护理的目标不仅仅是疾病的转归和寿命的延长,而应促进老年人在生理、心理和社会适应方面的完美状态,提高生活质量,体现生命意义和价值。老年人要在健康基础上长寿,做到年高不老,寿高不衰,更好地为社会服务,而不是单纯满足人们长寿的愿望,让老年人抱病余生。

4. 做好临终关怀　对待临终老人,护理工作者应从生理、心理和社会方面做好服务。综合评估分析、识别、预测并满足临终老人的需求,以确保老人生命终末阶段有人陪伴和照料,能够无痛、舒适地度过生命的最后时光。

（二）老年护理的任务

老年护理是以老年人为主体,从老年人身心、社会、文化的需要出发,去考虑老年人的健康问题及护理措施,解决老年人的实际需要。因此,老年护理有别于传统观念的老年病护理。

1. 帮助老年人学习保健知识,鼓励和增强老年人有利于健康的行为,以维持和增进身心健康。

2. 预防老年期疾病,协助诊断和治疗疾病,护理患病老年人,减轻老年患者的痛苦,适时地给老年人及其照顾者有关护理知识和技能的教育及监督指导。

3. 促进老年人康复,减少功能丧失,补偿功能损害和缺陷。在尽可能保持个人独立及自尊的情况下提供协助,适时给予全补偿、部分补偿的护理服务。

4. 帮助老年人在患病和功能缺失状态下适应生活,提高日常生活自理能力,即使患有重病、痴呆和长期卧床的老年人,也为其创造一个身心舒适的环境。

5. 促进老年人的心理健康,正确评估老年人的心理健康状况,建立心理档案,为老年人寻求社会支持,有的放矢地维护和促进老年人的心理健康。

（三）老年护理原则

1. 满足需求　人的需要满足程度与健康成正比。因此,首先应基于满足老年人的多种需求。护理人员应当增强对老化过程的认识,将正常及病态老化过程及老年人独特的心理社会特性与一般的护理知识相结合,及时发现老年人现存和潜在的健康问题和各种需求,使护理活动能提供满足老年人的各种需求和照顾的内容,真正有助于其健康发展。

2. 早期防护　衰老起于何时,尚无定论。由于一些老年病发病演变时间长,如高血脂症、动脉粥样硬化、高血压、糖尿病、骨质疏松症等一般均起病于中青年时期,因此,一级预防应该及早进行,老年护理的实施应从中青年时期开始入手,进入老年期更加关注。要了解老年人常见病的病因、危险因素和保护因素,采取有效的预防措施,防止老年疾病的发生和发展。对于有慢性病、残疾的老人,根据情况实施康复医疗和护理的开始时间也越早越好。

3. 整体护理　由于老年人在生理、心理、社会适应能力等方面有别于其他人群,尤其是老年患者往往有多种疾病共存,疾病之间彼此交错和影响。因此,护理人员必须树立整体护理的理念,研究多种因素对老年人健康的影响,提供多层次、全方位的护理。在护理业务、护理管理、护理制度、护理科研和护理教育各个环节的整体配合,共同保证护理水平的整体提高。

4. 个体化护理　衰老是全身性、多方面、复杂的退化过程,老化程度因人而异,影响衰老和健康的因素也错综复杂。特别是机体出现病理性改变后,老年个体的状况差别很大,加上患者病情、家庭、经济等各方面情况不同,因此,既要遵循一般性护理原则,又要注意因人施护,执行个体化护理的原则,做到针对性和实效性护理。

5. 面向社会　老年护理的对象不仅是老年患者,还应包括健康的老人及其家庭成员。因此老年护理必须兼顾到医院、家庭和人群,护理工作场所不仅仅是病房,而且也应包括社区和全社会。从某种意义上讲,家庭和社会护理更加重要,因为不但本人受益,还可大大减轻家庭和社会的负担。

三、老年护理特点

(一)老年护理场所

目前照料老年人的护理现状:一是配偶照料;二是子女照料;三是保姆、钟点工照料。我国大多数老年人均由家属照顾,所以家属的负担很重。因此,无论从老年人自身还是从照顾者方面来说,都急需来自医疗、社区等方面的服务机构的支持和帮助。各种养老机构(如老人院、日间或夜间老年人护理中心、老人之家等)、老年人家庭和社区、各种长期照顾老年人的机构、临终关怀中心、医院或门诊等均是老年护理工作的场所。老年护理强调个案与其家庭的照顾,可以在各种情境中展开。

1. 社区老年护理　老年人居家或在社区得到拾遗补缺式护理。

2. 老人医院或老人病房　提供老年危重疾病专科治疗与护理。

3. 老人护理院　提供患慢性疾病并生活不能自理或部分自理的老年人的护理,护理工作者必须提供24小时的护理服务。

4. 托老所　采取日托或短期托老的方式,为那些需要工作或出差,无法在家里照顾老人的人们提供一种服务方式。

5. 老年公寓　专门根据老年人生理特点设计的现代化老年公寓,提供全方位护理、保健、娱乐、活动服务。

6. 老人保健中心、康复机构和疗养院　提供老年人保健、康复等服务。

(二)老年专科护理人员角色

老年专科护理人员的角色呈现多元化形式,即照顾者、执业者、个案管理者、沟通者、协调者、咨询者、教育者、研究者以及医疗团队的成员或领导者、维护老年人健康和权利的代言人与保护者,甚至是社会活动者等。

(三)健康老年人的护理

1. 老年人的安全护理　随着老年人的年龄增长,机体出现一系列衰退性的变化。主要表现为组织器官储备能力减弱,各种功能衰退,对内外环境的适应能力降低,容易出现生活自理能力差、反应迟钝、手足协调功能下降、平衡功能减退,易发生意外伤害。因此,应特别注意保护老年人的安全,避免发生意外损伤,必要时可帮助老年人使用助听器、老花镜、手杖与助行器等日常生活辅助用品;注意做好健康教育,如运动、营养膳食及自我保健等方面的指导。

2. 老年人的心理护理　主要表现为精神活动能力减弱、运动反应时间延长、学习和记忆能力减退以及人格改变和情绪变化。如注意力不集中、记忆力下降、孤独、多疑、自卑、抑郁以及情绪不稳、脾气暴躁等消极情绪。因此，护理人员要以极大的耐心和热心护理老年人，加强情感沟通，帮助老年人树立正确的人生观、死亡观，抛开一切烦恼，颐养天年。

3. 老年社会问题与护理　老年人由于离退休、丧偶、孤独、疾病等原因，其家庭角色和社会角色发生了变化，产生诸多心理社会问题。因此，要加强老年社会学方面的研究，帮助老年人保持健康的心态，成立老年协会、休闲娱乐活动中心，辅助健康老年人再就业，鼓励老年人多参与社会活动，促使老年人保持乐观的情绪和良好的心态，保证家庭和社会的稳定。

（四）患病老年人的护理

老年慢性病多系慢性退行性改变，有时生理和病理的界限难以区分。即使老年人与青年人患同一种疾病，其临床症状和体征、疾病进展、康复与预后亦不完全一致。因而，应针对老年疾病的特点来护理老年患者。老年人患病的特点与护理详见第八章。

第三节　老年护理的发展

老年护理学的发展起步较晚，它伴随着老年医学而发展，是相对年轻的科学。其发展大致经历了四个阶段。理论前期（1900—1955 年）：在这一阶段没有任何的理论作为指导护理实践的基础；理论初期阶段（1955—1965 年）：随着护理专业的理论和科学研究的发展，老年护理的理论也开始发展和研究，第一本老年护理教材问世；推行老人医疗保险福利制度后期（1965—1981 年）：在这一阶段，老年护理的专业活动与社会活动相结合。1985 年至今是全面完善和发展的时期。

一、国外老年护理的发展

（一）国外老年护理发展概况

世界各国老年护理发展状况不尽相同，各有特点，这与人口老龄化程度、国家经济水平、社会制度、护理教育发展等有关。1870 年荷兰成立了第一支家居护理组织，以后家居护理在荷兰各地相继建立起来。德国的老年护理始于 18 世纪。英国 1859 年开始地段访问护理，19 世纪末创建教区护理和家庭护理，1967 年创办世界第一所临终关怀医院。日本 1963 年成立了老人养护院。老年护理作为一门学科最早出现于美国。1900 年，老年护理作为一个独立的专业需要被确定下来，至 20 世纪 60 年代，美国已经形成了较为成熟的老年护理专业。美国老年护理的发展对世界各国老年护理的发展起到了积极的推动作用。

自 20 世纪 70 年代以来，美国老年护理教育开始发展，特别是开展了老年护理实践的高等教育和训练。如培养高级执业护士（Advanced Practice Nurses，APNs）。此外，老年护理场所的创新实践模式、长期护理照顾、家庭护理等问题也受到重视。近年来，由美国政府资助成立老年教育中心或老年护理研究院，以改进老年护理实践质量。有关老年护理的研究也有了长足的发展。在美国老年护理发展的影响下，许多国家的护理院校设置了老年护理课程，并设立以此为主修科目的老年护理学硕士、博士项目。

（二）各国老年护理模式的发展

1. 瑞典　在 1990 年就建立了健康护理管理委员会（简称 HCB），主要负责家庭护理（Nursing Care at Home）、老人护理院及其他老年护理机构的事务，其中包括精神和智力残障老人的护理。

2. 日本　近30年对高龄化社会进行摸索，并建立了从医疗、保健、福利、介护、教育等一系列福利措施，提供"医院—社区护理机构—家庭护理机构"的一条龙服务，建立了"疾病护理—预防保健—生活照顾"为一体的网络系统。

3. 澳大利亚　老年卫生保健的服务方式包括：社区服务、医院服务、护理之家和老年公寓。社区护理模式主要为居住性老年护理和老年病房的治疗与护理。

4. 美国　老年护理模式有社区诊所、附属于某机构的社区护理中心，如附属于医院、健康维持机构和教育机构等，常见附属于护理学院（系）及私人社区护理中心，由护士企业家管理。

二、我国老年护理的发展

（一）发展历程

中国老年医疗强身、养生活动已有3000多年历史，但作为现代科学研究，中国老年学与老年医学研究开始于20世纪50年代中期，比起国际老年学发展，我国起步并不晚，但由于中国老年护理学长期以来被归为成人护理学范围，加上"十年动乱"所致护理事业的停滞与倒退，严重影响了老年护理学的发展。直到1977年后老年护理才重获新生。尤其是80年代以来，国家对老龄事业十分关注，在加强领导、人力配备、政策指引、机构发展、国内外交流、人才培养和科研等方面，都给予了关心和支持，有力地促进了老龄事业的发展。并建立了老年学和老年医学研究机构，与之相适应的老年护理学也作为一门新兴学科受到重视和发展。

我国老年护理体系的雏形是医院老年患者的护理，如综合医院成立老年病科，开设老年门诊与病房，按专科收治和管理患者；很多大城市均建立了老年病专科医院，根据病情不同阶段，提供不同的医疗护理。同时，老年护理医院的成立，对适应城市人口老龄化的需要发挥了积极的作用，其主要工作包括医疗护理、生活护理、心理护理和临终关怀。有的城市还成立了老年护理中心、护理院，为社区内的高龄病残、孤寡老人提供上门医疗服务和家庭护理；对老年重病患者建立档案，定期巡回医疗咨询，老人可优先受到入院治疗、护理服务和临终关怀服务。

20世纪90年代，我国高等护理教育发展迅速，老年护理学陆续被全国多所护理高等院校列为必修课程，有关老年护理的专著、教材、科普读物相继出版。各种杂志关于老年护理的论著、经验总结文章陆续发表，有关老年护理的研究开始起步。至今，护理院校正酝酿开设老年护理专业，护理研究生教育中也设立了老年护理研究方向。此外，国内外老年护理方面的学术交流逐步开展，与国外护理同行建立了科研合作关系。

（二）中国老年护理的使命

人口老龄化带给我们最大的难题是日益增多的老年人口的抚养和照料问题，特别是迅速增长的"空巢"、高龄和带病老年人的服务需求、寿命延长与"寿而不康"造成的医疗卫生和护理的压力。另外，老年护理教育明显滞后，老年护理专科护士的培养刚刚起步，这种现状难以满足我国老龄人口的就医保健需求。因此，我们应借鉴国外的先进经验，积极营造健康老龄化的条件和环境。

1. 积极参与建设旨在提高老年人生活质量的系统工程　中国老年护理的使命是结合国情积极推进医疗卫生保险制度改革，形成提供老年人预防、保健、护理、理疗、康复训练和健康教育为一体的连续性综合性服务；重视医院提供的老年患者护理；重视建立托老所、老人公寓、家庭病床等服务机构与项目;重视发展和完善老年医疗保险事业,开拓专业护理保健市场,发展老年服务产业;逐步建立以"居家养老为基础、社区服务为依托、机构养老为补充"的养老服务体系。

2. 加强老年护理教育和专业老年护理人员培养　随着医疗与护理的分工,居家养老、机构养老中的相关工作人员的素质也需要不断提高,这样才能满足老年人不断提高的护理要求。目前我国的护理行业还停留在关注老人的基本需要方面,老年人精神文化生活和心理健康等方面的需求都不同程度地受到了忽视。要提升老年护理品质,就需要引入一些专业人才。要扩大护理教育规模,缓解护理人力紧张状况;开设老年护理专业,加强老年护理教育,加快专业护理人才培养,适应老年护理市场的需求。

3. 加强健康教育和科普工作,增强老年人自我保健意识和能力　采取不同方法,对老年人进行健康教育。教会他们健康的保健知识,改变不健康的生活方式,掌握基本的家庭自我护理措施,学会初级的自救和他救方法,提高生活质量,促进健康老龄化。

4. 加强老年人常见疾病的防治护理研究　为减少社会经济负担,提高老年人生活质量,在积极开展社区防治的同时,积极开展老年病的防治和家庭护理研究,解决好老年人口的就医保健问题是非常重要的。努力探索、研究和建立我国老年护理的理论和技术,构建有中国特色的老年护理理论和实践体系,不断推进我国老年护理事业的发展。

5. 强化科研意识,开发老年护理设备　老年护理工作者应强化科研意识,重视并推广老年人或老年病相关的研究课题,使科研成果及时转化。积极开发成本低、效用高的老年护理设备器材,为社区护理和家庭护理提供良好的基础条件,真正满足老年群体在日常生活照顾、精神慰藉、临终关怀、紧急救助等方面日益增长的需求。

6. 突出中医特色　中医是我国的传统医学,历史悠久,对于许多慢性疾病的控制与康复有着肯定的疗效,易为老年人所接受,尤其是中医养生法具有简单易行、经济实惠、实用有效的特点,适合在社区、家庭开展,符合医疗护理以家庭为中心的理念。因此,应采取多种形式的教育和培养手段,提高中医药和中西医结合人才队伍的整体素质,注重以学科建设为载体,运用现代科学技术手段,继承和发展中医药特色,为老年护理服务。

总之,中国传统的家庭照顾已受到工业化、城市化发展的严重挑战。中国未来的老年护理事业,需要国家、社区、非营利性组织、志愿组织等与家庭密切合作,共同分担照顾老年人的责任,这是历史发展的必然趋势。

(唐凤平)

❓复习思考题

1. 简述老年护理服务的目标。
2. 讨论人口老龄化对护理工作的挑战。

第二章　老年人的健康保健、照护与管理

学习要点

　　健康老龄化、积极老龄化、老年保健概念,老年保健的重点人群;老年保健的基本原则;居家养老;机构养老。

　　老年人健康状况随着年龄的增长逐渐衰退,做好老年健康保健与照护工作,建立合理和完善的老年保健与照护体系对老年人健康保健和生活质量的提高具有重要意义。

第一节　概　　述

一、健康保健新理念

(一)健康老龄化

　　健康老龄化(aging of the health)是世界卫生组织于 1990 年 9 月在哥本哈根会议上提出,并在全世界积极推行的老年人健康生活目标。它是指老年人在晚年能够保持躯体、心理和社会生活的完好状态,将疾病或生活不能自理推迟到生命的最后阶段。联合国提出将健康老龄化作为全球解决老龄问题的奋斗目标。我国学者吴文源结合我国的文化背景,对健康老龄化所下的定义是:“良好的日常生活能力、认知功能、心理状态,并且无疾病相关的躯体残疾”。

　　1. 健康老龄化的内涵　一是个体的健康老龄化,体现为老年期的健康时段延长,伤残或功能丧失只出现在生命晚期,且持续时间很短,老年人生存质量提高,晚年生活更加有意义;二是群体的健康老龄化,即健康者在老年人群中所占的比例愈来愈大,老年人口的健康预期寿命延长。

　　2. 健康老龄化的外延　包括三部分:①老年人个体健康,即老年人具有良好的身心健康和社会适应能力;②老年人群体健康,即老年人健康预期寿命延长,并与社会整体相协调;③人文环境健康,即有良好老龄化的社会氛围以及社会发展的持续性、有序性并符合规律。

　　我国目前主要从个体、家庭、社区、社会等多个层面采取措施实现健康老龄化:①老年人应增强自我保健意识,树立健康信念,追求良好的生活方式和行为方式。加强身体锻炼,注重个人修养,增强自我保健意识;②家庭应主动承担养老责任,在生活、精神和经济上给予支持;③健全各种保障体系。

(二)积极老龄化

　　积极老龄化是在健康老龄化基础上提出的新观念,它强调老年人不仅在机体、社会、心理方面保持良好的状态,而且要积极地面对晚年生活,作为家庭和社会的重要资源,继续为

社会做出有益的贡献。

"积极老龄化"理论强调个体应不断参与社会、经济、文化、精神和公民事务,强调尽可能地保持老年人个体的自主性和独立性,强调从生命全程的角度关注个体的健康状况,使个体进入老年期后还能尽量长时间地保持健康和生活自理。

(三)成功老龄化

成功老龄化是指在老龄化过程中,外在因素只是中性作用甚至抵消内在老龄化进程的作用,从而使老年人的各方面功能没有下降或只有很少下降。成功老龄化通常被定义为生活在社区里、在日常生活生理能力方面没有问题、在一般体力活动方面没有太大困难、在认知能力评价中正常、自评健康状况好。

二、老年保健概念

(一)概念

世界卫生组织(WHO)老年卫生规划项目认为,老年保健是指在平等享用卫生资源的基础上,充分利用现有的人力、物力,以维护和促进老年人的健康为目的,发展老年保健事业,使老年人得到基本的医疗、护理、康复、保健等服务。例如:建立健康手册、健康教育、健康咨询、健康体检、功能训练等都属于老年保健范畴。

老年保健事业是以维持和促进老年人健康为目的,为老年人提供疾病的预防、治疗、功能锻炼等综合性服务,促进老年保健和老年福利发展的事业。

(二)目标

老年保健并非单纯延长老年人的预期寿命,而是最大限度地延长老年期独立生活自理的时间,缩短功能丧失及在生活上依赖他人的时段,达到延长健康预期寿命、提高老年人生命质量的目的,进而实现健康老龄化。

三、老年保健的重点人群

(一)高龄老人

高龄老年群体中60%~70%的人有慢性疾病,常有多种疾病并存。随着年龄增长,老年人的健康状况不断退化,同时心理健康状况也令人担忧。因此,高龄老年人对医疗、护理、健康保健等方面的需求加大。

(二)独居老人

随着社会的发展和人口老龄化、高龄化及我国推行计划生育政策所带来的家庭结构变化和子女数的减少,家庭已趋于小型化,只有老年人组成的家庭比例逐渐增高。特别是我国农村,青年人外出打工的人数越来越多,导致老年人单独生活的现象比城市更加严重。独居老人很难外出看病,对医疗保健的社区服务需求量增加。因此,帮助老人购置生活必需品、定期巡诊、送医送药上门、提供健康咨询和开展社区老年保健服务具有重要意义。

(三)丧偶老人

丧偶老人随年龄增高而增加,丧偶对老年人的生活影响很大,所带来的心理问题也非常严重。丧偶使多年的夫妻生活所形成的互相关爱、互相支持的平衡状态突然被打破,使夫妻中的一方失去了关爱和照顾,常会使丧偶老人感到生活无望、乏味,甚至积郁成疾。据世界卫生组织报告,丧偶老人的孤独感和心理问题发生率均高于有配偶者,这种现象对老年人的健康是有害的,尤其是近期丧偶者,常导致原有疾病的复发。

（四）患病的老年人

老年人患病后,身体状况差,生活自理能力下降,需要全面系统的治疗,因而加重了老年人的经济负担。为缓解经济压力,部分老年人会自行购药、服药,易导致延误诊断和治疗。因此,应做好老年人健康检查、健康教育、保健咨询,配合医师治疗,促进老年人的康复。

（五）新近出院的老年人

近期出院的老年人因疾病未完全恢复,身体状况差,常需要继续治疗和及时调整治疗方案,如遇到经济困难等不利因素,疾病极易复发甚至导致死亡。因此,从事社区医疗保健的人员,应根据老年患者的情况,定期随访。

（六）精神障碍的老年人

老年人中的精神障碍者主要是老年痴呆患者,痴呆使老年人生活失去规律且不能自理,常伴有营养障碍,从而加重原有的躯体疾病。因此,痴呆老年人需要的医疗和护理服务明显高于其他人群,应引起全社会的重视。

第二节　老年保健的基本原则、任务和策略

一、老年保健的基本原则

老年保健原则是开展老年保健工作的行动准则,为老年保健工作提供指导。

（一）全面性原则

老年人的健康包括躯体、心理和社会多方面的健康,所以老年保健也应该是全方位和多层面的。全面性原则包括:①老年人的躯体、心理及社会适应能力和生活质量等方面的问题;②疾病和功能障碍的治疗、预防、康复及健康促进。因此,建立一个统一、全面的老年保健计划是非常必要的。

（二）区域化原则

老年保健的区域化就是要以社区为中心来组织实施老年保健服务。为所服务区域的老年人进行疾病的早期预防、早期发现和早期治疗,并能进行营养、意外事故、安全和环境问题及精神障碍的识别。

（三）费用分担原则

老年保健的费用采取多渠道筹集社会保障基金的办法,即政府承担一部分、保险公司的保险金补偿一部分、老年人自付一部分。这种"风险共担"的原则越来越为大多数人所接受。

（四）功能分化原则

老年保健的功能分化是指在对老年保健的全面性有充分认识的基础上,对老年保健的各个层面有足够的重视,具体体现在老年保健计划、组织、实施和评价等方面。如老年人可能存在特殊的生理、心理和社会问题,不仅需要从事老年医学研究的医护人员,还应该有精神病学家和社会工作者参与老年保健,这就要在老年保健的人力配备上体现明确的功能分化。

（五）防止过分依赖原则

由于传统文化的影响,社会中大多数人包括老年人本身,认为老年人即弱者,生活中理应得到家人周到、细致的照顾,从而忽视了老年人的主观能动性。因而老年人容易

占有患者角色,容易对医护人员或家人产生依赖。生活中过分的照顾和保护,影响了老年人机体正常功能和能力的开发,最终导致功能废用。因此,对老年人的保健护理,必须防止其过分依赖,要充分调动老年人自身的主观能动性,依靠其自身力量,维护健康,促进康复。

(六)联合国老年政策原则

1. **独立性原则**　①老年人应当借助收入、家庭和社区支持及自我储备去获得足够的食物、住宅及庇护场所;②老年人应当有机会继续参加工作或其他有收入的事业;③老年人应当能够参与决定何时及采取何种方式从劳动力队伍中退休;④老年人应当有机会获得适宜的教育和培训;⑤老年人应当能够生活在安全和适合于个人爱好和能力变化相适应以及丰富多彩的环境中;⑥老年人应当能够尽可能长地生活在家中。

2. **参与性原则**　①老年人应当保持融入社会,积极参与制定和实施与其健康直接相关的政策,并与年轻人分享他们的知识和技能;②老年人应当能够寻找和创造为社区服务的机会,在适合他们兴趣和能力的位置上做志愿者服务;③老年人应当能够形成自己的协会或组织。

3. **保健与照顾原则**　①老年人应当得到与其社会文化背景相适应的家庭和社区的照顾保护;②老年人应当能够获得卫生保健护理服务,以维持或重新获得最佳的生理、心理与情绪健康水平,预防或推迟疾病的发生;③老年人应当能够获得社会和法律的服务,以加强其自治性、权益保障和照顾;④老年人应当能够利用适宜的服务机构,在一个有人情味和安全的环境中获得政府提供的保障、康复、心理和社会服务和精神支持;⑤老年人在其所归属的任何一种庇护场所、保健和治疗机构中都能享受人权和基本自由,包括充分尊重他们的尊严、信仰、利益、需求、隐私,以及对其自身保健和生活质量的决定权。

4. **自我实现或自我成就原则**　①老年人应当能够追求充分发展他们潜力的机会;②老年人应当能够享受社会中的教育、文化、精神和娱乐资源。

5. **尊严性原则**　①老年人应当能够生活在尊严和安全中,避免受到剥削和身心虐待;②老年人无论处于任何年龄、性别、种族背景、能力丧失或其他状态,都应当能够被公正对待,并应独立评价他们对社会的贡献。

二、老年保健的策略与措施

(一)老年保健的策略

根据老年保健目标,针对老年人的特点和权益,我国的老年保健策略归纳为:

1. **老有所医**　即解决老年人的医疗保健和保障问题。大多数老年人的健康状况随着年龄的增长而下降,健康问题和疾病逐渐增多。可以说"老有所医"关系到老年人的生活质量。

2. **老有所养**　解决老年人的生活保障问题。家庭养老仍然是我国老年人养老的主要方式,但是由于家庭养老功能的逐渐弱化,养老必然由家庭转向社会,特别是社会福利保健机构。建立完善社区老年服务设施和机构,增加养老资金的投入,确保老年人的基本生活和服务保障,将成为老年人安度幸福晚年的重要方面。

3. **老有所乐**　老年人享受生活的乐趣,积极引导老年人正确和科学地参与社会文化活动,提高身心健康水平和文化修养。如在社区建立老年活动站,开展琴棋书画、阅读欣赏、体育文娱活动、饲养鱼虫花草、组织观光旅游、参与社会活动等。

4. 老有所学和老有所为　即老年人的发展与成就,老年人虽然在体力和精力上不如青年人和中年人,但老年人在人生岁月中积累了丰富的经验和广博的知识,是社会的宝贵财富。因此,老年人仍然存在着一个继续发展的问题。

5. 老有所教　即老年人的教育及精神生活问题。科学、良好的教育和精神文化生活是老年人生活质量和健康状况的前提和根本保证。因此,社会有责任对老年人进行科学的教育,帮助老年人建立健康、丰富、高品位的精神文化生活。

（二）老年保健措施

自我保健是指人们为保护自身健康所采取的一些综合性的保健措施。

老年自我保健是指健康或罹患某些疾病的老年人,利用自己所掌握的医学知识、科学的养生保健方法和简单易行的治疗、护理和康复手段,依靠自己、家庭或周围的资源进行自我观察、诊断、预防、治疗和护理等活动。通过不断地调适和恢复生理和心理的平衡,逐步养成良好的生活习惯,建立适合自身健康状况的保健方法,达到促进健康、预防疾病、提高生活质量、推迟衰老和延年益寿的目标。具体措施包括:

1. 自我观察　是通过"看"、"听"、"嗅"、"摸"等方法观察身体的健康状况,及时发现异常或危险信号,做到疾病的早期发现和早期治疗。自我观察内容包括:观察与生命活动有关的重要生理指标;观察疼痛的部位和特征;观察身体结构和功能的变化等。通过自我观察,掌握自身的健康状况及时寻求医疗保健服务。

2. 自我预防　建立健康的生活方式,养成良好的生活、饮食、卫生习惯,坚持适度运动,调整和保持最佳的心理状态是预防疾病的重要措施。

3. 自我治疗　指老年人对慢性疾病的自我治疗,如患有心肺疾病的老年人可在家中用氧气袋、小氧气瓶等氧疗,糖尿病患者自己进行皮下注射胰岛素,常见慢性疾病的自我服药等。

4. 自我护理　增强生活自理能力,运用护理知识进行自我照料、自我调节、自我参与及自我保护等护理活动。

 知识链接

美国老年学会推荐的"老年保健标准"

1. 锻炼　包括三项内容。一是体能,每天要做操或散步,要活动每一个关节和每一块肌肉;二是头脑,每天要看书报或学习一门新课,如绘画、园艺、钓鱼等;三是精神,回忆过去或幻想未来,探讨一个新问题或新概念,尽量使自己融入多彩的世界而不脱离于生活之外。

2. 娱乐　要学会"玩",玩得投入、放松。要心情愉快,开怀大笑,笑可以改善机体生化状态,是最佳保健。

3. 睡眠　定时入睡,尽量不用安眠药,睡眠时间因人而异,不必固定,以醒来感觉舒服为标准,白天也要注意休息。

4. 氧气　使生活环境充满新鲜空气,室内要经常通风换气。要常到大自然中去呼吸新鲜空气。

5 营养　定时定量摄取合乎营养的膳食,提倡平衡饮食,包括奶、蛋、肉、水果、蔬菜和五谷杂粮,做到低脂肪、少盐、高蛋白质。

6. 目的　老年人退休后生活一定要有目的,无所事事最有害健康。要做到"老有所为",精神有所寄托。

第三节 养老与照护

一、养老

（一）基本概念

1. 养老 是指老年人随着年龄的增长,躯体功能逐渐衰退,退出生产领域,日常生活自理能力减弱,需要外界提供经济、生活、心理情感等方面的支持。

国际老龄联合会 2002 年提出全球养老新理念:养老的概念已从满足物质需求向满足精神需求方向发展;养老的原则已从经验养生向科学养生发展;目标已不仅是长寿,健康才是现代养老的目标。养老目标由追求生活质量向追求生命质量转化;养老的意义由安身立命之本向情感心理依托转变。

2. 照护 又称照顾,也称全面或全方位照料和护理,是一个综合概念,指对因高龄、患病等身心功能存在或可能存在障碍的老年人提供的医疗、保健、护理、康复、心理、营养、生活服务等全面的照顾。广义的"照护"概念不仅指因生理疾病所需要的照护,还包括因健康所引起的心理和社会适应性各方面疾患和受损所需要的照护。目的在于增进或维持老年人身心功能,提高老年人自我照顾及独立生活的能力,尽量保持老年人的正常生活状态。

3. 长期照护(long term care, LTC) 在老年人群中,由于疾病和身体的自然衰老等原因,部分老年人在相当长的时间内将伴随病残和在不能自理的状况下度过。为了让老年人能够恢复或保持一定的健康状态,直至以尽可能少的痛苦走完人生,往往需要提供一系列长期的服务,包括医疗、护理和生活帮助等,这在国际上称为长期照护。

（二）养老与照护内容

1. 经济支持 包括养老金、医疗费用和衣食住行等物质方面的支持。

2. 生活支持 包括日常生活支持和社会生活支持。日常生活支持,即生活照料,包括:①躯体功能方面:如吃饭、穿衣、洗澡、如厕、大小便控制等;②日常生活方面:如做饭、洗衣服、清洁卫生、采购物品、外出、管理钱物等;③健康维护方面:包括就诊、体检、健康教育、卫生保健等。社会生活支持包括在文化娱乐、劳动就业、社会活动、社会交往等方面的支持。

3. 精神慰藉 包括多种方式提供支持,如倾听、诉说、交谈、陪伴、咨询、关心、宽慰、尊敬、性爱等。

二、社会发展对养老照顾的影响

随着我国逐渐步入老龄化社会,高龄化、"未富先老"等特征日益明显,老年人对养老照顾的需求与养老机构的发展规模和能力还不能适应老龄化的需要之间的矛盾也日趋严重。如何满足老年人养老与照顾的需求,让老年人安享晚年,已成为世界各国的重要社会问题。我国社会发展对养老照顾的主要影响表现在以下两个方面。

1. 家庭结构的变化难以承担家庭养老的重任 随着年龄的增长,老年人心理、生理功能逐渐衰退,慢性疾病增加,健康状况日益下降甚至恶化,独立生活的能力逐渐降低,对他人的依赖程度越来越高。在老年人照顾系统中,家庭是满足老年人日常生活照顾需要的主体,家庭养老被视为我国养老照顾的主要形式。然而随着经济发展和工业化、城市化进程不断加快,家庭小型化趋势日益明显,人们居住方式和生活方式深刻变化,"空巢家庭"逐渐增多,社会转型带来生活节奏加快和工作压力增加等原因,导致家庭养老功能日益弱化,子女为老年人提供的照顾越来越少,老年人日常生活照料缺位现象日益增多,传统家庭养老模式受到了严峻挑战,需要找到一个融家庭养老长处与社会化为老服务共存的新模式。

2. 社会养老机构不能满足老年人养老与照顾的需求　养老机构是指为老年人提供住养、生活照顾及护理的综合性服务机构,如老年公寓、养老院和敬老院、日间护理院、托老所、临终关怀机构等。近年来,我国老年人养老与照顾需求越来越大。虽然我国在养老和照顾机构建设方面有了一定的发展,但仍不能适应人口老龄化的需求,特别是在经济欠发达地区,老年福利事业机构数量少、规模小、设施和功能不全、服务内容贫乏单一、专业水平低,与老年人日益增长的多样化服务需求有较大的差距,养老照顾机构服务的总体供求之间呈现严重的失衡状态。因此,迫切需要一种经济、便捷、周到、连续的养老照顾模式出现。

三、养老照顾模式

目前,各国努力探索构建社会养老保障体系和养老照顾模式,制定社会保障制度和养老保险制度,解决养老照顾问题,建立以居家养老为基础、社区养老为依托、机构养老为补充的社会化养老服务体系和老年保健模式。

（一）居家养老

居家养老照顾模式是指老年人居住在家中,由专业人员或家人及社区志愿者对老年人提供服务和照顾的一种新型社会化养老模式,而不是指我国传统的家庭养老方式。

居家养老照顾主要依托社区,以社区服务为保障,把社区养老服务延伸到家庭,是体现家庭养老和社会养老双重优势的一种新型养老照顾模式,尤其强调社区照顾在居家养老照顾中的重要作用,是老年人及其家属最愿意接受的养老照顾方式,也是我国未来养老照顾的主流。这种模式更注重对老年人心理和情感的关怀,使老年人尽可能过上正常化的生活,提高老年人的生活质量。具有投资少、成本低、服务广、收益大、收费低、服务方式灵活等特点。

1. 居家养老服务的内容

（1）综合性评估老人健康与功能状态,确定老人所需的服务项目。

（2）提供治疗、药疗及基本生活照料等。

（3）对老人及其亲属提供健康指导。

（4）根据老人的活动能力调整家居环境,使之适合老人的生活起居;提供进行日常生活自理的辅助性工具,如助行器、沐浴椅等。

（5）检查和改进家居安全,安装烟火探测装置、配备急诊呼救系统等。

（6）协调安排购物、供餐及家居清洁等服务。

（7）对生活不能自理的老人的长期照顾者给予心理、技术等支持,必要时安排老人短期入住养护机构。

居家养老服务的提供者主要有居家养老服务机构、老年社区、老年公寓、托老所的医疗保健、护理、家政服务人员及社会志愿者等。服务中心按约定安排工作人员到老人家中为老人提供烹调、清洁等家政服务和陪护老人、倾听老人诉说等亲情服务。

2. 优点

（1）满足老年人的意愿和情感需要,符合我国的传统文化习俗:与西方文化不同,我国老年人在希望获得服务的同时,更看重家庭带给自己的安全感、亲情感和归属感,这种超越服务层次的需求,往往只有在家里才能得到。居家养老正是满足老年人这种情感需要的最好方式。

（2）符合我国"未富先老"的社会特点：就目前我国的实际情况看，老年人的生活照料、精神慰藉、经济供养（尤其在农村），都主要是由家庭来完成的，因此它是最符合中国国情的阶段性养老方式。与机构养老相比，家庭养老具有成本低、覆盖面广、服务方式灵活等诸多优点，有利于解决中低收入家庭养老的后顾之忧。

（3）有效预防日常生活自理能力丧失：高龄或认知能力受损的老人对陌生环境的适应能力减退，易造成意外事故发生，日常生活自理能力不可逆下降，而居家养老避免了不必要的搬迁，在老人熟悉的环境中，达到有效预防老人丧失原有的日常生活自理能力的效果。

（4）减轻机构养老服务的压力，解决养老机构不足的难题：虽然我国已培养了一批养老护理员，但与日益增加的老年人口数量相比较，仍存在很大缺口，加之居家养老服务体系及从业人员专业化水平不够，很难满足老年人日益增长的多元化养老需求。居家养老在缓解老龄化、高龄化压力的同时，带动了服务行业、地区经济的发展，因此具有很好的发展前景。

（5）有利于推动和谐社区的发展和建设，在社区内形成尊老、助老的优良风气，提高社会道德风尚。

（二）机构养老

机构养老照顾是指老年人居住在专业的养老机构中，由养老机构中的服务人员提供全方位、专业化服务的养老照顾。也是社会普遍认可的一种社会养老照顾模式，适合于高龄多病和无人照料的老年人。

1. 养老照顾机构的种类

（1）老年公寓：老年公寓指具有齐全的公共服务功能，为老年人提供环境符合老年人身心特征的家庭居室的养老照顾机构，适合于日常生活能自理、自身事务能自己安排的老年人。根据老年人的健康状态，老年公寓提供外出的交通工具、代为购物、营养保健、生活起居照料等服务，因此老人能得到更便捷的服务，患病时能得到及时救治，健康状态衰退至生活不能自理时则转到养老院。

（2）养老院和敬老院：养老院指我国城市开办的集中供养老人的福利机构。养老院的生活服务设施比较齐全，有文化娱乐室、康复治疗室、洗衣房、浴室等。较大型的养老院通常根据老人的健康状态和所需护理的程度，分为若干个区域，进行分类管理和人力配备。接收的对象为无依无靠、无家可归、无经济来源的城市孤寡老人和残疾人。

敬老院主要由乡政府建立，接收对象为农村孤寡老人。敬老院对老人实行保住、保吃、保穿、保医、保葬，一般不收取费用。由于申请入院需要层层审批，覆盖面很窄，加之资金严重短缺、条件差、规模小、社会效益不高，目前敬老院的发展面临很大的困境。

（3）日间护理院：适合于日常生活基本能自理的老人，也为轻度认知能力减退的老人提供简单的体格检查、餐饮及照料，给老人营造一个安全、舒适的环境。在日间护理院里，各种专门为老人设计的集体活动有利于防止其功能的退化，同时日间照顾使老人的主要照顾者能从事其他的工作或得到休息。

（4）托老所：托老所为社区老年服务项目之一，方式灵活多样，有日托、全托和临时托三种形式。白天家中无人照料、感到生活不便的老人可以日托；无子女或子女不在身边的老人可以全托；子女临时出差或照顾者需要缓解压力的老人可以临时托。由于收费较高，出现了设施利用不足，入住率低的现象。

（5）临终关怀机构：临终关怀机构以"善终"为服务宗旨，虽非专为老年人而设，但使用者以老年人居多。以生活护理和临床护理为主,姑息、支持疗法为辅,并通过谈心、暗示等心理疗法缓解、疏导临终者的情绪,以减少其肉体和精神上的痛苦,让他们平静安然地死去。

2. 优点

(1)养老机构采用集中管理,能够使老年人得到全面、专业化的照顾和医疗护理服务;良好的生活环境、无障碍的居住条件和配套设施齐全的养老机构能使老年人的生活更加便利和安全。

(2)养老机构中各种社会活动和丰富的文化生活有助于解除老人的孤独感,从而提高其生活品质。

(3)可以减轻家庭的经济负担:老年人的子女可以从繁杂的日常照料中解脱出来,减轻压力,使他们有更多的时间与精力投入到工作和学习中。

(4)可以充分发挥专业分工的优势,创造就业机会,从而缓解就业压力

3. 缺点

(1)家庭和社会经济负担加重:生活环境和居住条件好的养老机构收费过高,只有经济收入高、家庭较富有的老人才有能力在此颐养天年。对于家庭经济状况一般的多数老年人则因费用太高而被拒之门外。有关数据表明,预计到2030年每4个中国人中就会有一位老人,如果要满足社会所有老人的需求,国家就必须耗资兴建大批养老院,这将会增加社会的经济负担。

(2)亲情、友情相对淡化:机构养老容易造成老人与子女、亲朋好友间情感的缺失。将老人送至养老机构后,子女们认为有养老机构的照顾相对比较放心,会因为工作忙等原因而减少了对老人的探望,使老年人生活在一个与亲情、天伦之乐相距遥远的环境当中,容易造成亲情、友情的淡化和缺失。

(三)其他养老照顾模式

随着经济发展和工业化、城市化进程不断加快,家庭小型化趋势日益明显,人们居住方式和生活方式深刻变化,社会转型带来的生活节奏加快和工作压力增加等原因,导致家庭养老功能日益弱化,传统家庭养老模式受到了严峻挑战,需要找到一个融家庭养老长处与社会化为老服务共存的新模式。现在新型的养老模式有以下几种:

1. 互助养老照顾模式 是指老人与家庭外的其他人或同龄人,自愿相互结合、相互照顾、相互扶持的一种养老照顾模式。在德国、瑞士,有很多老年人共同购买一栋别墅,分户而居,由相对年轻的老人照顾高龄老人。

2. 以房养老模式 指老年人为养老将自己的房屋出租、出售、抵押,以获得一定数额养老金来维持自己的生活的一种养老模式。在美国一些城市,以房养老被认为是一种最有效的养老方式。

3. 异地养老模式 利用移入地和移出地不同地域生活费用标准等差异或利用环境、气候等条件的差别,以移居并适度集中方式养老。如美国就建立了大量的“退休新镇”、“退休新村”,吸引老人移居养老。

4. 乡村田园模式 国外一些喜欢大自然的老人退休后会选择在乡村的田园、牧场、小镇等地养老。

5. 旅游养老模式 旅游机构通过与各地养老机构合作,为老年人提供医、食、住、行、玩等一系列服务,帮助老年人到各地欣赏秀美景色,体会不同的风俗民情,在旅游过程中实现养老。

6. 候鸟式养老模式　指老年人像候鸟一样随季节、时令变化而变换生活地点的养老方式。这种养老方式能使老年人总是享受最好的气候条件和生活环境。

第四节　老年人健康管理

随着科学的发展,人们已经通过合理的干预来延缓或预防各种疾病的发生,即一种具有前瞻性的健康服务模式——健康管理。

老年健康保健管理的目的是调动老年个体和群体及整个社会的积极性,有效地利用有限的资源达到"老龄四化"(即健康老龄化、积极老龄化、成功老龄化与和谐老龄化),提高老年人的生存质量。

老年人健康管理是指通过对老年个体和群体的健康状况进行全面检测、分析和评估,进而提供老年健康咨询与指导、制定老年健康危险因素干预计划和进行老年慢性病防控、疾病诊治、康复护理、长期照顾与临终关怀的全过程。老年人群因易患病、慢性病比例高、不易治愈等特点,是健康管理的重点人群。老年人健康管理按生活环境不同可分为自我(个人)管理、家庭管理、医院管理、社区管理和养老院管理。其中医院管理主要针对急危重症和长期康复护理的老年患者实施疾病诊治、急危重症救治及康复护理等。本节重点介绍老年人健康管理中自我管理、家庭管理、社区管理。

一、健康管理的程序

实施老年人健康管理的程序是实现老年人健康管理目标的重要步骤。通常老年人健康管理工作流程包括以下三个步骤。

1. 健康调查　又称健康测量,是实施健康管理的第一步,是健康管理的基础,目的在于发现影响健康的因素。调查内容包括个人一般情况(性别、年龄等)、目前健康状况和疾病史、家族史、生活方式(膳食结构、睡眠情况、活动锻炼、吸烟饮酒等)、体格检查及辅助检查。

2. 风险评估　即综合个人生活行为、生理心理、社会环境诸多因素的前瞻性、个体化的定性与定量相结合的分析。根据所收集的健康信息,评估老年人目前的健康状况及在未来5年内患慢性病的危险程度、发展趋势及与其相关的危险因素,从而帮助其认识健康风险,并为其建立健康管理方案提供依据。

3. 健康干预　在健康调查和风险评估的基础上,健康管理者帮助管理对象制订个性化的健康干预计划,通过参加专项健康维护课程、生活跟踪指导等多种形式帮助服务对象矫正不良生活方式,控制危险因素。与一般健康教育不同的是,健康管理过程中的健康干预是个体化的,即根据个人的疾病危险因素,由医生进行个体指导,并动态追踪效果。

健康管理是一个长期、连续不断、周而复始的过程,即在实施健康干预措施一定时间后,应评价其效果,重新调整计划和干预措施。只有长期坚持,才能达到健康管理的预期效果。

二、健康管理的意义和目标

(一)健康管理的意义

由世界卫生组织发布的健康公式"健康 = 15% 遗传 + 10% 社会因素 + 8% 医疗 + 7% 气候因素 + 60% 生活方式"可以看出,生活方式对健康的影响是十分重大的。生活方式不当引起的疾病以慢性病居多,如癌症、脑血管病等,这些慢性病很多可以通过全面健康管理有效预防。老年人多患慢性病,实施"战略前移"(即从疾病发生的"上游"入手,对疾病发生的危险因素实行有效的控制与管理,从以患者为中心转向以健康或亚健康人群为中心)和"重心下移"(即将卫生防病工作的重点放在社区和家庭)的健康管理策略,对预防慢性病的发生和发展、维护和促进老年人身心健康、提高老年人生活质量、降低医疗费用都有重要的现实意义。

(二) 健康管理目标

老年人健康管理的服务对象是所有老年人。其目标是调动老年人的积极性和主动性,最大限度地利用有限资源,通过改善环境、养成良好的生活方式等手段,预防疾病发生,延缓疾病发展,以维护和促进老年人身心健康,提高生命质量,降低疾病负担。

三、老年人个人、家庭及社区健康管理

(一) 个人健康管理

现代医学的目的不仅是追求长寿,还要追求健康的长寿,达到健康老龄化。健康不能只靠医生,更取决于自己。世界卫生组织在 21 世纪的健康箴言中就提醒人们:最好的医生是自己。要想健康长寿,就要进行自我健康管理。

1. 树立自我健康管理的信心和责任心 健康是人生存及发展的基础,也是家庭幸福、社会和谐与发展的基础。没有健康,个人要经受病痛的折磨,还会给家庭、社会带来负担。因此,老年人应采取积极的生活态度,主动承担起个人对自身健康的责任,以自立为荣,尽可能保持独立生活的能力,尽可能延长没有病痛、健康幸福的生命时光;即使在有伤残或慢性疾病的情况下,也能提高自己的生活质量和尊严。

2. 学习健康保健知识、达到自我监护 老年人可通过社区组织的健康知识讲座、老年刊物有关卫生保健知识的宣传、电视传播以及网络保健知识查询等途径,提高卫生知识水平,学习健康保健知识,并在护理人员的帮助下实施有效的自我监护,达到疾病的及时发现和早期诊治,减少患病痛苦,降低医疗费用,节约医疗资源。自我监护的内容包括以下几个方面。

(1) 生命体征监测和日常生活监测:对于居家养老的老年人,医务人员可指导其购置简单易操作的生命体征测量工具,指导老年人及其家属学会生命体征的测量方法,了解生命体征的正常值范围。家庭不能购置测量工具的老年人,可定期到社区卫生服务站进行血压监测、心脏听诊检查等。老年人每天写生活日记,记录饮食、排泄、运动、睡眠、情绪等,可为医生了解和分析老年人生活起居细节提供资料。

(2) 认识疾病症状与先兆:当身体出现某些严重疾病的早期信号或危险信号时,应及时到医院就诊。

1) 中风预兆:如遇到突然出现一过性说话困难、视力模糊、眩晕或站立不稳、一侧脸部或手脚突然感到麻木或软弱无力、嘴角歪斜、流口水,应考虑短暂性脑缺血发作或脑血栓形成早期,应尽快到附近医院就诊。运送途中要尽量避免颠簸,患者平卧,头偏向一侧以防吸入呕吐物。

2) 出血:痰、粪便、尿、鼻涕中带有血丝、血点或血块、牙龈出血、皮下有出血点或片状淤斑时,都应引起警惕。

3) 头晕、头痛:经常发生头晕、头痛的情况可能是高血压或脑动脉硬化引起的脑部供血不足,也可能是颈椎病引起或服用某些药物的副作用。

4) 排便异常:如有尿频、尿急、排尿痛症状时,常为泌尿道炎症引起;男性老人排尿不畅,

多为前列腺增生导致的排尿困难;慢性腹泻或便秘应查明是功能性还是器质性疾病所致;大肠及直肠肿瘤,在早期常有排便形态、量、频率和粪便形状的异常。

5)食欲改变:胃部及消化系统其他器官(肝、肠)的肿瘤通常有食欲下降的症状。吞咽困难并且愈来愈重,可能是食管肿瘤的征兆。

6)体重改变:短期内没有明显原因而进行性的消瘦,大都表明有消耗性的疾病,如肿瘤或糖尿病;体重明显增加应查明是肥胖、水肿或其他原因。

7)咳嗽:平时无呼吸系统疾病也没感冒的老年人,如果忽然经常咳嗽,应做胸部检查。

8)疲劳感:在一段时间内有持续无明显原因的疲劳感,应彻底查明原因,可能存在某种消耗性疾病。

9)视力障碍:发现视力模糊,看东西像隔着一层雾,看灯光周围是彩虹样光环,伴有头痛,应到眼科检查是否有青光眼。此外白内障、视网膜病变也可引起视力障碍。

(3)用药监护:老年人多因慢性病要长期服用某些药物。记录用药的时间、药名、剂量、效果等,可帮助医生监测长期服药后患者体内所产生的耐药性、抗药性情况,以及时调整治疗方案。

(4)运动监护(详见第三章老年人的日常生活护理相关内容)。

(5)慢性病监护:老年人易发疾病中有一部分具有遗传性或属于遗传性疾病,若父母一方或双方都患有某种疾病时就应特别注意。如糖尿病患者有阳性家族史者占20%以上,父母都患有糖尿病者至少有25%的机会发生糖尿病,而且由于遗传作用,其发生期也惊人地相似。故凡父母患有糖尿病、高血压、中风、癌症等疾病者,要特别重视定期体检,如糖尿病患者对血糖的监测、卒中患者对血液流变学的定期监测、高血压患者对血压的自我监测、慢性支气管炎等呼吸系统疾病患者对缺氧状态和症状改变的监测、消化性溃疡患者对消化道出血的监测等都是必要的。

3. 主动制订并实施健康计划　老年人根据个人体质、习惯和能力制订健康目标,设计健康维护和康复计划,如制订饮食和运动计划、改变不良生活习惯和行为、创建和谐家庭和社会人际关系、保持心情愉快等,并在实施过程中不断总结、评估自己的计划,也可根据实际情况适当调整。

4. 患病及时就医　患慢性病的老年人可根据医嘱在家庭和社区进行自我用药、常规治疗及康复训练;做好定期复查;如有疾病加重或新患病症状,应及时到医院就医,以便早期诊断和治疗。

5. 为健康投资　健康投资是指老年人为了获得良好的健康而消费的食品、衣物、健身时间、医疗服务和生存环境等。据报道,"我国一个人一生在健康方面的投入中有60%～80%是花在临死前一个月的治疗上"。这一反常现象提示,人们在身体出现问题前,不重视健康投资。

 知识链接

健　商

健商是由世界人类健康专家、哈佛大学博士谢华真教授提出的,指人们已具有的健康意识、健康知识、健康能力与该时代应具有的健康意识、健康知识和健康能力的比值。一个人的情感、心理状态以及生存环境和生活方式,都可以对他的健康产生直接影响。

提高健商的途径是个体在获得健康知识的基础上,转变对健康的看法,做出关于自我健康的决定。

（二）家庭健康管理

在我国,由于传统赡养模式的影响、经济条件的限制以及老年人固有的地缘、亲缘情结导致老年人不能或不愿进入养老机构,加之我国现阶段"未富先老"的国情,国家支持老年福利养老的能力还较弱,因此目前我国老年人的养老方式以居家养老为主。针对老年人的家庭健康管理包括以下几方面:

1. 老年人家庭评估 收集家庭及其成员的基本材料,分析家庭结构和功能,评估居家环境。

2. 家庭健康风险评估 通过对评估资料的分析,确定对居家老年人健康有影响的生理、心理、家庭、社会、环境等方面的因素。

3. 老年人家庭护理健康干预 以家庭护理诊断和预测为依据,结合家庭实际情况,充分利用家庭资源,发挥优势,制订切实可行的健康维护计划。其内容包括:创造良好的居家环境;完成老年病居家治疗工作;提供多种形式的日常生活照护;实施保健与康复及心理调适;对家庭照顾者评估及指导。

（三）社区健康管理

社区健康管理是新医改形势下基层社区卫生服务机构为社区居民提供的一种全新服务模式,倡导从由疾病治疗为主向预防干预为主转变。老年人多患有慢性病,其多数时间在家庭和社区中度过,因此老年人健康管理的重点实施在社区。

社区老年人健康管理的内容包括:

1. 建立社区老年人健康档案 老年人患病时,健康档案可帮助医务人员快速掌握其病史,及时诊断、治疗,也可避免重复检查,从而降低医疗费用。

2. 指导老年人常规体检 健康体检是在身体健康时主动到医院或专门的体检中心对整个身体进行检查,目的是了解老年人的身体状况,预防疾病的发生,发现是否有潜在的疾病,以便做到早发现、早诊断、早治疗。

3. 家庭访视 进入老年人所在家庭,在收集资料的同时,对居家养老的老年人进行疾病监测、健康教育、康复指导、心理护理、对照顾者的评估及宣教等方面的指导和护理工作。

4. 组织社区健康维护与促进活动 社区健康维护与促进活动可引导老年人树立健康意识,养成良好的健康行为和生活方式,提高自我保健能力。如开展社区卫生运动、组织健康义诊、进行各种形式的健康宣教、召开社区运动会等,通过生动活泼、喜闻乐见的组织形式,提高老年人的健康意识,消除老年人内心寂寞,丰富老年人生活。

（张要珍）

 复习思考题

1. 健康老龄化的含义有哪些?如何实现健康老龄化?
2. 老年人的家庭健康管理包括哪些内容?
3. 你认为哪种养老保健模式适合中国国情?
4. 请说出老年人自我保健的要点。

第三章 老年人的健康评估

学习要点

各系统老化表现；健康评估原则、ADL、IADL、AADL 评估；老年人身体健康状况评估；心理健康评估；社会健康状况评估

第一节 老年人各系统生理功能的老化

随着年龄的不断增长，衰老不同程度地影响着老年人各个生理系统器官、组织的功能。

一、感觉系统

1. 皮肤 老年人皮下脂肪减少，弹力纤维变性、缩短，使皮肤松弛、弹性差而出现皱纹；皮脂腺萎缩，皮肤表面干燥、粗糙、无光泽并伴有糠秕状脱屑；皮肤中感受外界环境的细胞数减少，对冷、热、痛觉、触觉等反应迟钝。

2. 眼和视觉 老年人眼睑萎缩、眼球凹陷、泪液减少及睑裂变窄；角膜上皮干燥和角膜透明度降低，失去光泽；60 岁以后在角膜边缘出现灰白色环状类脂质沉积，即"老人环"；晶状体弹性减退，视近物能力下降，出现"老视"；晶体浑浊，使晶体的透光度减弱，增加了老年性白内障的发病率；玻璃体主要表现为液化和玻璃体后脱离；视网膜周边带变薄，出现老年性黄斑变性；视觉减退，常需较强的照明才能达到充足的视觉锐度；视野宽度缩小；调视功能减退。

3. 听觉 老年人外耳道皮肤毛囊、皮脂腺、耵聍腺萎缩，分泌减少，腔道变宽，集音功能减低。鼓膜变薄且浑浊逐渐加重，听骨退行性改变，感受声音的内耳退化，听神经的神经纤维数及听中枢的细胞数减少，致使听力下降。鉴别语音能力降低，听觉反应时间延长。

4. 味觉 各种味觉都随增龄而减退，甜味觉尤甚。老年人活动减少，机体代谢缓慢，可造成食欲缺乏，食而无味，影响机体对营养物质的摄取，还可增加老年性便秘的可能性。

5. 嗅觉 脑嗅球细胞丧失和鼻内膜感觉细胞减少导致老年人嗅觉减退。50 岁以后，嗅觉的敏感性逐渐减退，嗅觉开始迟钝，同时，对气味的分辨能力下降，男性尤为明显。

6. 触觉 老年人的触觉减弱，特别是对温度、压力、疼痛等感受的减弱，使老年人的一些日常生活活动如系鞋带等出现困难，对一些危险环境如过热的水、电热器具等感知度降低，易发生危险。

二、呼吸系统

1. 胸廓、呼吸肌 由于脊柱后凸，胸骨前突，老年人多呈桶状胸。肋软骨钙化，肋骨活

动度降低,肋骨关节硬化,椎肋、胸肋关节支持组织脱水、钙化、骨化甚至强直等退行性变,导致胸廓活动幅度受限,通气功能下降。呼吸肌老化表现为肌纤维减少,肌肉萎缩,呼吸肌肌力下降和呼吸频率降低。

2. 鼻、咽、喉 老年人鼻软骨弹性丧失,鼻黏膜和腺体萎缩,导致纤毛运动减弱、分泌物黏性增加;鼻道变宽,鼻黏膜的加温、加湿和防御功能下降。老年人的咽黏膜和淋巴组织萎缩,呼吸道的防御功能下降,易患下呼吸道感染。老年人由于咽喉黏膜、肌肉退行性变或神经通路障碍,防御反射变得迟钝而出现吞咽功能失调,在进食流质食物时易发生呛咳、误吸甚至窒息。

3. 气管和支气管 老年人气管和支气管黏膜上皮和黏液腺退行性变,纤毛运动减弱,防御和清除能力下降,易患老年性支气管炎。

4. 肺 肺泡壁变薄,泡腔增大,弹性降低,肺弹性回缩力降低,导致肺活量降低,残气量增多;老年人咳嗽反射及纤毛运动功能退化,使滞留在肺的分泌物和异物增多,易发生感染;肺毛细血管黏膜表面积减少,肺灌注流量减少,通气血流比例增加,肺泡与血液气体交换的能力降低。

三、消化系统

1. 口腔 随着年龄的增长,口腔黏膜逐渐角化,唾液腺萎缩,唾液分泌减少,因此老年人常感到口干、吞咽不畅。牙齿的釉质和牙本质随增龄而磨损,使神经末梢外露,对冷、热、酸、甜等刺激过敏而疼痛;牙龈随增龄逐渐萎缩、牙根外露,易患牙周炎。

2. 食管 食管肌肉萎缩,收缩力减弱,食管蠕动幅度变小甚至停止,食物通过时间延长。食管下段括约肌松弛,胃十二指肠内容物自发性反流,而使老年人反流性食管炎、食管癌的发病率增高。

3. 胃 老年人胃黏膜萎缩,弹性降低,胃腔扩大,易出现胃下垂。老年人胃腺体萎缩,胃酸分泌减少,对细菌杀灭作用减弱;胃蛋白酶原分泌减少,使胃消化作用减退,影响蛋白质、维生素、铁等营养物质的吸收,可致老年人出现营养不良、缺铁性贫血等。

4. 肠 小肠黏膜上皮细胞减少或萎缩,消化酶水平下降,消化吸收功能减退,易造成老年人吸收不良,甚至导致小肠功能紊乱,出现急性肠麻痹。结肠肌肉变厚、黏膜萎缩,黏液分泌减少,平滑肌萎缩,肠蠕动慢或不蠕动,加之老年人活动减少,易发生便秘。

5. 肝、胆 老年人肝脏体积变小、重量减轻,肝细胞吞噬功能下降并有肝细胞酶活性、合成蛋白质能力及解毒能力下降,导致药物在肝脏内代谢、排出速度减慢,易引起药物性不良反应,甚至产生毒性作用。老年人胆囊壁及胆管壁变厚,弹性降低,功能下降,胆囊不易排空,胆汁减少变浓,胆汁中胆固醇增多,易使胆汁淤积而发生胆石症。

6. 胰腺 胰酶的分泌量和浓度下降,会影响老年人对脂肪的吸收,产生脂肪泻。胰腺分泌胰岛素的生物活性下降,导致葡萄糖耐量下降,易患老年性糖尿病。

四、循环系统

1. 心脏 随着年龄增长,心脏重量增加,体积增大。心肌细胞纤维化、脂褐素沉积、胶原增多、淀粉样变,导致心肌的兴奋性、自律性、传导性均降低,心瓣膜退行性变和钙化,窦房结内的起搏细胞数目减少;希氏束和束支纤维丧失,是老年人容易发生传导障碍的原因。

2. 心血管 由于弹性蛋白减少、胶原蛋白增加,老年人的动脉、静脉和毛细血管均发生老化,加上钙沉积使血管变硬、韧性降低、管腔缩小,造成收缩压增加。静脉回流不佳易致老年人静脉曲张;单位面积内有功能的毛细血管数量减少,血流缓慢,代谢率下降,导致机体各部位供氧不足。

3. 心功能 心肌收缩力减弱,心脏泵血功能降低;老年人静息心率减慢,且心率对运动的反应迟钝,如体力活动后心率的增快比较慢,心率的恢复也慢些;静脉回心血量减少;心室壁顺应性下降,心室舒张终末期压力增高,引起心排血量减少。

4. 心电图 70 岁以上的老年人心电图常出现心电轴逐渐左偏、房室传导时间延长、缺血性 S-T 段下移、T 波倒置、右束支传导阻滞、过早搏动等。

五、泌尿系统

1. 肾脏 老年人肾脏重量减轻,主要与肾小球的数量不断减少有关,这对肾功能有显著影响。老年人对氨基和尿酸的清除率、肾小球滤过率、肾脏的浓缩与稀释功能均下降,容易导致水钠潴留、代谢产物蓄积、药物蓄积中毒甚至肾衰竭。

2. 输尿管 老年人输尿管肌层变薄,支配肌活动的神经细胞减少,输尿管张力减弱,尿液进入膀胱的速度减慢,易产生反流而引起逆行感染。

3. 膀胱 肌肉萎缩,肌层变薄,纤维组织增生,使膀胱括约肌收缩无力,膀胱既不能充满,又不能排空,故老年人容易出现尿外溢,残余尿增多,常伴有尿频、尿急、夜尿量增多等。老年女性盆底肌肉松弛,易引起压力性尿失禁,造成日常生活的不便。

4. 尿道 60 岁以上老年人的尿道易纤维化、括约肌萎缩,使尿的流速变慢,排尿无力、不畅,导致残余尿和尿失禁。老年女性尿道球腺分泌减少,抗菌能力下降,感染发生率增高;老年男性因前列腺增生,易发生排尿不畅甚至排尿困难。

六、内分泌系统

1. 下丘脑 随增龄,下丘脑的重量减轻,血液供给减少,单胺类含量和代谢的紊乱,引起中枢调控失常。其功能衰退,使各种促激素释放激素分泌减少或作用降低,接受下丘脑调节的垂体及下属靶腺的功能也随之发生全面减退,由此也导致老年人各方面功能的衰退,故有人称下丘脑为"老化钟"。

2. 垂体 垂体重量减轻,纤维组织和铁沉积逐渐增多,实质性细胞减少,下丘脑—垂体轴的反馈受体敏感性降低。

3. 肾上腺 老年人肾上腺皮质发生退行性改变,纤维组织增加,结节性增生。由于老年人下丘脑—垂体—肾上腺系统功能减退,激素的清除能力明显下降,使老年人对外界环境的适应能力和对应激的反应能力均明显下降。

4. 甲状腺和甲状旁腺 老年人甲状腺体积缩小,甲状激素的生成率减少,以 T_3 最为明显。甲状腺的老化,给老年人带来了全身性变化,如基础代谢率下降、体温调节功能受损、皮肤干燥、怕冷、便秘、精神障碍、思维和反射减慢等。老年人的甲状旁腺细胞减少,结缔组织和脂肪细胞增厚,血管狭窄,甲状旁腺激素的活性下降。

5. 性腺 男性 50 岁以后,随增龄其睾丸间质细胞的睾酮分泌下降,受体数目减少或其敏感性降低,致使性功能逐渐减退。游离睾酮对骨密度的维持起重要作用,老年男性由于缺乏雄激素,对骨密度、肌肉、脂肪组织、造血功能会造成不利影响。老年女性卵巢发生纤维化,子宫和阴道萎缩,分泌物减少,乳酸菌减少,易发生老年性阴道炎。40 岁后,雌激素和孕激素分泌减少,出现性功能和生殖功能减退,月经停止,雌激素减少还可使老年女性出现更年期综合征。

6. **胰岛** 老年人胰岛萎缩,胰高血糖素的效应延缓和减弱,使糖尿病特别是非胰岛素依赖型糖尿病的发病率增高。机体对胰岛素的敏感性下降,导致老年人葡萄糖耐量随年龄增高而降低,这也是老年人糖尿病发病率增高的原因之一。

7. **松果体** 随增龄,老年人松果体血管逐渐变窄,细胞减少,重量减轻,脂肪增多,产生的胺类和肽类激素减少,使其调节功能减退,下丘脑敏感阈值升高,对应激反应延缓。

七、运动系统

1. **骨骼** 总特征是骨质吸收超过骨质形成。骨骼中的有机物质如骨胶原、骨黏蛋白质含量减少或逐渐消失,骨质发生进行性萎缩。骨骼中的矿物质在不断减少,骨质密度减少而导致骨质疏松,脆性增加,易发生骨折,可出现脊柱弯曲、变短,身高降低。

2. **关节** 老年人普遍存在关节的退行性改变,尤以承受体重较大的膝关节、腰和脊柱最明显。关节软骨面变薄,软骨粗糙、破裂,完整性受损,表面软骨成为小碎片,脱落于关节腔内,形成游离体,使老年人在行走时关节疼痛;骨和关节的韧带、腱膜、关节囊因纤维化及钙化而僵硬,表现出关节活动受限;颈部和腰部的椎间盘因长期负重,纤维环中的纤维变粗、弹性下降、变硬,椎间盘周围韧带松弛。

3. **肌肉** 肌纤维萎缩、弹性下降,肌肉总量减少,这些变化使老年人容易疲劳,出现腰酸腿痛。由于肌肉强度、持久力、敏捷度持续下降,加上老年人脊髓和大脑功能的衰退,活动更加减少,最终导致老年人动作迟缓、笨拙,行走缓慢不稳等。

八、神经系统

1. **脑与神经元** 老年人脑组织萎缩,脑细胞数减少,45岁以后脑重量逐渐减轻。脑萎缩主要见于大脑皮质,可引起蛛网膜下腔增大、脑室扩大、脑沟增宽、脑回变窄。轴突和树突也伴随神经元的变性而减少,使运动和感觉神经纤维传导速度减慢,老年人出现步态不稳,蹒跚步态,或"拖足"现象,手的摆动幅度减小,转身时不稳,容易发生跌倒。

2. **脑血管** 老年人脑血管的改变是动脉粥样硬化和血-脑屏障退化。脑动脉粥样硬化常引起脑供血不足、脑梗死或脑血管破裂出血,导致脑组织软化、坏死。血-脑屏障功能减弱,容易发生神经系统感染性疾病。

3. **神经递质** 随着年龄的增长,脑内的蛋白质、核酸、脂类物质、神经递质等逐渐减少,导致老年人记忆力、智力减退,注意力不集中,睡眠不佳,性格改变,动作迟缓,运动震颤,痴呆等;脑神经突触数量减少、退行性变,神经传导速度减慢,神经反射时间延长,导致老年人灵活性及动作协调能力下降,对外界反应迟钝。

4. **反射** 老年人反射反应时间延长且易受抑制,如一般老年人深部腱反射偏弱,部分老年人跟腱反射消失。有研究发现,40岁以后膝跳反射即开始出现反射活动速度减慢和幅度降低。

第二节　健康评估概述

老年人的健康评估过程同成年人。老年人的健康评估包括身体、心理健康评估及社会角色功能等方面。在对老年人评估时应进行综合健康功能评估(comprehensive functional assessment,CFA),即从躯体、精神、社会心理、自理能力等多个维度测量老年人整体健康功能水平,以便全面、客观地收集健康资料,准确反映其健康状况和保健需求。

 案例分析

> 李大爷,62 岁,老伴去世多年,女儿在外地工作。自李大爷 2 年前退休后,一直一个人生活,因性格内向,常独自在家看报纸、电视。女儿最近回家发现李大爷近来性格有明显改变,出现对周围事物兴趣明显减退、感到生活没有意义,并有失眠、自责等症状。李大爷有高血压病史,长期服用降压药物,血压控制较好。
>
> 1. 李大爷的健康评估应从哪些方面进行?
> 2. 可用的测量工具有哪些?
> 3. 在评估时应遵循哪些原则?

老年人的健康是相对的概念,衰老、疾病和健康之间无明确的界限,用是否患病作为老年人健康的主要评价指标是不太恰当的。有学者提出用功能状况的评价作为老年人健康的核心评价指标,通过评价老年人的日常生活活动能力和工具性日常生活活动能力,来判断老年人健康状况的变化;对老年人而言,健康的评价更强调包括心理和社会健康状况的全面评价。

一、健康评估原则

(一)了解老年人的身心变化

在大多数老年人身上,生理变化和病理性改变往往同时存在,相互影响。护士应认真进行健康评估,注意老年人心理变化个体差异性大,身心变化不同步,心理发展具有潜能和可塑性的特点;区分正常老化和现存或潜在健康问题,采取适宜的干预措施。

(二)正确解读辅助检查结果

老年人辅助检查结果异常有以下 3 种可能:正常的老年期变化;疾病引起的异常改变;老年人服用的某些药物的影响。目前关于老年人辅助检查结果标准值的资料较少。应结合病情变化,确认辅助检查值的异常是生理性老化还是病理性改变所致,采取适当的处理方式,避免延误诊断或处理不当造成严重后果。

(三)注意疾病中非典型性表现

老年人因感受性降低,且常并发多种疾病,症状和体征不典型,给老年人疾病的诊治带来一定困难,易出现漏诊和误诊。例如,老年人患肺炎时常无症状,或仅表现出食欲差、全身无力、脱水,或突然意识障碍,而无呼吸系统的症状;阑尾炎导致肠穿孔的老年人,临床表现可能没有明显的发热体征,或仅主诉轻微疼痛。因此,对老年人的评估要重视客观检查,尤其体温、脉搏、血压及意识的评估尤为重要。

二、注意事项

老年人的健康评估过程同成年人,但在老年人健康评估的过程中,结合老年人身心变化的特点,护士应注意以下事项:

1. 提供适宜环境 老年人因感觉功能降低,血流缓慢、代谢率及体温调节功能降低,易受凉感冒,体检时室温应以 22～24℃为宜;老年人因视力和听力下降,评估时应避免光线的直接照射,环境应安静、无干扰,并注意保护老年人隐私。

2. 安排充分的时间 老年人由于感官的退化,反应较慢,行动迟缓,思维能力下降,因此,所需评估时间较长。加之老年人往往患有多种慢性疾病,很容易感到疲劳。护士应根据老人的具体情况,分次进行健康评估,让其有充足的时间回忆过去发生的事件,这样既可以避免老人疲惫,又能获得详尽的健康史。

3. 选择适当的方法 对老年人进行躯体评估时,应根据评估的要求,选择合适的体位。在全面评估的基础上,重点检查易发生皮损的部位。对有移动障碍的老年人,可取合适的体位。检查口腔和耳部时,要取下义齿和助听器。有些老人部分触觉功能消失,需要较强的刺激才能引出,在进行感知觉检查,特别是痛觉和温觉检查时,注意不要损伤老人。

4. 运用良好的沟通技巧 老年人因听觉、记忆、思维等功能减退,在沟通时可能会出现反应迟钝、表达不清等情况。护士应适当运用有效的沟通技巧,先自我介绍,并说明交谈目的和所需时间;交谈时应面对面,距离以使其能看清护理人员的面部表情及口型,能听清对方的声音、伸手可触及对方为宜;提出问题时语速减慢、语音清晰,注意适时停顿和重复;注意观察非语言信息,适时运用非语言沟通技巧,如适当的目光接触、温和的面部表情、优雅的姿态、恰当的手势、治疗性的触摸等;及时核实前后矛盾、含糊不清或存有疑问的内容;交谈过程中应显示出对其回答的问题感兴趣和关心,对其陈述表示理解、认可和同情;为有记忆功能障碍、语言表达功能障碍及认知功能障碍的老年人收集资料时,询问要简洁得体,必要时可通过其家属或照护者获取资料。

5. 获取准确资料 收集资料时应客观、准确,避免护士的主观判断引起偏差。如在进行功能状态评估时,护士应通过直接观察进行合理判断,避免受老年人自身评估的影响。

第三节　身体健康状况评估

老年人身体健康的评估内容主要包括健康史采集、体格检查、功能状态的评估和辅助检查四个方面,评估过程同其他年龄段人员。

一、健康史

健康史是关于老年人过去和现在的健康状况、影响健康状况的因素、老年人对自身健康的认识、日常生活和社会活动能力等方面的主观资料。其目的是收集资料和为进一步形成护理诊断、制定护理计划提供依据。采集时健康史常出现:老年人记忆不确切、反应迟钝、表述不清、主诉与症状不相符、有可能隐瞒症状或夸大疾病事实的现象。

采集内容

老年人健康史的采集内容包括:一般资料、生理状况、精神心理状况、既往史、伴随症状、活动能力、社会交往、营养状况。

1. 基本情况 包括老年人的姓名、性别、出生日期、民族、婚姻状况、职业、籍贯、文化程度、宗教信仰、经济状况、医疗费用的支付方式、家庭住址与联系方式、入院时间等。

2. 健康状况

(1)既往的健康状况:既往疾病、手术、外伤史,食物、药物等过敏史,药物使用情况,参与日常生活活动和社会活动的能力。

(2)目前的健康状况:目前有无急慢性疾病;疾病发生的时间,主要的症状有无加重,治疗情况及恢复程度;目前疾病的严重程度,对日常生活活动能力和社会活动的影响。

二、体格检查

老年人体格检查的方法与一般人的体格检查方法差别不大,但应考虑老年人的生理特点和疾病的影响。老年人体格检查内容包括:

(一)全身状态

1. 生命体征

(1)体温:老年人基础体温较成年人低,70岁以上的患者感染常无发热的表现。如果老年人午后体温比清晨高1℃以上,应视为发热。

(2)脉搏:测脉搏的时间不应少于30秒,注意脉搏的不规则性。

(3)血压:高血压和直立性低血压在老年人中较为常见,平卧10分钟后测定血压,然后直立1、3、5分钟后各测血压一次,如直立时任何一次收缩压比卧位时血压降低≥20mmHg或舒张压降低≥10mmHg,称为直立性低血压。

(4)呼吸:评估呼吸时注意呼吸方式与节律、有无呼吸困难。老年人正常呼吸频率为16~25次/分,在其他临床症状和体征出现之前,老年人呼吸>25次/分,可能是下呼吸道感染、充血性心力衰竭或其他病变的信号。

2. 营养状态 评估老年人每日活动量、饮食状况以及有无饮食限制,并测量身高、体重。

3. 智力、意识状态 意识状态主要反映老年人对周围环境的认识和对自身所处状况的识别能力,有助于判断有无颅脑病变及代谢性疾病。通过评估老年人的记忆力和定向力,有助于对早期痴呆进行诊断。

4. 体位、步态 疾病常可导致体位发生改变,如心、肺功能不全的老年患者,可出现强迫坐位。步态类型对疾病诊断有一定帮助,如慌张步态见于帕金森病,醉酒步态见于小脑病变。

(二)皮肤

应全面评估老年人皮肤的颜色、温度、湿度,皮肤的完整性与特殊感觉,有无癌前或癌病变。卧床不起的老年人易发生压疮,常伴有皮损。

(三)头面部与颈部

1. 头面部

(1)头发:随着年龄的增长,头发变成灰白,发丝变细,头发稀疏,并有脱发。

(2)眼睛与视力:老年人泪腺分泌减少,易出现眼干不适;迅速调节远、近视力的功能下降,出现老视;异常病变可有夜盲、白内障、角膜溃疡,斑点退化,眼压增高或青光眼。

(3)耳与听力:听力随着年龄的增加逐渐减退,对高音量或噪音易产生焦虑,常伴有耳鸣。常见听觉问题有传导性耳聋、感音神经性聋、老年聋。

(4)鼻腔与嗅觉:老年人嗅觉变得迟钝,对气味的分辨力减退,对环境中有毒、有害气体的敏感度降低,易发生气体中毒。

(5)舌与味觉:老年人舌部味蕾随增龄而萎缩,数量减少,功能退化,对食物的敏感性降低,常使老年人食而无味,影响其食欲。

(6)口腔:由于长期的损害、外伤、治疗性调整,老年人多有牙列缺失,常有义齿。检查口腔时应取下义齿,充分暴露检查部位,并注意牙托是否合适,有无牙周疾病及舌下病变。

2. 颈部 颈部结构与成年人相似,无明显改变。注意老年人颈部强直的体征,见于脑膜受刺激、痴呆、脑血管病、颈椎病、颈部肌肉损伤和帕金森病患者。

（四）胸部

1. 乳房　随着年龄的增长，女性乳腺组织减少，乳房变长和平坦。注意乳腺有无肿块，如发现肿块，要高度怀疑为癌症。男性如有乳房发育，常由于体内激素改变或是药物的副作用。

2. 胸、肺部　视诊、听诊及叩诊同成年人。老年人尤其是患有慢性支气管炎者，常呈桶状胸改变。由于生理性无效腔增多，肺部叩诊常显示过清音。胸部检查发现与老化相关的体征有：胸腔前后径增大、胸壁硬化、胸廓横径缩小、胸腔扩张受限、呼吸音强度减轻。

3. 心前区　老年人心音强度的变化比杂音的变化更有临床意义，如舒张期杂音多为异常的反映，而收缩期杂音则应注意鉴别。检查的重点是确定有无心脏杂音、心肌肥厚及心脏扩大等。

（五）腹部

老年人肥胖常会掩盖一些腹部体征；消瘦者因腹壁变薄松弛，腹膜炎时也不易产生腹壁紧张，而肠梗阻时则很快出现腹部膨胀。由于肺扩张，膈肌下降致肋缘下可触及肝脏。随着年龄的增大，膀胱容量减少，很难触诊到充盈的膀胱。听诊可闻及肠鸣音减少。

（六）泌尿生殖器

女性由于雌激素缺乏使外阴发生变化：阴毛稀疏，呈灰色；阴唇皱褶增多，阴蒂变小；阴道因纤维化变窄，阴道壁干燥苍白，分泌物减少。子宫颈变小，子宫及卵巢萎缩。男性外阴改变与激素水平降低相关，表现为阴毛变稀及变灰，阴茎、睾丸变小；双阴囊变得无皱褶和晃动。随增龄老年男性前列腺逐渐发生组织增生，引起排尿阻力增大，导致下尿道梗阻，出现排尿困难。

（七）脊柱四肢

老年人肌张力下降，腰脊变平，导致颈部脊柱和头部前倾。椎间盘退行性改变使脊柱后凸。骨质疏松，易自发性骨折，常发生股骨颈骨折、骨盆骨折等；关节退化导致活动受限，骨质增生表现为腰痛、腿痛、关节痛。评估老人四肢时，应检查各关节及其活动范围、动脉搏动情况，注意有无疼痛、畸形、运动障碍。如出现下肢皮肤溃疡、足冷痛、坏疽以及脚趾循环不良等，常提示下肢动脉供血不足。

（八）神经系统

老年人神经传导速度减慢，对刺激反应时间延长，精神活动能力下降，表现如记忆力减退、易疲劳、注意力不易集中、反应迟钝、动作不协调、生理睡眠缩短等。

三、功能状态评估

功能状态主要指老年人处理日常生活的能力，定期对老年人的功能状态进行客观的评估是良好老年护理的开始，对维持和促进老年人独立生活能力、提高其生活质量有重要指导作用。

（一）评估内容

功能状态的评估包括日常生活能力、功能性日常生活能力、高级日常生活能力三个层次。

1. 日常生活能力（activities of daily living，ADL）　老年人最基本的自理能力，是老年人自我照顾、从事每天必需的日常生活能力。如衣（穿脱衣、鞋、帽，修饰打扮）、食（进餐）、行

（行走、变换体位、上下楼）、个人卫生（洗漱、沐浴、如厕、控制大小便）等，这一层次的功能受限，将影响老年人基本生活需要的满足。ADL 不仅是评估老年人功能状态的指标，也是评估老年人是否需要补偿服务的指标。

2. 功能性日常生活能力（instrumental activities of daily living，IADL） 指老年人在家中或寓所内进行自我护理活动的能力，包括购物、家庭清洁和整理、使用电话、付账单、做饭、洗衣、旅游等，即为支持独立生活所需要的诸项活动。IADL 提示老年人是否能独立生活并具备良好的日常生活功能。

3. 高级日常生活能力（advanced activities of daily living，AADL） AADL 是指与生活质量相关的一些活动，反映老年人的智能能动性和社会角色功能，包括主动参加社交、娱乐活动、职业工作等。随着老年期生理变化或疾病的困扰，这种能力可能会逐渐丧失。失去这一层次的功能，将失去维持社会活动的基础。例如，股骨颈骨折使一位经常参加各种社交和娱乐活动的老人失去了参与这些活动的能力，这将使其整体健康受到明显影响。高级日常生活能力的缺失，要比基本日常生活能力和功能性日常生活能力的缺失出现得早，一旦出现，则预示着更为严重的功能下降，需要做进一步的功能性评估，包括日常生活能力和功能性日常生活能力的评估。

（二）评估方法

常用的评估方法有观察法和自述法。

（三）评估工具

在医院、社区、康复中心等开展老年护理时，有多种标准化的评估量表可供护士使用（表3-1）。使用最广泛的工具包括 Katz ADL 量表和 Lawton IADL 量表。

表3-1 评估日常生活能力常用的量表

量表	功能
1. Katz ADL 量表（Katz ADL Scale）	基本自理能力
2. Barthel 量表（Barthel Index）	自理能力和行走能力
3. Kenny 自护量表（Kenny Self-care Scale）	自理能力和行走能力
4. IADL 量表（IADL Scale）	烹饪、购物、家务等复杂活动
5. Lawton IADL 量表（Lawton IADL Scale）	功能性日常生活能力

1. 日常生活能力量表（Activity of daily living scale） 由美国的 Lawton 和 Brody 制定于1969 年，由躯体生活自理量表（Physical Self-maintenance Scale，PSMS）和工具性日常生活能力量表（Instrumental Activities of Daily Living Scale，IADL）组成。主要用于评定被测试者的日常生活能力。

（1）项目和评定内容：共 14 项内容（附录二量表1）。一是躯体生活自理量表，共 6 项：上厕所、进食、穿衣、梳洗、行走和洗澡；二是工具性日常生活能力量表，共 8 项：打电话、购物、备餐、做家务、洗衣、使用交通工具、服药和自理经济。

（2）评定方法：该表项目细致，简明易懂，便于询问，即使非专业人员也容易掌握。评定时按表格逐项询问，如被试者因故不能回答或不能正确回答（如痴呆或失语），则可根据家属、护理人员等知情人的观察评定。

（3）结果解释：评定结果可按总分、分量表分和单项分进行分析。总分低于 16 分为完全正常,大于 16 分有不同程度的功能下降,最高 56 分。单项分 1 分为正常,2～4 分为功能下降。凡有 2 项或 2 项以上≥3 分,或总分≥22 分,为有明显功能障碍。

2. Katz 日常生活功能指数评价表 此表为 Katz 等人设计制定的语义评定量表,可用于测量评价慢性疾病的严重程度及治疗效果,也可用于预测某些疾病的发展(附录二量表 2)。一般来说,日常生活复杂的功能首先丧失,简单的动作丧失较迟,如大脑神经的功能、心肺功能等。

(1)量表的结构和内容:此量表将 ADL 功能分为 6 个方面,即进食、更衣、沐浴、移动、如厕和大小便控制,以决定各项功能完成的独立程度。

(2)评定方法:通过与被测试者、护理人员交谈或被测试者自填问卷,确定各项评分,计算总分值。

(3)结果解释:总分值的范围是 0～12,分值越高,提示被测试者的日常生活能力越高。

3. Lawton 功能性日常生活能力量表 由美国的 Lawton 等人设计制定(附录二量表 3),主要用于评定被测试者的功能性日常生活能力。

(1)量表的结构和内容:此量表将 IADL 功能分为 7 个方面,主要用于评定被测试者的功能性日常生活能力。

(2)评定方法:通过与被测试者、家属或护理人员等知情人的交谈或被测试者自填问卷,确定各项评分,计算总分值。

(3)结果解释:总分值的范围是 0～14,分值越高,提示被测试者功能性日常生活能力越高。

4. Pfeffer 功能活动问卷(functional activities questionnaire,FAQ) Pfeffer 功能活动问卷于 1982 年编制。其目的是更好地筛选和评价功能障碍不太严重的老年患者,即早期或轻度痴呆患者(附录二量表 4)。

(1)量表的结构和内容:FAQ 将功能分为 10 个方面,包括使用各种票证、按时支付各种票据、自行购物、参加游戏或活动、使用炉子、准备和做一顿饭菜、关心和了解新鲜事物、持续一小时以上的注意力情况、记得重要的约定、独自外出活动或走亲访友。

(2)评定方法:由访问员或被测试者家属,做出最合适地反映老年人活动能力的评分。评分采用 0～2 的三级评分法:0 级没有任何困难,能独立完成,不需要他人指导或帮助;1 级有些困难,需要他人指导或帮助;2 级本人无法完成,完全或几乎完全由他人代替完成。如项目不适用,如老人一向不从事这项活动,记"9",不记入总分。该量表评定一次仅需 5 分钟,常在社区调查或门诊工作中应用。

(3)结果解释:FAQ 只要两项统计指标:总分 0～20 和单项 0～2。临界值:总分 25,或有两个或两个以上单项功能丧失(2 分)或 1 项功能丧失,2 项以上有功能缺损(1 分)。

FAQ≥5,并不等于痴呆,仅说明社会功能有问题,尚需进一步确定这类损害是否新近发生,是因智力减退还是另有原因,如年龄、视力缺陷、情绪抑郁或运动功能障碍等。

老年人的功能状态受躯体疾病、运动功能、感知觉、情绪等因素的影响,因此,对老年人的功能状态评估要全面结合机体健康、心理健康及社会健康状态,避免主观判断偏差和霍桑效应,对功能状态评估的结果解释应谨慎。

四、辅助检查

辅助检查是诊断老年病的重要依据,老年人机体形态和功能的一系列进行性、退行性改变,均可不同程度地影响辅助检查的结果。

（一）常规检查

1. **血常规** 血常规检查值异常在老年人中十分常见,一般以红细胞 $< 3.5 \times 10^{12}/L$,血红蛋白 $< 110g/L$,红细胞比容 < 0.35,作为老年人贫血的标准。但贫血并非老年期生理变化,因而需要进行全面系统的评估和检查。多数学者认为白细胞、血小板计数无增龄性变化。白细胞的参考值为 $(3.0 \sim 8.9) \times 10^9/L$。在白细胞分类中,T 淋巴细胞减少,B 淋巴细胞则无增龄性变化。

2. **尿常规** 老年人尿蛋白、尿胆原与成年人之间无明显差异。老年人肾排糖阈值升高,可出现血糖升高而尿糖阴性的现象。老年人对泌尿系感染的防御功能随年龄增长而降低,其尿沉渣中的白细胞大于 20 个/HP 才有病理意义。老年人中段尿培养污染率高,可靠性较低,老年男性中段尿培养菌落计数 $\geq 103/ml$、女性 $\geq 104/ml$ 为判断真性菌尿的界限。

3. **血沉** 在健康老年人中,血沉变化范围很大。一般血沉在 $30 \sim 40mm/h$ 之间无临床意义;如血沉超过 $65mm/h$ 应考虑感染、肿瘤及结缔组织病。

（二）生化与功能检查

老年人生化与功能检查结果中常见的生理变化见表3-2。

表3-2 老年人生化与功能检查常见的生理变化

检验内容	成人正常值范围	老年期生理变化
空腹静脉血糖	$3.9 \sim 6.1mmol/L$	轻度升高
肌酐清除率	$80 \sim 100ml/min$	降低
血尿酸	$120 \sim 240\mu mol/L$	轻度升高
乳酸脱氢酶（LDH）	$50 \sim 150U/L$	轻度升高
碱性磷酸酶	$20 \sim 110U/L$	轻度升高
总蛋白	$60 \sim 80g/L$	轻度升高
总胆固醇	$2.8 \sim 6.0mmol/L$	$60 \sim 70$ 岁达高峰,随后逐渐降低
低密度脂蛋白	$< 3.1mmol/L$	$60 \sim 70$ 岁达高峰,随后逐渐降低
高密度脂蛋白	$1.1 \sim 1.7mmol/L$	60 岁后稍升高,70 岁后开始降低
三酰甘油（甘油三酯）	$0.23 \sim 1.24mmol/L$	轻度升高
甲状腺激素 T_3	$1.08 \sim 3.08mmol/L$	降低
甲状腺激素 T_4	$63.2 \sim 157.4mmol/L$	降低
促甲状腺素	$(2.21 \pm 1.1)mU/L$	轻度升高或无变化

（三）心电图检查

老年人的心电图常有轻度非特异性改变,包括 P 波轻度平坦、T 波变平、P-R 间期延长、ST-T 段非特异性改变、电轴左偏倾向和低电压等。老年人动脉粥样硬化的发生率高,生理与病理的界限不明显。如老年人心电图有以上改变,应慎重并需结合临床判断。

（四）影像学及内镜检查

影像学检查已广泛应用于老年疾病的诊治,如 CT、磁共振成像对急性脑血管病、颅内肿瘤的诊断有很大价值。内镜检查对老年人胃肠道肿瘤、消化性溃疡及呼吸、泌尿系统疾病的诊断具有重要意义。

第四节 老年人心理健康评估

老年人的各种生理功能都逐渐进入衰退阶段,并面临社会角色的改变、丧偶等生活事件,老年人的心理健康状况直接影响其躯体健康和社会功能状态,老年人的心理健康状况常从认知能力、情绪和情感、压力与应对等方面进行评估。本节重点描述认知评估与情绪和情感评估。

一、认知评估

认知是人们认识、理解、判断、推理事物的过程,通过行为、语言表现出来,反映了个体的思维能力。认知功能对老年人是否能够独立生活以及生活质量起着重要的影响作用。老年人认知评估包括思维能力、语言能力以及定向力三个方面。在已经确定的认知功能失常的筛选测试中,最普及的测试是简易智力状态检查(mini- mental state examination,MMSE)和简易操作智力状态问卷(short portable mental status questionnaire,SPMSQ)。

(一)简易智力状态检查

MMSE 于 1975 年由佛斯丹(Folsten)编制,主要用于筛查有认知缺损的老人,适合于社区老年人群调查(附录二量表5)。

1. 问卷的结构与内容　MMSE 包含 19 项,30 个小项。评估范围包括 11 个方面,见表3-3。

表3-3 简易智力状态检查评估的范围

评估范围	项目
1. 时间定向	1,2,3,4,5
2. 地点定向	6,7,8,9,10
3. 语言即刻记忆	11(分 3 小项)
4. 注意和计算能力	12(分 5 小项)
5. 短期记忆	13(分 3 小项)
6. 物品命名	14(分 2 小项)
7. 重复能力	15
8. 阅读理解	16
9. 语言理解	17(分 3 小项)
10. 语言表达	18
11. 绘图	19

2. 评定方法　评定时,向被试者直接询问,被试者回答或操作正确记"1",错误记"5",拒绝或说不会做记"9"和"7"。全部答对总分为 30 分。

3. 结果解释　简易智力状态检查的主要统计量是所有记"1"的项目(和小项)的总和,即回答或操作准确的项目和小项数,称为该检查的总分,范围是 0~30 分。分界值与受教育程度有关,未受教育文盲组 17 分,教育年限≤6 年组 20 分,教育年限 >6 年组 24 分,若测量结果低于分界值,可认为被测量者有认知功能缺损。

（二）简易操作智力状态问卷

该问卷由 Pfeffer 于 1975 年编制,适用于评定老年人认知状态的前后比较。

1. 问卷的结构与内容　问卷评估包括定向、短期记忆、长期记忆和注意力 4 个方面、10 项内容,如:"今天是星期几?"、"今天是几号?"、"你在哪里出生?"、"你家的电话号码是多少?"、"你今年多少岁?"、"你的家庭住址?",以及由被测试者 20 减 3,再减 3,直至减完的计算。

2. 评定方法　评定时,向被测试者直接询问,被测试者回答或操作正确记"1"。

3. 结果解释　问卷满分 10 分,评估时需要结合被测试者的教育背景做出判断。错 2 ～ 3 项者,表示认知功能完整;错 3 ～ 4 项者,为轻度认知功能损害;错 5 ～ 7 项者,为中度认知功能损害;错 8 ～ 10 项者,为重度认知功能损害。受过初等教育的老年人允许错一项以上,受过高等教育的老年人只能错一项。

 知识链接

老年人生活质量

世界卫生组织对生活质量的定义为:不同文化和价值体系中的个体对他们的生存目标、期望、标准以及所关心事情相关的生存状况的感受。中国老年医学会对其定义为:60 岁及以上老年人群对自己的身体、精神、家庭和社会生活满意的程度和老年人对生活的全面评价。

作为生理、心理、社会功能的综合指标,老年人生活质量可用来评估老年人群的健康水平、临床疗效以及疾病预后。生活质量可通过访谈法、观察法、自我评价法等方法进行测定,常采用生活满意度量表、幸福度量表及生活质量综合问卷进行评估。

二、情绪和情感评估

情绪和情感直接反映人们的需求是否得到满足,是身心健康的标志。老年人的情绪纷繁复杂,焦虑和抑郁是最常见的也是最需要干预的情绪状态。常用的评估方法包括访谈与观察、心理测试和可视化标尺技术及评估量表。本节仅介绍评估量表。

（一）焦虑的评估

焦虑(anxiety)是个体感受到威胁时的一种紧张、不愉快的情绪状态,表现为紧张、不安、急躁、失眠等,但无法说出明确的焦虑对象。

老年人焦虑评估的常用量表,使用较多的为汉密尔顿焦虑量表、状态-特质焦虑问卷。

1. 汉密尔顿焦虑量表　由 Hamilton 于 1959 年编制,是一个使用较广泛的用于评定焦虑严重程度的他评量表。通过因子分析,可提示患者焦虑症状的特点(附录二量表 6)。

（1）量表的结构和内容:该量表包括 14 个条目,分为精神性(1 ～ 6 项、第 14 项)和躯体性(7 ～ 13 项)两大类。

（2）评定方法:采用 0 ～ 4 分的 5 级评分法,各级评分标准:0 = 无症状;1 = 轻度;2 = 中等,有肯定的症状,但不影响生活与劳动;3 = 重度,症状重,需进行处理或影响生活和劳动;4 = 极重,症状极重,严重影响生活。由经过训练的两名专业人员对被测者进行联合检查,然后各自独立评分。除第 14 项需结合观察外,所有项目均根据被测试者的口头叙述进行评分。

（3）结果解释:总分大于 29 分,提示可能为严重焦虑;总分大于 21 分,提示有明显焦虑;总分大于 14 分,提示有肯定的焦虑;总分大于 7 分,可能有焦虑;总分小于 7 分,提示无焦虑。

2. 状态-特质焦虑问卷　由 Charles Spieberger 等人编制的自我评价问卷,使用简便,能直观地反映老年焦虑患者的主观感受(附录二量表 7.1)。Cattell 和 Spieberger 提出状态焦虑(state anxiety)和特质焦虑(trait anxiety)的概念。前者描述一种短暂性、当前不愉快的情绪体验,如紧张、恐惧、抑郁和神经质,伴有自主神经系统的功能亢进,一般为短暂性的;后者用来描述相对稳定、作为一种人格特质且具有个体差异的焦虑倾向(附录二量表 7.2)。

(1)量表的结构和内容:该量表包括 40 个条目,1～20 项为状态焦虑量表,21～40 项为特质焦虑量表。

(2)评定方法:该量表为自评量表,每一项进行 1～4 级评分。由受试者根据自己的体验选择最合适的分值。凡正性情绪项目均为反序计分,分别计算状态焦虑量表与特质焦虑量表的累加分,最小值 20,最大值 80。

(3)结果解释:状态焦虑量表与特质焦虑量表的累加分,反映状态或特质焦虑的程度。分数越高,说明焦虑越严重。

(二)抑郁

抑郁(depression)是个体失去某种其重视或追求的东西时产生的情绪状态,其特征是情绪低落,甚至出现失眠、悲哀、自责、性欲减退等表现。

汉密尔顿抑郁量表、老年抑郁量表是临床上应用简便并且已被广泛接受的量表。

1. 抑郁自评量表　由 Zung 于 1965 年编制,操作方便,容易掌握,应用广泛,能直观反映抑郁状态的主观感受及其严重程度(附录二量表 8)。

(1)项目和评定标准:由 20 项与抑郁症状有关的项目组成,每个项目后有 1～4 的 4 级评分选择:1 = 很少,即没有或很少时间有该症状;2 = 有时,即少部分时间有该症状;3 = 经常,即大部分时间有该症状;4 = 持续,即绝大部分时间或全部时间有该症状。

(2)评定方法和结果解释:量表由评定对象根据自己最近一周的实际情况自行填写,要求自评者阅读每条内容的含义后,做出独立、不受任何人影响的自我评定;如果评定者的文化程度过低,看不懂或不能理解 SDS 问题,可由护理人员逐条念,让自评者独立做出评定。

将所有项目累计可得总粗分,总粗分乘以 1.25 后取整数部分即得标准总分。分数越高,反映抑郁程度越高。

2. 汉密顿抑郁量表　由 Hamilton 于 1960 年编制,是临床上评定抑郁状态时应用最普遍的量表(附录二量表 9)。

(1)量表的结构和内容:汉密顿抑郁量表经多次修订,版本有 17、21 和 24 项三种。本书所列为 24 项版本。

(2)评定方法:所有问题均指被测试者近几天或近一周的情况。大部分项目采用 0～4 分的 5 级评分法。各级评分标准:0 = 无,1 = 轻度,2 = 中度,3 = 重度,4 = 极重度。少数项目采用 0～2 分的 3 级评分法,其评分标准:0 = 无,1 = 轻～中度,2 = 重度。由经过训练的两名专业人员对被测试者进行联合检查,然后各自独立评分。

(3)结果解释:总分能较好地反映疾病的严重程度,即病情越重,总分越高。按照 Davis JM 的划界分,总分超过 35 分,可能为严重抑郁;超过 20 分,可能是轻或中等度的抑郁;如小于 8 分,则无抑郁症状。

第五节 社会健康状况评估

社会状况评估应对老年人的社会健康状况和社会功能进行评定,具体包括角色功能、所处环境、文化背景、家庭状况等方面。

一、角色功能评估

对老年人角色功能的评估,其目的是明确被评估者对角色的感知、对承担的角色是否满意、有无角色适应不良,以便及时采取干预措施,避免角色功能障碍给老年人带来的生理和心理两方面的不良影响。老年人角色功能的评估,可以通过交谈、观察两种方法收集资料。

评估的内容

1. 角色的承担

(1)一般角色:了解老人目前的角色、是否适应、评估角色的承担情况。如最近一星期内做了什么事情,哪些事情占去了大部分时间,对他而言什么事情是重要的、什么事情很困难等。

(2)家庭角色:老年人离开工作岗位后,家庭成了主要的生活场所,并且大部分家庭有了第三代,老年人由父母的地位上升到祖父母的位置,家庭角色增加,常常担当起照料第三代的任务;老年期又是丧偶的主要阶段,若老伴去世,则要失去一些角色。另外,性生活的评估,可以了解老人的夫妻角色功能,有助于判断老人社会角色及家庭角色型态。评估时要求护士持公正评判、尊重事实的态度,询问老人过去以及现在的情况。

(3)社会角色:社会关系型态的评估,可提供有关自我概念和社会支持资源的信息。收集老人每日活动的资料,对其社会关系型态进行分析评价,如果被评估者对每日活动不能明确表述,提示社会角色的缺失或是不能融合到社会活动中去。不明确的反应,也可能提示有认知或其他精神障碍。

2. 角色的认知 询问老人对自己角色的感知和别人对其所承担角色的期望,老年期对其生活方式、人际关系方面的影响。同时,还应询问别人对其角色期望是否认同。

3. 角色的适应 询问老人对自己承担的角色是否满意以及与自己的角色期望是否相符,观察有无角色适应不良的身心行为反应,如头痛、头晕、疲乏、睡眠障碍、焦虑、抑郁、忽略自己和疾病等。

二、环境评估

老年人的健康与其生存的环境存在着联系,如果环境因素的变化超过了老年人体的调节范围和适应能力,就会引起疾病。通过对环境进行评估,可以更好地去除妨碍生活行为的因素,创造发挥补偿机体缺损功能的有利因素,促进老年人生活质量的提高。

(一)物理环境

物理环境是指一切存在于机体外环境的物理因素的总和。由于人口老龄化的出现、"空巢"家庭的日益增多,大量老年人面临着独立居住生活的问题。居住环境是老年人的生活场所,是学习、社交、娱乐、休息的地方,评估时应了解其生活环境和社区中的特殊资源及其对目前生活环境及社区的特殊要求,其中居家安全环境因素是评估的重点,通过家访可以获得这方面的资料。

（二）社会环境

社会环境包括经济、文化、教育、法律、制度、生活方式、社会关系、社会支持等诸多方面。这些因素与人的健康有密切关系，着重于经济状况、生活方式、社会关系和社会支持的评估。

1. 经济状况 在社会环境因素中，对老年人健康以及患者角色适应影响最大的是经济。这是由于老年人因退休、固定收入减少、给予经济支持的配偶去世所带来的经济困难，可导致失去家庭、社会地位或生活的独立性。护士可通过询问以下问题了解经济状况：①经济来源有哪些，单位工资、福利如何。对收入低的老人，要询问收入是否足够支付食品、生活用品和部分医疗费用。②家庭经济状况：有无经济困难，是否有失业、待业人员。③医疗费用的支付形式。

2. 生活方式 通过交谈或直接观察，评估饮食、睡眠、排泄、活动、娱乐等方面的习惯以及有无吸烟、酗酒等不良嗜好。若有不良生活方式，应进一步了解对老人带来的影响。

3. 社会关系与社会支持 评估老人是否有支持性的社会关系网络，如家庭关系是否稳定、家庭成员是否相互尊重，与邻里、老同事之间相处是否和谐，家庭成员向老人提供帮助的能力以及对老人的态度，可联系的专业人员以及可获得的支持性服务等。

三、文化与家庭评估

文化和家庭因素可以直接影响老年人的身心健康和健康保健。

1. 文化评估 文化评估的目的是了解老年人的文化差异，为制订符合老年人文化背景的个体化的护理措施提供依据。老年人文化评估的主要内容包括价值观、信念和信仰、习俗等，这些因素与健康密切相关，决定着人们对健康、疾病、老化和死亡的看法及信念。老年人文化的评估同成年人。应该注意的是，老年住院患者容易发生文化休克，应结合观察进行询问；如果老人独居，应详细询问是否有亲近的朋友、亲属。

2. 家庭评估 家庭评估的目的是了解老年人家庭对其健康的影响，以便制订有益于老年人疾病恢复和健康促进的护理措施。家庭评估的内容主要包括家庭成员基本资料、家庭类型与结构、家庭成员的关系、家庭功能与资源以及家庭压力等方面。

（张要珍）

❓复习思考题

1. 为老年人进行健康评估时应遵循哪些原则？

2. 老年人功能状态评估的常用量表有哪些？

3. 王阿姨，72 岁，老伴去世多年，和女儿一家一起生活。近来女儿发现王阿姨记忆力明显下降，外出经常忘记锁门和关煤气，东西也随处乱放，却责怪别人把屋子弄乱，把电视遥控放冰箱、下楼买东西却忘记自己要干什么的事情也时有发生，甚至有时半夜起来要出门逛街。王阿姨前几天不慎在家中滑倒，导致右腿骨折，现已出院在家中休养。

（1）应从哪些方面对王阿姨进行评估？

（2）评估时有哪些注意事项？

第四章　老年人的日常生活护理

案例分析

　　70 岁的吴婆婆和老伴儿本来单独住,后来,在城里工作的女儿买了一套 150 多平方米的大房子,决定将老人接回来住一段时间。两位老人去了后,赶上女儿出差,女婿生怕对老人照料不周,做好早饭放在桌上,告诉老人什么时候想吃,什么时候再起床,并告诉他们平时不要到街上去,以免车碰着。中午,女婿又开车回家给老人做饭,两位老人真正过起了衣来伸手、饭来张口的生活。

　　3 个月后,两位老人因为不习惯这种生活,就吵着要回老家。女儿觉得很难理解,自己要尽一份孝心,为什么两位老人不领情?而两位老人回到老家后,原本自己做饭的他们发现自己不会做饭了。邻居们发现老人没以前精神了,衰老得很快。

　　请问:作为子女,在照料老人日常生活方面应注意哪些问题?

　　由于衰老的原因,老年人器官功能老化而使健康受损和患各种慢性病的比例增高,导致老年人完成日常生活活动相对困难。因此,对老年人的护理,不仅要重视疾病本身的康复,更重要的是帮助老年人在疾病和功能障碍的状态下恢复其基本的生活功能,使其适应日常生活,或在健康状态下独立、方便地生活。

第一节　老年人的生活及环境

　　老年人的日常生活主要从基本的日常活动、功能性日常生活活动以及高级日常生活功能三个层面上进行。家属和护理人员要针对老年人不同的健康状况提供部分或完全性帮助,以补充、维持和提高老年人的日常生活功能,从而提高老年人的生活质量。

一、日常生活护理的注意事项

（一）鼓励老年人充分发挥其自理能力

　　老年人由于老化、疾病等原因导致无法独立完成日常生活活动时,需要他人提供部分协助或完全性护理。但部分老年人由于疾病及衰老的原因,往往会对家属和护理人员产生过度依赖心理,甚至有些老年人只是为了得到他人的关注和爱护而要求照顾。因此,在拟订护理计划前要对老年人进行全面评估,不应只重视其生理状况,更应看重老年人的功能状态,即同时关注其丧失的功能和残存的功能;在心理方面,通过观察、交谈等途径了解其是否存在过度依赖心理,抑郁、孤独等心理问题。护理人员要明确包揽一切的做法有害无益,应鼓励老年人最大限度地发挥其残存功能的作用,使其基本的日常生活能够自理,而不依赖他人,同时提供一些有针对性的心理护理。总之,既要满足老年人的生理需要,还要充分调动老年人的主动性,最大限度地发挥其残存功能,尽量让其作为一个独立自主的个体参与家庭和社会生活,满足其精神需要。

（二）注意保护老年人的安全

1. 针对相关心理进行护理　一般有两种心理状态可能会危及老年人的安全,一是不服老;二是不愿麻烦他人。尤其是个人生活上的小事,愿意自己动手。如有的老年人明知不能独自上厕所,却不要他人帮助,结果难以走回自己的房间;有的老年人想自己倒水,但提起暖瓶后,却没有力量将瓶里的水倒进杯子。对此护理人员要与老年人进行有效的沟通交流,及时发现他们存在的心理问题,让老年人了解自身的健康状况和能力,并给予健康指导和帮助,减轻老年患者的心理压力。此外,护理人员要熟悉老年人的生活规律和习惯,及时给予指导和帮助,使其生活自如。

2. 其他防护措施　因老化而引起的生理性和病理性改变所造成的不安全因素,严重威胁老年人的健康,甚至生命。老年人常见的安全问题有跌倒、噎呛、服错药、坠床、交叉感染、烫伤等,护理人员应意识到其重要性,采取有效措施,保证老年人的安全。

（1）防坠床:经评估有坠床危险的老人入睡期间应有专人守护或定时巡视。睡眠中翻身幅度较大或身材高大的老年人,应在床旁设有相应护档;如果发现老年人睡在近床边缘时,要及时护挡,必要时把老年人推向床中央,以防坠床摔伤;意识障碍的老年人应加床档。

（2）防交叉感染:老年人免疫功能低下,对疾病的抵抗力弱,应注意预防感染。所以不宜过多会客,必要时可谢绝会客。患者之间尽量避免互相走访,尤其有发热、咳嗽等感染症状者更不宜串门。

（3）防烫伤:老年人感觉迟钝,在冬季使用热水袋、电热毯时要注意温度和时间的控制,热水袋温度一般不宜超过50℃,临睡前应关掉电热毯。

（4）注意用电安全:向老年人宣传用电安全知识,强调不要在电热器具旁放置易燃物品;及时检修、淘汰陈旧的电器;经常维护供电线路和安装漏电保护装置;在不使用和离开时应关闭电源和熄灭火源。在购置新型的电炊具和电热器具时,应评估老年人是否能正确掌握使用方法,以消除安全隐患。对记忆力明显减退的老年人,应尽量选择带有明显温度标志、控温功能或过热/超时断电保护或鸣叫提醒功能的电器,可减少因遗忘而引发的意外。

（三）尊重老年人个性和隐私

1. 尊重个性　个性是指每个人所具有的独特的生活行为和社会关系,以及与经历有关的自我意识。个体由于有着自己独特的社会经历和生活史,其思维方式和价值观也不尽相同,且常能从自己的个性中发现价值。尤其是老年人有丰富的社会经验,为社会、为家庭做出了很大的贡献,他们自我意识强,自尊心易受损。因此,护理人员要尊重老年人的本性和个性,关怀其人格和尊严。

2. 尊重隐私　日常生活中部分生活行为需要在私人空间中开展,如排泄、沐浴、性生活等。为保证老年人的隐私和舒适的生活,有必要为其提供一个相对独立的空间。但在现实生活中,由于老年人身体状况、生活方式、价值观、经济状况等有个体差异,很难对此做出统一的规定。理想状况下,老年人最好有其单独的房间,且要与家人的卧室、厕所相连,以方便联系;窗帘最好为两层,薄的纱层既可以透光又可遮挡屋内情况,而厚的则可以遮住阳光以利于睡眠。但无论是家庭还是养老机构,很多都不能满足以上条件,此时可因地制宜地采取一些措施以保护老年人的隐私,如多人共住一房,房间内每个床周围应用布帘或屏风遮挡。

二、环境的要求与调整

住宅环境是老年人休息与活动的主要场所。老年人由于生理功能的退行性变化和各种疾病的影响,对环境的适应能力减弱,对住宅环境有所要求。护理人员要尽量去除妨碍老年人生活行为的环境因素,或调整环境使其能补偿机体缺损的功能,保证老年安全、方便和良好的生活质量。

(一)室内环境

室内温度、湿度、采光、通风、床单位的设置等应让老年人感受到安全与舒适。老年人的体温调节能力降低,室温应以 22～24℃ 较为适宜,室内合适的湿度则为 50%～60%;老年人视力下降,应注意室内采光适宜,特别要保持夜间适当的照明,如保证走廊和厕所的灯光,在不妨碍睡眠的情况下可安装地灯等。但老年人对色彩感觉的残留较强,故可将门涂上不同的颜色以帮助其识别不用的房间,也可在墙上用各种画线以指示厨房、厕所的方位;居室要经常通风,老年人行动不便在室内排便或二便失禁时,易导致房间内异味,应注意及时、迅速清理排泄物及被污染的衣物,以保证室内空气新鲜。一般每天应开窗通风两次,每次 20～30分钟,通风时应避免对流风,以防老人受凉。

(二)室内设备

老年人居室内的陈设应尽量简洁,一般有床、柜、桌、椅即可,且家具的转角处应尽量用弧形,以免碰伤老年人。家庭日常生活用品及炊具之类最好不在老年人居室内存放,以免磕碰、绊倒。

1. 床 对卧床老年人进行各项护理活动时,较高的床较为合适。而对于一些能离床活动的老年人来说,床的高度应便于老年人上下床及活动,其高度应使老年人膝关节成直角坐在床沿时两脚足底能完全着地,一般以从地面至床褥上面的高度 50cm 为宜,这也是老年人的座椅应选择的高度。如有能抬高上身或能调节高度的床则更好。床上方应设床头灯和呼叫器,床的两边均应有活动的护栏。

2. 冷暖设备 应尽量保持室内通风,有条件的情况下室内应有冷暖设备,夏季使用空调时应注意避免冷风直吹在身上及温度不宜太低。而冬季取暖设备的选择应慎重考虑其安全性,如煤油炉或煤气炉对嗅觉降低的老年人来说有造成煤气中毒的危险,同时易造成空气污染和火灾;使用热水袋易引起烫伤;电热毯长时间使用易引起脱水;冬天有暖气的房间较舒适,但容易造成室内空气干燥,可应用加湿器或放置水培植物以保持一定的湿度,并经常通风换气。

3. 其他 电器操作要简易,开关及插座应清晰、醒目,开关高度距地宜为 1.0～1.2m,电源开关应选用宽板防漏电式按键开关,以便于手指不灵活的老年人用其他部位进行操作。

(三)厨房、厕所与浴室

厨房与卫生间是老年人使用频率较高而又容易发生意外的地方。

1. 厨房 地面应注意防滑,水池与操作台的高度应适合老年人的身高,煤气开关应尽可能便于操作,用按钮即可点燃者较好。

2. 厕所 应设在卧室附近,且两者之间的地面不要有台阶或其他障碍物,有条件时两侧墙壁应设扶手。卫生间的门应向外开,一旦发生意外可以及时救护。厕所内要有呼叫器,并安置在老人容易触到的地方。地面要有防滑垫,以防老年人如厕时滑倒。宜选用坐式马桶,并设有扶手,以方便老人自己蹲坐和起身。

3. 浴室　老年人的身体平衡感下降,因此浴室周围应设扶手,地面铺以防滑砖。如使用浴盆,浴盆的底部还应放置橡皮垫。对于不能站立的老年人可使用淋浴椅。沐浴时的室温应保持在 24～26℃,并设有排气扇以便将蒸汽排出,以免湿度过高而影响老年人的呼吸。

第二节　老年人沟通

老年人因智力、感知觉渐进退化,使其沟通形态与其他人群有所不同。因此,在照料老年人的过程中,应注意根据老年人的特点选择有效、可操作的沟通方式。沟通方式包括非语言沟通和语言沟通。

一、非语言沟通

非语言沟通对于因认知障碍而越来越无法表达和理解谈话内容的老年人来说极其重要。在非语言沟通之前必须明确:老年人可能因其功能障碍而较为依赖非语言沟通,但并非意味着其心理认知状态也退回孩童阶段。所以,要避免不适宜的抚摸头部等让老年人感觉不适应和难以接受的动作;尊重与了解老年人的个别性和文化传统背景,以免激怒老人;注意观察适合老年人的沟通模式,并予以强化和多加运用。

(一)触摸

触摸可表达触摸者对老年人的关爱,而让老人触摸他人或物品则可帮助其了解周围环境。然而,触摸并非万能,倘若使用不当,可能会增加躁动或触犯老年人的尊严等。因此,在使用触摸沟通方式时,应注意以下事项:

1. 维护老年人尊严及其社会文化背景　如因检查需要进行的触摸涉及老年人的隐私时,应事先得到老年人的允许,且应注意不同的社会文化背景下的触摸礼仪存在一定差异。

2. 渐进地开始触摸,并持续性观察老年人的反应　例如从单手握老年人的手到双手合握;进行社交会谈时,由 90～120cm 渐渐地拉近彼此距离;在触摸过程中观察老年人面部表情和被触摸的部位是松弛(表示接受且舒适)或是紧绷(表示不舒适),身体姿势是退缩地向后靠还是接受的前倾,都可为下一步措施的选择提供依据。

3. 确定适宜的触摸部位　老人最易被接受的部位是手,其他适宜触摸的部位有手臂、背部和肩膀,而头部一般不宜触摸。

4. 确定老人感知到触摸者的存在后方可进行　部分老年人因为视、听力的渐进丧失,常容易被惊吓,所以应尽量选择从功能良好的那一边接触老年人,绝不要突然从背后或暗侧给予触摸。

5. 对老年人的触摸予以正确的反应　护理人员应学习适当地接受老年人抚摸头发、手臂或脸颊的方式来表达谢意,而不要一味地以老年人为触摸对象。

(二)身体姿势

当言语无法准确交流时,可适时有效地运用身体姿势辅助表达。与听力障碍的老年人沟通时,要面对老年人,利于其读唇,并附加缓慢、明显的肢体动作来有效地辅助表达;对于使用轮椅代步的老年人,注意不要俯身或利用轮椅支撑身体来进行沟通,而应适时坐或蹲在旁边,并维持双方眼睛于同一水平线,以利于平等的交流与沟通。同样,若老年人无法用口头表达清楚时,可鼓励其以身体语言来表达,再给予反馈,以利于双向沟通。日常生活中能有效强化沟通内容的身体姿势包括:挥手问好或再见、伸手指出物品所在地、指认自己或他人;模仿和加大动作以表示日常功能活动,如洗手、刷牙、梳头、喝水、吃饭等。

(三)其他

护理老年人时耐心的倾听也很重要,特别是有些老年人听到自己的声音时才有安全感,因此可能会喜欢一直说话。沟通过程中护理人员应保持脸部表情平和,说话声音要略低沉平缓且带有适度的热情,说话时倾身向前以表示对对方的话题有兴趣,但是注意不要让老年人有身体领域被侵犯的不适,必要时可适当夸大面部表情以传达惊喜、欢乐、担心、关怀等情绪。另外,眼神信息的传递是面部表情的精华所在,所以保持眼神的交流是非常重要的,尤其是认知障碍的老年人,往往因知觉缺损而对所处的情境难以了解,因此需提供简要的线索和保持眼神的交流,必要时正面触摸老年人以吸引其注意力。

二、语言沟通

(一)语言表达

口头沟通对外向的老年人而言,是抒发情感和维护社交互动的良好途径,而书信沟通则更适合内向的老年人。护理人员应提供足够的社交与自我表达的机会,予以正向鼓励。

(二)电话访问或视频通话

利用电话或网络可克服时空距离,有效追踪老年人现状,甚至还可以进行咨询、心理治疗或给予诊断及治疗。电话访问除应避开用餐与睡眠时间外,理想状态下最好能与老年人建立习惯性的电话或视频联系,这样会使老年人觉得有与外界沟通的喜悦。

当电话或视频访问对象有听力障碍、失语症或定向力混乱时,需要特别的耐心并采用有效的方法。①对于听力障碍的老年人,可鼓励安装桌上型电话扩音设备,直接放大音量以利于清晰听懂;②对失语症的老年人,要求其以特殊的语言重复所听到的内容,譬如复述重要字句,或敲打听筒两声以表示接收到信息;③认知渐进障碍的老年人,应在开始沟通时,明确介绍访问者与老年人的关系以及此次电话访问的目的。为减少误解的发生,必要时还需以书信复述信息。

(三)书面沟通

只要老年人识字,结合书写方式沟通可发挥提醒的作用,并能克服老年人记忆减退,也能提高老年人对健康教育的依从性。与老年人沟通中使用书写方式要注意:①使用与背景色对比度较高的大体字;②关键词句应加以强调和重点说明;③用词浅显易懂,尽可能使用非专业术语;④运用简明的图表或图片来解释必要的过程;⑤合理运用小标签,如在小卡片上列出每日健康流程该做的事,并且贴于常见的地方以防记错或遗忘。

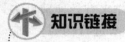

知识链接

妨碍沟通的对话方式

劝告或建议式:"我认为你最好先打电话给他。"(养成老人依赖他人的决定)

争论式:"事实摆在眼前,你还……"(令老人感到反感或不敢说明自己的主张)

说教式:"明理的老人是不会这样做的。"(令老人感到羞愧、不悦)

分析式:"你就是怕丈夫遗弃你。"(令老人不安、愤怒)

批判式:"你偷吃,所以血糖会这么高。"(令老人自卑、无望)

命令式:"时间到了,快去洗澡。"(令老人抗拒、反感)

警告式:"在这样吵,就关掉电视。"(令老人可能更不合作)

责问式:"你怎么可以不按时服药。"(令老人觉得无能力、不被信任)

转移话题:"没时间了,我要忙别的老人。"(令老人感到被忽视或忧虑)

第三节 老年人的饮食与排泄

一、饮食与营养

饮食与营养是维持生命的基本需要,是维持、恢复、促进健康的基本手段。同时,在相对单调的老年生活中,饮食的制作和摄入过程对老年人来说还可带来精神上的满足和享受。因此,老年人的饮食和营养也是其日常生活护理中的一个重要内容。

(一)老年人的营养需求

随着年龄增加、体力活动和代谢活动的逐步减低,人体对热能的消耗也相对减少。老年人应根据自身特点,将每日热量摄入控制在 6.72~8.4MJ 即可;其中 60%~70% 由膳食中的碳水化合物提供,20%~25% 由膳食中的脂肪提供,10%~15% 由膳食中的蛋白质提供。

1. 糖类(碳水化合物) 老年人摄入的糖类以多糖为宜,如谷类、薯类含较丰富的淀粉,在摄入多糖的同时,还可提供维生素、膳食纤维等其他营养素。

2. 蛋白质 原则上应该质优量足。一般应达到(1.0~1.2)g/(kg·d),可以多吃豆类、鱼类等,不宜多吃蛋类、动物内脏。

3. 脂肪 老年人胆质酸减少,脂酶活性降低,且通常老年人体内脂肪组织所占比例随年龄而增加,应尽量减少膳食中饱和脂肪酸和胆固醇的摄入,每日脂肪摄入量以50g为宜。如尽量选用花生油、豆油、橄榄油、玉米油等,避免用猪油、肥肉等动物性脂肪。

4. 维生素 维生素在维持身体健康、调节生理功能、延缓衰老过程中起着极其重要的作用。富含维生素的饮食,可增强机体抵抗力,特别是B族维生素能增加老年人的食欲。应鼓励老年人多选择蔬菜和水果等食物以增加维生素的摄入,且对于老年人有较好的通便功能。

5. 无机盐 老年人容易发生钙代谢的负平衡,特别是绝经后的女性,由于内分泌功能的衰减可导致骨质疏松的高发,因此应强调适当增加富含钙质的食物摄入,并增加户外活动以帮助钙的吸收。建议老年人每日补钙800mg,增加奶类及奶制品、豆类及豆制品,以及坚果如核桃、花生等。此外,老年人还易引起缺铁性贫血,应注意选择含铁丰富的食物,如瘦肉、动物肝脏、黑木耳、紫菜、菠菜、豆类等,而维生素C可促进人体对铁的吸收。

6. **膳食纤维** 虽然不被人体所吸收，但在帮助通便、吸附由细菌分解胆酸等生成的致癌和促癌物质、促进胆固醇的代谢、预防心血管疾病、降低餐后血糖和防止热能摄入过多等方面，起着重要的作用。主要包括淀粉以外的多糖，存在于谷、薯、豆、蔬果类等食物中。老年人的摄入量以每天 30g 为宜。

7. **水** 失水 10% 将影响机体功能，失水 20% 即可威胁人的生命。如果水分不足，再加上老年人结肠、直肠的肌肉萎缩，肠道中黏液分泌减少，很容易发生便秘，严重时还可发生电解质失衡、脱水等。但过多饮水也会增加心、肾功能的负担，因此老年人每日饮水量（除去饮食中的水）以 1500ml 左右为宜。饮食中可适当增加汤羹类食品，既能补充营养，又可补充相应的水分。

（二）影响老年人营养摄入的因素

1. **生理老化与疾病因素** 老年人味觉与嗅觉随增龄而逐渐下降，所以老年人嗜好味道浓重的菜肴；牙齿松动或缺失以及咀嚼肌群的肌力低下影响了老年人的咀嚼功能，严重限制了其摄取食物的种类及量；老年人吞咽反射能力下降，食物容易误咽而引起肺炎，甚至发生窒息死亡；对食物的消化吸收功能下降，导致老年人所摄取的食物不能有效地被机体所利用，特别是当摄取大量的蛋白质和脂肪时，容易引起腹泻；老年人易发生便秘，而便秘又可引起腹部饱胀感，食欲减退等，对其饮食摄取造成影响。

除此之外，多数老年人握力下降，同时由于关节病变和脑血管障碍等引起关节挛缩、变形，以及肢体的麻痹、震颤而加重老年人自行进食的困难；消化系统疾病也是影响食物消化吸收的重要因素。

2. **心理因素** 生活孤独寂寞，与家属朋友之间没有交流，生活欲望低下或有精神障碍的老人等，食欲均有不同程度的减退。排泄功能异常而又不能自理的老年人，有时考虑到照顾者的需求，往往自己控制饮食的摄入量。

3. **社会因素** 老年人的社会地位、经济实力、生活环境以及价值观等对其饮食影响很大。生活困难导致可选择的饮食种类、数量的减少；而营养学知识的欠缺可导致营养失衡；独居老人或者高龄者，在食物的采购或烹饪上也可能会出现一些困难；价值观对饮食的影响也同样重要，人们对饮食的观念及要求有着许多不同之处。有"不劳动者不得食"信念的老年人，由于自己丧失了劳动能力，在饮食上极度地限制着自己的需求而影响健康。

（三）老年人的饮食保健原则

1. **平衡膳食** 食物种类宜多样化。在保证摄入足够蛋白质的基础上，应限制热量的摄入，选择低脂肪、低糖、低盐、高维生素及富含钙、铁饮食。

2. **饮食易于消化吸收** 老年人由于消化功能减弱，咀嚼能力也因为牙齿松动和脱落而受到一定的影响，因此食物应细、软、松，既给牙齿咀嚼的机会，又便于消化。

3. **食物温度适宜** 老年人消化道对食物的温度较为敏感，饮食宜温偏热，两餐之间或入睡前可加用热饮料，以解除疲劳，增加温暖。

4. **科学安排饮食** 每日进餐定时定量，早、中、晚三餐食量比例最好约为 30%、40%、30%，切勿暴饮暴食或过饥过饱。两餐之间可适当增加点心。

二、老年人的饮食护理

（一）饮食烹饪调理

1. **咀嚼和消化吸收功能低下者的护理** 蔬菜要细切，肉类最好制成肉末，烹制方法可采用煮或炖,尽量使食物变软而易于消化。但应注意易咀嚼的食物对肠道的刺激作用减少而易引起便秘,因此应多选用富含纤维的蔬菜类如青菜、根菜类等烹制后食用。

2. 吞咽功能低下者的护理 某些食物如酸奶、汤面等很容易产生误咽,对吞咽功能障碍的老年人更应该引起注意。因此,应选择黏稠度较高的食物,同时要根据老年人的身体状态合理调节饮食种类。

3. 味觉和嗅觉等感觉功能低下者的护理 保证饮食的色、香、味,避免味道浓重的饮食,特别是盐和糖。有时老年人进餐时因感到食物味道太淡而没有胃口,烹调时可用醋、姜、蒜等调料来刺激食欲。

(二)进餐前的准备

1. 环境准备 环境整洁、温湿度适宜,无异味。

2. 物品准备 根据老人需要准备碗、盘、筷子或勺子等餐具、餐桌椅、清洁口腔用物。

3. 老人准备 进食前是否需要大小便,必要时协助洗手、戴上义齿、服用餐前药等。

(三)协助自行进食

1. 进食途径 经口进食是最常用的方法,经口进食,将食物送入胃肠时,会刺激内脏配合消化和吸收。而使用鼻导管或胃造瘘时,由于不能经口进食,故不能分泌唾液,胃肠道没有得到相应刺激,因此不能配合消化吸收。

2. 进食的体位 根据老人的身体情况,采取适宜的体位进食,尽可能采取坐位或半坐位。而对于偏瘫的老年人应选择有扶手的轮椅,双足跟着地以坐得安稳。卧床老人侧卧位进食时,后背应垫软枕或靠背以保持身体稳定,用软枕垫于双膝骨骼突出处以减轻压力,使用毛巾或餐巾遮盖老人上胸部,把食物放在老人能看到和手能拿到的地方。喝水要使用吸管以避免发生呛咳。

3. 进食指导 上身坐直前倾、头稍下垂,嘱咐老年人进餐时细嚼慢咽,不要边进食边讲话,以免呛咳。

4. 整理、协助漱口 嘱咐老人进餐后不能立即平卧,保持进餐体位 30 分钟后再卧床休息,并清洁餐具。

(四)进餐照护

1. 照护人员的姿势 最好坐在老人身边。这样照护人员和老人在同一方向,以便照护人员更好地理解老人心情。避免站着喂食,因站着喂食是从高处喂食,此时,老人不能采取前倾姿势,不仅不利于吞咽,还会感到有一种压迫感。也不提倡面对面喂食,以免使老人不自然或产生被监视的感觉。

2. 喂食方法 对于一般老人,应从下方喂食,这是正常人进食的方式。必要时,照护人员可与老人同时进餐,且吃同样的食物,这样,照护人员更能设身处地为老人着想,而且可放慢进食速度。有关老年人喂食的操作步骤及要求详见附录三1。

3. 特殊护理

(1)上肢障碍者的护理:老年人患有麻痹、挛缩、变形、肌力低下、震颤等上肢障碍时,虽然自己摄入食物易出现困难,但是有些老年人还是愿意自行进餐,此时可以自制或提供各种特殊的餐具,如有老年人专用的叉、勺出售,其柄较粗,以便于握持,亦可将用普通勺把用纱布或布条上缠上即可;有些老年人口张不大,可选用婴儿用的小勺加以改造。使用筷子对大脑是一种精细动作刺激,因此应尽量维持老年人的这种能力,可用弹性绳子将两根筷子连在一起以防脱落。

（2）视力障碍者的护理：首先要向老年人说明餐桌上食物的种类和位置，并帮助其用手触摸以便确认。要注意保证安全，热汤、茶水等易引起烫伤的食物要提醒注意，鱼刺等要剔除干净。视力障碍的老年人可能因看不清食物而引起食欲减退，因此，食物的味道和香味更加重要。或者让老年人与家属或其他老人一起进餐，制造良好的进餐气氛以增进食欲。

（3）吞咽能力低下者的护理：吞咽能力低下的老年人很容易将食物误咽入气管，可选择黏稠度较高的食物如酸奶、汤面等。尤其是卧床老年人，舌控制食物的能力减弱，更易引起误咽，因此进餐时老年人的体位非常重要，一般采取坐位或半坐位比较安全。对于偏瘫老人，由于患侧的口腔及舌、咽喉的肌肉不能活动自如，导致吞咽困难，因此，应从健侧喂食，饮水时将健侧稍向下倾斜。对于帕金森病患者，应从症状较轻的一侧喂食。虽然帕金森病患者舌和咽喉两侧的肌肉都变硬，但总有一侧症状稍轻些，选择从较轻的一侧喂食，有利于吞咽。随着年龄的增加，老年人的唾液分泌也相对减少，口腔黏膜的润滑作用减弱，因此进餐前应先喝水湿润口腔，对于脑血管障碍以及神经失调的老年人更应如此。

 知识链接

吞咽功能的训练

1. 屏气吞咽法　嘱咐老人反复做吞咽动作。
2. 吞咽协作运动　包括颈部与肩部、颚和颊部、口唇和舌的被动及主动运动。
3. 吹气法　将吸水管放入盛满水的水杯中吹气，或反复吹灭点燃的蜡烛。
4. 构音练习法　如嘱咐老人反复练习"啪、爸、妈"等口唇音；练习"他、大、那、啦"等舌尖音；练习"卡、嘎"等舌根音。

三、老年人的排泄护理

排泄过程是维持健康和生命的必要条件，而排泄行为的自理则是保持人类尊严和社会自立的重要条件。但老年人随着年龄不断增加，机体调节功能逐渐减弱、自理能力下降，或者因疾病导致排泄功能出现异常，发生尿急、尿频甚至大小便失禁等现象。有的老年人还会出现尿潴留、腹泻、便秘等。排泄问题可以说是机体老化过程中无法避免的，常给老年人造成很大的生理、心理上的压力，护士应妥善处理，要体谅老年人，尽力给予帮助（有关老年人常见排泄问题的护理请参见相关章节）。

（一）如厕护理

对反应迟钝、经常发生直立性低血压、服用降压药的老人，夜间尽量不去厕所，如夜尿次数多，应在睡前备好所需物品和便器，必须下床或上厕所时，一定要有人陪伴。

对患有高血压、冠心病、心肌梗死等疾病的老年人，当用力屏气排便时，腹壁肌和膈肌强烈收缩，使腹压增高，而腹压的增高会使心脏排血阻力增加，动脉血压和心肌耗氧量增加，可诱发心绞痛、心肌梗死及严重的心律失常甚至发生猝死。老年人血管调节反应差，久蹲后站起容易发生一过性脑缺血，容易晕倒甚至发生脑血管意外。因此，应指导老人注意勿用力排便，大便时应取坐位，不宜用蹲式，便后站起时应缓慢，以防发生猝死等意外事故。

（二）卧床老人的排泄护理

因病需卧床休息或因身体极度虚弱而无力下床的老年患者，要使其逐渐适应在床上解大小便，可采用下列方法促进其排泄。

1. 便前诱导 小便困难者,可让其听流水声。女患者给其用温水冲洗会阴,也可按摩下腹部促进排尿。大便困难者,可根据患者排便的习惯,按时给予坐便盆。大便干燥者可用开塞露通便。

2. 便盆的使用 男性老人排尿应用尿壶或大口瓶子,瓶口要光滑。排便用便盆,每次用便盆前要冲洗干净,并事先用热水温一下便盆。女性老人用普通便盆,如病情允许,可在他人协助下在床上使用普通便盆。排尿后由前向后擦洗会阴,用热水擦洗肛门,使会阴和肛门保持清洁和干燥,减少泌尿系感染的几率。

第四节 老年人的活动与休息

活动可使机体在生理、心理及社会各方面获得益处,坚持活动是人类健康长寿的关键。老年人的活动能力与其生活空间的扩展程度密切相关,进而可影响其生活质量。

一、老年人的活动

活动对老年人的重要性

活动可促进人体的新陈代谢,使组织器官充满活力,而且能增强和改善机体的功能,从而延缓衰老。

1. 神经系统 可通过肌肉活动的刺激,协调大脑皮质兴奋和抑制过程,促进细胞的供氧能力。特别是对脑力工作者,活动可以解除大脑疲劳,促进智能的发挥,并有助于休息和睡眠。

2. 心血管系统 活动可促进血液循环,使血流速度加快、心输出量增加、心肌收缩能力增强,改善心肌缺氧状况,促进冠状动脉侧支循环,增加血管弹性。另外,活动可以促进脂肪代谢,加强肌肉发育。因此活动可有效预防和延缓老年心血管疾病的发生和发展。

3. 呼吸系统 老年人肺活量减少、呼吸功能减退,易患肺部疾病。活动可提高胸廓活动度,改善肺功能,使更多的氧进入机体与组织交换,保证脏器和组织的需氧量。

4. 消化系统 活动可促进胃肠蠕动,增强消化液分泌,有利于消化和吸收,促进机体新陈代谢,改善肝、肾功能。

5. 肌肉骨骼系统 活动可使老年人骨质密度增厚,韧性及弹性增加,延缓骨质疏松,加固关节,增加关节灵活性,预防和减少老年性关节炎的发生。运动还可使肌肉纤维变粗,坚韧有力,增加肌肉活动耐力和灵活性。

6. 其他 活动可以增强机体的免疫功能,提高对疾病的抵抗力。对于患糖尿病的老年人来说,活动是维持正常血糖的必要条件。另外,活动还可以调动积极的情绪。总之,活动对机体各个系统的功能都有促进作用,有利于智能和体能的维持和促进,并能预防心身疾病的发生。

二、老年人运动的指导

(一)运动项目
比较适合老年人选择的锻炼项目有:散步、慢跑、游泳、跳舞、太极拳与气功等。

(二)运动强度与监测
有效的运动要求有足够而又安全的强度,健康老年人的活动强度应根据个人的能力及身体状态来选择。观察活动强度是否合适的方法包括:

1. 运动后的心率　活动后的心率达到适宜心率,一般为170－年龄,身体强壮者可采用180－年龄。

2. 恢复到运动前的心率时间　运动结束后3～5分钟内恢复到运动前的心率,表明运动量适宜;如在运动结束后3分钟内恢复到运动前水平,则表明运动量过小,应加大运动量;而在10分钟以上才能恢复者,则表明运动量太大,应减少运动量。

3. 自我感觉　以上监测方法还要结合自我感觉进行综合判断,如运动时全身有热感或微微出汗,运动后感到精力充沛、睡眠好、食欲佳,表明运动量适宜,效果良好;如运动后感到疲劳、头晕、心悸、气促、睡眠不良,表明运动量过大,应减少运动量;如运动中出现严重的胸闷、气喘、心绞痛,或心率反而减慢、心律失常等情况时,应立即停止运动,及时就医。

(三) 老年人活动的注意事项

1. 正确选择　老年人可根据自己的年龄、体质、场地条件,选择适当的运动项目。锻炼计划的制订应符合老年人的兴趣并且是在其能力范围内的,而锻炼目标的制订必须考虑到他们对自己的期望,这样制订出来的活动计划老年人才会觉得有价值而容易坚持。

2. 循序渐进　机体对运动有一个逐步适应的过程,故先选择相对容易开展的活动项目,再逐渐增加运动的量、时间、频率。且每次给予新的活动内容时,都应评估老年人对此项活动的耐受性,以防劳损或意外事故发生。

3. 持之以恒　通过锻炼达到增强体质、防病治病的目的,不在于锻炼项目的多少,而在于坚持。

4. 运动时间适当　老年人运动的时间以每天1～2次,每次半小时左右,一天运动总时间不超过2小时为宜。运动时间可选择在天亮见光后1～2小时,下午或晚上活动时间可根据个人情况确定,最好安排到下午5～8点为宜。饭后则不宜立即运动,因为运动可减少对消化系统的血液供应及兴奋交感神经而抑制消化功能,从而影响消化吸收,甚至导致消化系统疾病。

5. 运动场地与气候适宜　运动场地尽可能选择空气新鲜、安静清幽的公园、庭院、湖滨等地。注意气候变化,夏季运动要防止中暑,冬季则要防止跌倒和感冒。

6. 其他　年老体弱、患有多种慢性病或平时有气喘、胸闷、心慌、气促或全身不适者,应请医师检查,患者根据医嘱进行运动,以免发生意外。除此之外,患有急性疾病,出现心绞痛或呼吸困难、精神受刺激、情绪激动或悲伤时应暂停锻炼。家务劳动不能完全取代活动锻炼,值得注意的是,活动过程中要防止跌倒、损伤等事故发生。

(四) 患病老年人的活动

老年人常因疾病困扰而导致活动障碍,特别是卧床不起的老人,如果长期不动很容易导致失用性萎缩等并发症。因此,必须帮助各种患病的老年人进行活动,以维持和增强其日常生活的自理能力。

1. 瘫痪老年人　这类老年人可借助拐杖或助行器等辅助器具进行活动。一般说来,手杖适用于偏瘫或单侧下肢瘫痪患者,前臂杖和腋杖适用于截瘫患者。步行器的支撑面积较大,较腋杖的稳定性高,多在室内使用。辅助器选择的原则是:两上肢肌力差、不能充分支撑体重时,应选用腋窝支持型步行器;上肢肌力较差、提起步行器有困难者,可选用前方有轮型步行器;上肢肌力正常、平衡能力差的截瘫患者可选用交互型步行器。有关拐杖的使用步骤及方法详见附录三2。

2. 因治疗而采取制动状态的老年人　制动状态很容易导致肌力下降、肌肉萎缩等并发症,因此治疗时,应尽可能采取小范围的制动或安静状态,并且在不影响治疗的同时,应尽可能地做肢体被动运动或按摩等。

3. 不愿甚至害怕活动的老年人 部分老年患者因担心病情恶化而不愿活动,对这类老年人要耐心说明活动对疾病康复的重要性及对疾病的影响,并鼓励其参与活动计划的制订,使其理解活动的意义并自愿去活动。

4. 痴呆老年人 为便于照料,人们常期望痴呆老年人在一个固定的范围内活动,因此对其采取许多限制的方法。但其实这种活动范围的限制,只能降低其生活质量。护理人员应该认识到为延缓其病情的发展,必须给予痴呆老年人适当的活动机会,以增加他们与社会的接触。

三、老年人休息与睡眠

(一)休息

休息是指一段时间内相对地减少活动,使身体各部分放松,处于良好的心理状态,以恢复精力和体力的过程。休息并不意味着不活动,有时变换一种活动方式也是休息,如长时间做家务后,可站立活动一下或散散步等。老年人相对需要较多的休息,并应注意以下几点:①注意休息质量,有效的休息应满足三个基本条件:充足的睡眠、心理的放松、生理的舒适。因此,简单的卧床限制活动并不能保证老年人处于休息状态,有时这种限制甚至会使其感到厌烦而妨碍了休息的效果。②卧床时间过久会导致运动系统功能障碍,甚至出现压疮、静脉血栓、坠积性肺炎等并发症,因此应尽可能对老年人的休息方式进行适当调整,尤其是长期卧床者。③改变体位时,要注意预防体位性低血压或跌倒等意外的发生,如早上醒来时不应立即起床,而需在床上休息片刻、伸展肢体,再准备起床。④看书和看电视是一种休息,但不宜时间过长,应适时举目远眺或闭目养神来调节一下视力。看电视不应过近,避免光线的刺激引起眼睛的疲劳。看电视的角度也要合适,不宜过低或过高。

(二)睡眠

1. 老年人的睡眠特点 老年人的睡眠时间一般比青壮年少,这是因为老年人大脑皮质功能减退,新陈代谢减慢,体力活动减少,所以所需睡眠时间也随之减少,一般每天 6 小时左右。除此之外,老年人的睡眠模式也随年龄增长而发生改变,出现睡眠时间相对提前,表现为早睡、早醒;也可出现多相性睡眠模式,即睡眠时间在昼夜之间重新分配,夜间睡眠减少、白天瞌睡增多。有许多因素可影响老年人的生活规律而影响其睡眠质量,如躯体疾病、精神疾病、社会家庭因素、睡眠卫生不良、环境因素等。而睡眠质量的下降则可导致烦躁、精神萎靡、食欲减退、疲乏无力,甚至疾病的发生,直接影响老年人的生活质量。

2. 老年人睡眠护理

(1)评估:对老年人进行全面评估,找出其睡眠质量下降的原因进行对因处理。

(2)环境:提供舒适的睡眠环境,调节卧室的光线和温度,保持床褥干净整洁,并设法维持环境的安静。

(3)睡眠卫生:老年人的睡眠存在个体差异,为了保证白天的正常活动和社交,使其生活符合人体生物节律,应提倡早睡早起、午睡的习惯。对于已养成的特殊睡眠习惯,不能强迫立即纠正,需要多解释并进行诱导,使其睡眠时间尽量正常化。限制白天睡眠时间在 1 小时左右,同时注意缩短卧床时间,以保证夜间睡眠质量;晚餐应避免吃得过饱,睡前不饮用咖啡、酒或大量水分,并提醒老人入睡前如厕,以免夜尿增多而干扰睡眠。

(4)情绪:由于老年人思考问题比较专注,遇到问题会反复考虑而影响睡眠,尤其是内向型的老年人。所以调整老年人睡眠,首先要调整其情绪,有些问题和事情不宜晚间告诉老人。

　　(5)锻炼:向老年人宣传规律锻炼对减少应激和促进睡眠的重要性,指导其坚持参加力所能及的日间活动。

　　(6)用药:镇静剂或安眠药可帮助睡眠,但也有许多副作用,如抑制机体功能、降低血压、影响胃肠道蠕动和意识活动等,因此应尽量避免选用药物帮助入睡。必要时可在医生指导下根据具体情况选择合适的药物。

 知识拓展

几种老年人建议睡姿

　　1. 脑血栓老年人应采取仰卧睡姿,以免血流速度减慢,在动脉内膜损伤处逐渐聚集而形成血栓。

　　2. 肺气肿老年人应仰卧,且抬高头部,同时双手向上微伸,以保持呼吸通畅。高血压老年人也应高枕(15cm)仰卧位睡姿。

　　3. 心脏病老年人,可采取右侧睡姿,以减轻躯体及血流对心脏的压迫,心力衰竭者最好采取半卧位,以减轻呼吸困难,禁止采用左侧卧或俯卧位睡姿。

第五节　老年人的皮肤清洁与衣着卫生

　　皮肤是人体最大的器官,有着特殊的生理功能。经过长年的外界刺激,人体的皮肤逐渐老化,生理功能和抵抗力降低,皮肤疾病逐渐增多。因此做好皮肤护理,保持皮肤清洁,讲究衣着卫生,是老年人日常生活护理必不可少的内容。

一、皮肤清洁

　　1. 老年人皮肤的特点　老年人的面部皮肤出现皱纹、松弛和变薄,下眼睑出现所谓的"眼袋"。全身其余部位皮肤因皮肤萎缩变薄、汗腺与皮脂腺分泌减少则变得干燥、多屑和粗糙。皮肤的触觉、痛觉等感觉功能也减弱,皮肤表面的反应性减低,对不良刺激的防御能力削弱,免疫系统的损坏也往往伴随老化而来,以致皮肤抵抗力全面降低。

　　2. 一般护理　老年人在日常生活中要注意保持皮肤清洁,特别是皱褶部位如腋下、肛门、外阴、会阴等处的皮肤。适当沐浴可清除污垢,保持毛孔通畅,有利于预防皮肤疾病。建议老年人根据自身习惯和地域特点选择合适的沐浴频率。一般北方可安排夏季每天1次,其余季节每周1~2次温水沐浴,而南方则可夏秋两季每天1次,冬春两季每周1~2次沐浴,或酌情安排。皮脂腺分泌旺盛、出汗较多的老年人,沐浴次数可适当增多;切记饱食或空腹均不宜沐浴,应选择在饭后2小时左右进行,以免影响食物的消化吸收或引起低血糖、低血压等不适;合适的水温可促进皮肤的血液循环,改善新陈代谢,延缓老化过程,但同时也要注意避免烫伤或着凉,建议沐浴的室温调节在24~26℃,水温则以40℃左右为宜;沐浴时间以10~15分钟为宜,以免时间过长发生胸闷、晕厥等意外;洗浴时应注意避免碱性肥皂的刺激,宜选择弱酸性的硼酸皂、羊脂香皂,以保持皮肤pH值在5.5左右;沐浴用的毛巾应柔软,洗时轻擦,以防损伤角质层;老年人的足部也要注意清洁,定期修剪指(趾)甲或脚垫,视力欠佳者可用带放大镜的指甲剪,也可预防性地在热水泡脚后用磨石板去除过厚的角化层,再涂抹护脚霜,避免足部的皲裂。而已有手足皲裂的老年人可在晚间沐浴后或热水泡手足后,涂上护手护脚霜,再戴上棉质手套、袜子,穿戴一晚或一两个小时,可有效改善皲裂状况。有关老年人皮肤瘙痒症的护理,详见本书第七章。卧床老人床上擦浴的步骤及要求详见《基础护理技术》教材相关内容。

3. 头发护理　老年人的头发或头部皮肤的清洁卫生也很重要。老年人的头发多干枯、易脱落,做好头发的清洁和保养,焕发活力。应根据自身特点定期洗头,干性头发可每周清洗 1 次,油性头发则可每周清洗 2 次。有条件者可根据自身头皮性质选择合适的洗发、护发用品。如皮脂分泌较多者可用温水及中性肥皂,头皮和头发干燥者则清洁次数不宜过多,应注意选用刺激性较小的洗发液清洗,并可适当应用护发素、发膜等护发产品。卧床老人床上洗头的步骤及要求详见《基础护理技术》教材相关内容。

4. 入浴的照护

(1)协助入浴缸

1)从轮椅移至浴凳:先把脚踩到地上,固定轮椅,用健侧的手抓住浴缸的边缘,然后身体一边向前倾,一边直起腰。必要时,照护人员向前推送老人臀部,使其直起腰,接着抓住浴缸边缘,支撑一部分身体的重量,以健侧的脚为轴,将身体向凳子旋转,如果老人体重较重,照护人员可一侧膝盖跪在凳子上,当老人身体旋转到凳子处时,慢慢坐下。

2)从浴凳移至浴缸:以右侧偏瘫为例,先把脚放好,然后健侧的手向前伸,抓住浴缸的边缘,身体向前倾,同时抬起臀部,使重心向手和脚转移,再横着向浴缸挪动身体,到达浴缸边缘时臀部落下,摆放好手和臀部位置后,健侧的脚开始按顺序挪动。若老人需要协助时,照护人员与老人的身体要紧紧靠在一起,同步挪动。

3)进入浴缸:手扶着浴缸边缘,将健侧的脚迈入浴缸,照护人员应在老人后面用手支撑老人背部以防老人向后倒下,接下来,照护人员一手支撑老人背部,另一只手帮助老人把患侧的脚慢慢放入浴缸中,当确认老人双脚踩到了浴缸底部后,扶浴缸的手才可以移开,然后照护人员一侧膝盖跪在凳子上,双手扶住老人臀部,使老人的身体前倾,照护人员从背后向前推送老人臀部,注意双手扶老人臀部时,用力的方向是向前推,而不是向上抬,扶臀部时,不是抓住老人臀部,而是用双手的手掌夹住臀部,然后利用水的浮力使老人慢慢地坐进浴缸。

(2)在浴缸内的姿势

1)身体前倾:照护人员从老人背后扶起照护者的上半身,取前倾的姿势。如果头向后仰,臀部就会向前滑,身体容易失去平衡。

2)抓住浴缸:照护人员双手扶住老人的臀部,向自己拉近,使老人保持身体稳定。若老人的手放在身体前面或抓住对侧的浴缸边缘,可使身体更加稳定。

3)足底抵住浴缸壁:让老人膝盖微微弯曲,足底抵住浴缸壁。对于身材矮小或不能取前倾姿势的老人,应将脚凳放在浴缸中,调节浴缸的长度;对于不能保持左右平衡的偏瘫者,可以利用浴缸的一角支撑身体。

(3)协助出浴缸

1)照护人员站在浴缸外面协助老人出浴的方法:以右侧偏瘫为例。照护人员一腿站立,一条腿跪在凳子上,让老人将健侧腿拉近其身体,再将患侧腿拉近身体;让老人健侧手尽量向前伸,抓住身体前方的浴缸边缘,若只抓住靠近身体的地方,头就很难向前探出,也就不能站起来;摆放好手和脚的位置,使老人身体前倾,照护人员从背后将老人臀部向前推进,借助水的浮力使老人臀部抬起,继续保持身体前倾的姿势,嘱咐老人抓住浴缸边缘的手不要移动,照护人员双手扶住老人臀部引导其向浴缸外的凳子移动,让老人坐在凳子上,当确认老人脚踩在浴缸底,臀部坐在凳子上时,让老人移动手的位置抓住浴缸边缘,将双腿向身体靠拢,照护人员协助老人慢慢将患侧腿抬出浴缸,然后让老人自己将健侧腿移出浴缸,此时抓住浴缸边缘的手和支撑背部的手位置不变,为防止老人向后倒,照护人员应用手支撑老人背部。

2)照护人员站在浴缸里面协助老人出浴的方法:让老人用手抓住身体前方的浴缸边缘,先将健侧的腿向身体拉近,再拉患侧腿,使老人身体前倾,照护人员从老人的背后用双手夹住老人臀部,并拉向照护人员,借助水的浮力使臀部轻轻抬起,身体和手的位置不变,照护人员用双手夹住老人臀部向凳子移动,使老人坐在凳子上,脚踩在浴缸底部,确认臀部坐在凳子上以后,老人移动手抓住浴缸边缘,将双腿拉近身体,照护人员一只手支撑老人背部,防止向后倒,另一只手协助其将患侧的腿抬出浴缸,健侧的腿由老人自己移出来。

二、老年人的衣着卫生

(一)衣着的选择

由于老年人皮肤的特点,其衣着与健康的关系越来越受到护理人员的关注。老年人体温中枢调节功能降低,尤其对寒冷的抵抗力和适应力减低,因此,应根据天气变化情况及老年人的体质条件,及时增减衣服。

老年人的服装选择,首先必须考虑实用性,即是否有利于人体的健康及穿脱方便。衣服的料质应选择较为松软、轻便,以便全身气血流畅,尤其是内衣,应以透气性和吸湿性较高的纯棉织品较好。衣服容易穿脱对于老年人来说也是非常重要的,即使是自理能力有缺陷的老年人,也要尽量鼓励与指导其参与衣服的穿脱过程,以最大限度地保持和发挥其残存功能。因此服装设计上要注意便于穿脱,如拉链上应留有指环,便于老年人拉动;上衣的设计应多以前开襟为主,减少纽扣的使用,可选用魔术贴代替纽扣,如坚持使用纽扣,也要注意纽扣宜大些,方便系扣;裤子最好采用松紧带,便于老年人穿脱。

此外,老年人衣服款式的选择还应考虑安全舒适以及时尚。老年人平衡感降低,应避免穿过长的裙子或裤子以免绊倒。另外要注意穿着的舒适,不宜穿过紧的衣服;同时也要注意衣服的款式是否适合其个性及社会活动;衣着色彩要注意选择柔和、不褪色、容易观察的色调。为了增强老年人的自信心,可建议老年人选择色彩较鲜艳的衣着,因为鲜艳的色彩可使老年人显得年轻、有活力。

冬季最好穿保暖、透气、防滑的棉鞋,穿防寒性能较优的棉袜和羊毛袜。其他季节,老年人宜穿轻便布鞋,老年妇女不要穿高跟鞋,以防跌伤。

在鞋子的选择方面,首先应选择大小合适的鞋,特别是患有糖尿病的老年人更应注意;其次应注意选择鞋底有一定厚度,后跟高度在2cm左右的鞋,以减轻足弓的压力;最后,无论在室内还是室外,老年人均应选择有防滑功能的鞋,以免发生跌倒。

(二)穿脱衣裤的指导

肢体瘫痪的老年人穿脱衣顺序按照"先脱健侧后脱患侧,先穿患侧后穿健侧","先脱近侧后脱远侧,先穿远侧后穿近侧"的原则进行。具体操作步骤及要求见附录三4。

三、卧床老年人体位的变换

1. 协助翻身 具体操作步骤及流程详见附录三5。
2. 协助坐起 具体操作步骤及流程详见附录三6。
3. 移位的照护 具体操作步骤及流程详见附录三7.1、7.2。

（刘立珍）

复习思考题

1. 简述老年人日常生活护理的注意事项有哪些？
2. 简述对老人应用触摸技巧的注意事项有哪些？
3. 如何判断老年人的活动强度是否合适？
4. 李老太,76 岁,脑梗死后,右侧肢体活动不便,说话口齿不清,吞咽费力进餐过程有呛咳现象,能够勉强自己进食,但进食过程十分缓慢,往往需要 1 小时以上。老太的家人认为老年人自己进食太辛苦,希望护士能给老年人鼻饲或予以胃肠外营养。请问:
   (1)按李老太目前的情况,最适宜的进食方式是什么？
   (2)如何指导行动不便的李老太自己进餐？

第五章　老年人心理卫生与常见心理问题护理

 学习要点

心理健康的概念、老年人格模式；老年人心理健康的维护与促进方法；离退休综合征；空巢综合征

 案例分析

李先生,68 岁,退休老干部,与老伴同住,育有一子一女,儿子在外地工作,女儿在国外定居,子女偶尔来电话问候。一年前遭遇重大生活变故,老伴突发心肌梗死去世,李先生悲痛万分并且陷入深深的自责,自责自己没有照顾好老伴。李先生本人不善交际,社会活动少,备感空虚、孤独,整日闷闷不乐,且不愿去往外地与子女同住。某日李先生吞服安眠药自杀,幸好被邻居发现抢救及时,并无大碍。问题:

1. 李先生出现了何种心理问题?
2. 应该采取哪些护理措施?

老年人的生理功能逐渐进入衰退阶段,伴随着社会角色的改变、丧偶等生活变故,老年人在适应过程中,常出现一些特殊的心理变化,并影响其老化过程、健康状况、老年病的防治和预后。掌握老年人的心理活动特点、影响因素及健康促进方法,有效地维护和促进老年人的心理健康,以促进健康老龄化。

第一节　老年人的心理卫生

一、老年人的心理特点

老年人的心理变化是指心理能力和心理特征的改变,包括感知觉、智力和人格特征等,主要表现在以下几方面。

1. **感知觉的变化**　老年人感觉器官随增龄敏感性下降,皮肤中有效感受外界环境的细胞数减少,对冷、热、痛觉、触觉等反应迟钝;老年人知觉的正确性一般较低,常发生定向力障碍,影响其对时间、地点、人物的辨别。

2. **记忆的变化**　老年人的感觉器官功能减退及脑细胞萎缩,记忆功能减退,具体表现为:老年人记忆的保持能力逐渐下降,有意记忆为主,无意记忆为辅;近事容易遗忘,而远事记忆尚好;再认能力可,回忆能力相对较差,有命名性遗忘;机械记忆不如年轻人,在规定时间内速度记忆衰退,但理解性记忆、逻辑性记忆常不逊色。

3. **智力的变化**　智力可以分为液态智力和晶态智力。液态智力是指获得新观念、洞察复杂关系的能力,如知觉整合能力、近期记忆力、思维敏捷度及反应力和反应速度等。晶态

智力是指通过学习和掌握社会文化经验而获得的智力,如词汇、理解力和常识等。液态智力一般随年龄的增长而明显减退;而晶态智力不一定随年龄的增长而减退,甚至还有可能提高,直至 70～80 岁后,才出现缓慢减退。

4. 思维的变化　老年人思维能力减退较晚,特别是与自己熟悉的专业有关的思维能力在年老时仍能保持。思维衰退对老年人的表达能力影响很大,如对语言的理解速度减慢,讲话逐渐变缓、不流畅,常词不达意。

5. 人格的变化　人到了老年期,人格(即人的特性或个性,包括性格、兴趣、爱好、倾向性、价值观、才能和特长等)也相应有些变化,如对健康和经济的过分关注与担心所产生的不安与焦虑、保守、孤独、任性,把握不住现状而产生的怀旧和发牢骚等。人格模式理论认为老年人会依照其不同的人格模式,有不同的社会适应形态。

(1)整合良好型:大多数老年人属于这一类型。其特点是:有高度的生活满意感、成熟、正视新生活;有良好的认知能力及自我评价能力。根据个体角色活动特点又分为三个亚型:

1)重组型:退而不休,继续广泛参加各种社会活动,是最成熟的人格形态。

2)集中型:属于不希望完全退休的人格形态,老年人在一定范围内选择参加比较适合的社会活动。

3)离退型:人格整合良好,会自愿从工作岗位离退下来,生活满意,但表现出活动水平低,满足于逍遥自在。

(2)防御型:雄心不减当年,刻意追求目标,对衰老完全否认。又分为两个亚型:

1)坚持型:继续努力工作和保持高水平的活动,活到老,干到老,乐在其中。

2)收缩型:热衷于饮食保养和身体锻炼,以保持自己的躯体外观。

(3)被动依赖型

1)寻求援助型:需要从外界寻求援助以帮助其适应老化过程,成功地从他人处得到心理的支持,维持其生活的满足感。

2)冷漠型:与他人没有相互作用的关系,对任何事物都不关心,通常对生活无目标,几乎不从事任何社会活动。

(4)整合不良型:有明显的心理障碍,需在家庭照料和社会组织帮助下才能生活,是适应老年期生活最差的一种人格模式。

6. 情感与意志的变化　老年人的情感和意志过程因社会地位、生活环境、文化素质的不同而存在较大差异。老化过程中情感活动是相对稳定的,即使有变化也是生活条件、社会地位变化所造成的,并非年龄本身所决定。

二、老年人心理变化的影响因素

(一) 生理因素

最先、最直接引发老年人心理变化的因素是身体衰老。生理的衰老和死亡的逼近对老年人的心理影响是转折性和持久性的,也是带有冲击性的。

1. 感官的老化　进入老年期后,感觉器官开始老化,视力和听力逐渐减退,视野变得模糊,听觉障碍出现,"耳背眼花"成为显著特征,其他感觉如触觉、嗅觉、味觉也在发生退行性变化,老年人对冷热温度和味道的反应变得迟钝。老年人感觉器官的退化首先对老年人心理的影响,使老年人不由自主地产生衰老感。

2. **疾病的增加** 随着老年人各系统生理功能的全面衰退,老年人对环境的适应能力和对疾病的抵抗力下降,疾病易发生。尤其是冠心病、高血压、糖尿病以及各种癌症等疾病,使他们感到恐惧、悲伤、绝望甚至产生轻生的念头。

3. **死亡的威胁** 由于老年人身体日渐衰退和疾病的不断缠身使老年人与死亡显得特别的接近。面对死亡,有些人从容,有些人安详,但大多数老人会表现出害怕、恐惧和悲观的情绪反应。死亡恐惧症就是一种常见的老年人心理障碍。

(二)社会因素

离退休是老年人职业生涯的结束标志,他们的生活范围退回到家庭之中,其实质是一种社会角色的转变,经济状况、人际关系的变迁、婚姻状况、社会环境等社会因素对于老年人的心理状态也会产生重要的影响。

1. **社会角色的转变** 离退休导致了老年人长期以来形成的主导活动和社会角色的转变,由此引发老年人的心理发生波动和变化。离退休引起的老年人社会角色的改变体现在以下两个方面:一是从忙碌职业角色转变为闲暇的家庭角色;二是从主体角色转变为配角。

2. **家庭状况** 家庭成为老年人的主要活动场所和精神寄托,因此,家庭环境的好坏与否对老年人的心理将产生重要的影响。家庭规模逐渐缩小、经济方面比较拮据的话,老年人可能会为生计发愁,容易产生焦虑不安的情绪。特别是一些老人百病缠身,又无钱治疗,处境就更为艰难了。这种情形,老年人时常需要子女或亲友的接济,依赖性较强,这会使老人深感自己无用,觉得自己是累赘,形成自卑感。

(三)婚姻状况

美满的婚姻、和谐的夫妻关系令人幸福、快乐,产生安全感和归属感,而不幸的婚姻则让人悲伤和痛苦。而外界对婚姻的评价也会影响人的心理状态。离婚、丧偶和再婚是老年人遇到的主要婚姻问题。

1. **离婚** 一般来说,对于要求离婚的一方离婚后往往感到轻松和如释重负,而被迫离婚的一方则有痛苦和被抛弃的感觉,但是双方老人都将面对孤独和再婚的困扰。

2. **丧偶** 这对老年人心理的影响是严重和剧烈的,有研究表明,老年丧偶者在配偶去世后头 6 个月的死亡率比平均死亡率高 40%。丧偶后,老年人的心理变化复杂,悲伤感和孤独感最为典型。

3. **再婚** 部分离婚和丧偶的老人会有再婚的念头,而再婚后也会遇到很多问题,例如,如何适应对方的生活习惯、如何面对双方的子女等,这些对老年人的心理会产生困扰。

(四)社会环境因素

除了老年人自身和家庭因素以外,社会环境对老年人的心理状态也会产生一定程度的影响。营造一个尊老爱老的社会风气,社会福利良好,愉快生活的社会环境,是社会不可推卸的责任,也是衡量社会文明和发达程度的重要标志。

第二节 老年人常见的心理健康问题与护理

 案例分析

王老伯,男,65岁,曾任电力公司总工程师,现退休在家三个月余,三个月来按时早起,穿好外出工作服装,催促老伴做早餐,说自己上班赶时间,等意识到自己已退休时,便坐在沙发上发呆,神情恍惚,沉默寡言,不愿意与邻里老年人交往,食欲不佳,晚间睡眠质量不高。

1. 王老伯出现了什么心理健康问题?
2. 应该对王老伯采取哪些护理方法?

一、离退休综合征

离退休综合征(retired veteran syndrome)是指老年人由于离退休后不能适应新的社会角色、生活环境和生活方式的变化而出现焦虑、抑郁、悲哀、恐惧等消极情绪,或因此产生偏离常态行为的一种适应性心理障碍。

离退休综合征经过心理疏导或自我心理调适大部分在一年内可以恢复常态,个别需较长时间才能适应,少数患者可能转化为严重的抑郁症,也有的并发其他身心疾病而危害老年人健康。

【护理评估】

(一)健康史

离退休综合征原因:①离退休前缺乏足够的心理准备;②离退休前后生活境遇反差过大,如社会角色、生活内容、家庭关系等的变化;③适应能力差或个性缺陷;④社会支持缺乏;⑤失去价值感。

研究表明,离退休综合征与个性特征、个人爱好、人际关系、职业性质和性别有关。事业心强、好胜而善辩、拘谨而偏激、固执的人离退休综合征发病率较高;无心理准备突然退休的人发病率高且症状偏重;平时活动范围小、兴趣爱好少的人容易发病;离退休前为领导干部者比工人发病率高;男性比女性适应慢,发病率较女性高。

(二)身体状况

1. **焦虑症状** 表现为坐卧不安、心烦意乱、敏感、行为重复、小动作多、无法自控、犹豫不决、不知所措,偶尔出现强迫性定向行走。由于注意力不能集中,常做错事;性格变化明显,容易急躁和发脾气;做事缺乏耐心,对任何事都不满或不快;多疑,当听到他人议论工作时,常觉烦躁不安,猜疑其有意刺激自己。平素颇有修养的老年人,有时会一反常态而不能客观地评价外界事物;严重者产生高度紧张、恐惧感,并伴出汗、失眠、多梦、心悸、阵发性全身燥热等症状。

2. **抑郁症状** 表现为情绪低落、郁闷、沮丧、意志消沉、萎靡不振;有强烈的失落感、孤独感和衰老无用感,对未来生活感到悲观失望;自信心下降,行为退缩,兴趣减退,不愿主动与人交往;行为明显不同于以前,对现实不满、容易怀旧;严重时个人生活不能自理。

3. **躯体不适症状** 表现为头痛、头晕、失眠、胸闷或胸痛、腹痛、乏力、全身不适等症状,现有躯体疾病无法解释这些症状。

（三）辅助检查

可借助于焦虑、抑郁量表测量老年人的焦虑、抑郁程度。还可应用家庭功能评估量表、环境评估量表、社会支持量表来测量老年人的社会支持水平。

【常见护理诊断/问题】

1. 焦虑　与老年期衰老性改变、离退休、空巢、居住高楼等因素有关；与尊重和自尊的需要未得到满足等有关。

2. 个人应对无效　与离退休、空巢、居住高楼缺乏足够的心理准备，适应能力差有关；与缺乏社会支持系统和资源有关。

【护理计划与实施】

以心理支持为主，绝大部分老年人经过心理疏导、调整适应而好转，如出现严重的焦虑、抑郁症状或躯体症状时，应依据医嘱治疗。主要护理措施：

1. 正确看待离退休　离退休是一个自然、正常、不可避免的过程。面对现实，敢于接受既成的退休事实。重新设计安排自己的生活，尽快适应新的生活环境。

2. 积极做好离退休心理行为准备　临近退休时，老年人可适当地减少工作量，多与已离退休人员交流，主动及早地寻找精神依托；退休前积极做好各种准备，如经济上的收支、生活上的安排，若能安排退休后即做一次探亲访友或旅游有利于老年人的心理平衡；培养一至几种爱好，根据自己的体力、精力及爱好，安排好自己的活动时间，或预计一份轻松的工作，使自己退而不闲。

3. 避免消极情绪　老年人离开工作岗位，常常有"人走茶凉"的感觉，由此而造成心理上的失落、孤独和焦虑。老年人应该勇于面对诸如此类的消极因素，不妨顺其自然，不予计较。对涉及个人利益的事，尽可能宽容。刚刚退休时，不妨多与亲朋好友来往，将自己心中的郁闷、苦恼通过交谈等方式进行宣泄，及时消除和转化不良情绪，求得心理上的平衡和舒畅。

4. 社会支持　鼓励家人热情温馨地接纳老年人，尽量多陪伴老年人；社区要经常联络、关心离退休的老年人，组织各种有益于老年人身心健康的活动，包括娱乐、学习、体育活动，或老有所为的公益活动，有计划地组织离退休人员学习、外出参观，从而减少心理问题。

二、空巢综合征

"空巢家庭"是指家中无子女或子女成人后相继分离出去，只剩下老年人独自生活的家庭。

空巢综合征是指空巢老人由于人际疏远而产生被分离、舍弃的感觉，出现孤独、空虚、寂寞、伤感、精神萎靡、情绪低落等一系列心理失调症状。

【护理评估】

（一）健康史

空巢综合征原因：①老人独居时间增多：年轻人外出打工、经商、子女出国等人口流动增多，子女无法与老年人居住在一起而感到冷清、寂寞；②对子女情感依赖性强：有"养儿防老"的传统思想，及至老年正需要儿女做依靠的时候，儿女却不在身边，不由得心头涌起孤苦伶仃、自悲自怜等消极情感；③性格方面的缺陷：对生活兴趣索然，缺乏独立自主、振奋精神、重新设计晚年美好生活的信心和勇气。

（二）身体状况

1. 情感方面　老年人常感孤独，孤独感里又增添了思念、自怜和无助等复杂的情感体验。有空巢感的老年人,大都心情抑郁、空虚、寂寞、伤感、精神萎靡、情绪低落。

2. 认知方面　多数老年人出现自责倾向,认为过去没有尽到父母的责任与义务,对子女的关心、照顾不够等。一部分老年人认为子女成人后对父母的回报、孝敬、关心不够,只顾追求个人自由的生活方式和享乐,从而更产生孤独感。

3. 行为方面　行为活动减少,兴趣减退,深居简出,很少与社会交往,表现为闷闷不乐、愁容不展;常伴有食欲减退、睡眠障碍,严重时生活不能自理。

4. 躯体方面　可出现失眠、头痛、乏力、心慌气短、消化不良等症状,重者还可罹患消化道溃疡、高血压、心律失常、冠心病等疾病。

（三）辅助检查

可借助于焦虑、抑郁量表测量老年人的焦虑、抑郁程度。

【常见护理诊断/问题】

1. 焦虑　与老年期衰老性改变、空巢因素有关。

2. 个人应对无效　与空巢、适应能力差有关;与缺乏社会支持系统和资源有关。

【护理计划与实施】

以心理支持为主,绝大部分老年人经过心理疏导、调整适应而好转,如出现严重的焦虑、抑郁症状或躯体症状时,应依据医嘱治疗。

1. 合理应对　随着人们寿命的延长,人口的流动性和竞争压力的增加,年轻人自发地选择离开家庭来应对竞争,从前那种"父母在,不远游"的思想已经不再适用于今天的社会。做父母的要作好充分的思想准备,计划好子女离家后的生活方式,有效防止"空巢"带来的家庭情感危机。

2. 夫妻扶持　指导夫妻之间可通过重温恋爱时和婚后生活中的温馨时刻,感受、珍惜对方能与自己风雨同舟、一路相伴,促进夫妻恩爱;并培养一种以上共同的兴趣爱好,一同参与文娱活动或公益活动,建立新的生活规律,相互给予更多的关心、体贴和安慰,增添新的生活乐趣。

3. 自我调整　患空巢综合征的老人一般与社会接触少,因此面对"空巢"时茫然无助,精神无所寄托。治疗空巢综合征的良药就是走出家门,体味生活乐趣。许多老年人通过爬山、跳舞、下棋或其他文娱活动结识了朋友、体会到老年生活的乐趣。

4. 对症治疗　较严重的"空巢综合征"如存在严重的心境低落、失眠,有多种躯体化症状、有自杀念头和行为者,应及时寻求心理或精神科医生的帮助,接受规范的心理或药物治疗。

5. 子女关心及精神赡养　子女要了解老年人容易产生哪些不良情绪,常与父母进行感情和思想交流。子女与老人居住距离不要太远,最好是"一碗汤距离",即以送过去一碗汤而不会凉为标准;在异地工作的子女,除了托人照顾父母,更要"常回家看看",注重父母的精神赡养。

6. 政策扶持　随着我国老龄化程度的加剧以及独生子女越来越多,只靠子女来照料老人,几乎是不可能的,需要政府提供社会性的服务。政府应在全社会加强尊老爱幼、维护老年人合法权益的社会主义道德教育,深入贯彻《中华人民共和国老年人权益保障法》,提供有效权益支持,切实维护空巢老年人合法权益;依托社区,组织开展兴趣活动,或组织人员或义工定期电话联系或上门看望空巢老人,转移排遣空巢老年人的孤独寂寞情绪;并建立家庭扶助制度,制定针对空巢困难老年人的特殊救助制度,把帮扶救助重点放在空巢老年人中的独居、高龄、女性、农村老年人等弱势群体上;可借助国外养老经验,培养专门的服务人员"养老天使",便于老人在家中生活自理不便时"天使"来到家中为老人服务。

三、焦虑症

老年期焦虑症是指发生在老年期以广泛和持续性焦虑或反复发作的惊恐不安为主要特征的神经症性障碍。临床上分为广泛性焦虑和惊恐发作。老年人由于脑功能下降,各种应激事件较多,容易发生焦虑症。本症如持续过久或不及时治疗,会严重影响身心健康。焦虑和抑郁是最常见也是最需要干预的情绪状态。

【护理评估】

（一）健康史

1. 老化改变的不适应　如耳聋、眼花、手脚不灵活、躯体不适、沟通能力下降、社交障碍等。

2. 各种应激事件　如离退休、经济来源减少的问题、丧偶、丧子、家庭关系不和、搬迁、社会治安以及日常生活规律被打乱等,常引起老年人心理上的不适。

3. 疾病因素　老年期疾病困扰,如抑郁症、痴呆、甲状腺功能亢进症、低血糖、直立性低血压、疑病性神经症等,老年人对病因、预后过分担忧等。

4. 药物副作用　如咖啡因、β受体阻滞剂、皮质类固醇、抗胆碱能药物、麻黄碱等均可引起焦虑反应。

（二）身体状况

1. 惊恐发作　又称急性焦虑症。主要表现为老年人发作时突然感到不明原因的惊慌、紧张不安、心烦意乱、坐卧不安、失眠,或激动、哭泣,常伴有潮热、大汗、口渴、心悸、气促、脉搏加快、血压升高、尿频尿急等躯体症状。严重时,可以出现阵发性气喘、胸闷,甚至有濒死感,并产生妄想和幻觉。当急性焦虑发作时,可引起脑出血、心肌梗死、青光眼眼压骤升或发生跌伤等意外。急性焦虑发作一般持续几分钟到几小时,之后症状缓解或消失。

2. 广泛性焦虑　又称慢性焦虑症。主要表现为持续性精神紧张。表现为经常或持续、无明确对象或固定内容的紧张不安,或对现实生活中的某些问题过分担心或烦恼。这种紧张不安、担心或烦恼与现实很不相符,使患者感到难以忍受,但又无法摆脱;常伴有自主神经功能亢进,运动紧张和过分警惕。

（三）辅助检查

1. 采用焦虑量表测量焦虑的程度。

2. 心电图、X线胸部摄片等帮助诊断可能引起焦虑的基础疾病。

【常见护理诊断/问题】

1. 焦虑　与对老年期衰老性改变不适应,健康状况改变,负性生活事件有关。

2. 部分自理缺陷　与紧张恐惧、不能料理日常生活、诸多的躯体不适有关。

3. 有外伤的危险　与惊恐发作、老年人反应迟钝有关。

【护理计划与实施】

（一）一般护理

1. 创造安全和舒适的环境　室内光线要柔和,减少噪声。严重焦虑者,应将其安置在舒适的房间,避免干扰,病室及床单位要简单安全,严重惊恐发作时,设专人看护,遵医嘱用药。

2. 陪伴老人　与老人交谈,语速要缓慢,采取安静地倾听、适当地触摸等方式,来表示理解与同情。尊重老人所采取的应对方式如哭泣、发怒、沉默等,但应避免不良的应对方式,如摔东西等。

3. 生活护理 部分自理缺陷者,护理人员应为其制订日常生活计划,并督促检查执行情况,必要时协助完成。另外,老人如有食欲减退、体重下降等情况时,护理人员要鼓励其进食,帮助选择易消化、富于营养和色香味可口的食物。

(二)病情观察

评估焦虑程度,观察记录焦虑的行为与语言表现,全面细致地评估躯体情况及可能引起焦虑的原因。目前正在使用的控制焦虑的应对技巧。

(三)用药护理

抗焦虑药物最大的缺点是易产生耐受性和依赖性,突然停药可产生戒断症状。严密观察用药后的效果及不良反应。长期服药者,应防止耐药性和药物依赖。

(四)心理调适

1. 认同老年人的感受 鼓励老人表达自己的情绪和不愉快的感受,充分理解老年人的焦虑状态,用支持性语言帮助其渡过危机,并有效地适应和面对困难。协助老年人认识存在的焦虑,让老年人对疾病具有一定的自知力,以便主动采取调整行为。

2. 减轻紧张情绪 应用各种方法,分散老年人的注意力,减轻其紧张度。如缓慢的深呼吸,放松全身肌肉,气功、音乐、静坐等,必要时护理人员可与老人一起体验。

3. 社会支持 帮助老年人尽快适应新生活、新角色,开展心理疏导,协助家属解决具体问题。护理人员要协助分析老年人可能存在的家庭困扰,确认正向的人际关系,并寻求解决方法,如家庭治疗或夫妻治疗等。还可鼓励老人发展新的支持系统,如加入群众互助团体,或根据其生活习惯、受教育程度及文化背景,来指导老人采取有效的应对方式以减轻焦虑,如松弛疗法。

(五)健康指导

1. 早期干预 积极治疗老年人原发疾病,定期进行健康检查,做到早发现、早治疗,尽量减轻疾病对身心健康的损害。

2. 建立良好的生活方式 帮助老人培养新的兴趣,如听音乐、练书法、养花、养鱼等,运用转移注意力的方法,及时消除焦虑。

3. 自我调节 指导老人学会自我放松、自我疏导,运用自我意识放松的方法进行调节,如缓慢的深呼吸,放松全身肌肉,气功、音乐、静坐等。

4. 针对原因处理 指导和帮助老年人及其家属认识分析焦虑的原因和表现,正确对待离退休问题,想法解决家庭经济困难,积极治疗原发疾病,尽量避免使用或慎用可引起焦虑症状的药物。

5. 子女理解尊重 帮助老人的子女学会谦让和尊重老人,理解老人的焦虑心理,鼓励和倾听老人的内心想法,真正从心理精神上去关心体贴老人。

第三节 老年人心理健康的维护与促进

一、老年人的心理健康

(一)心理健康的定义

第三届国际心理卫生大会将心理健康(mental health)定义为:"所谓心理健康,是指身体、智能以及情感上与他人的心理健康不相矛盾的范围内,将个人心境发展成最佳状态。"基于以上定义,心理健康包括两层含义:一是与绝大多数人相比,其心理功能正常,无心理疾病;二是能积极调节自己的心理状态,顺应环境,建设性地发展完善自己,充分发挥自己的能力,过有效率的生活。也就是说,心理健康不仅意味着没有心理疾病,还意味着个人良好适应和充分发展。

心理健康的内涵应包括五个主要方面:性格健全,开朗乐观;情绪稳定,善于调适;社会适应良好,能应对应激事件;有一定的交往能力,人际关系和谐;认知功能基本正常。

(二)老年人心理健康的标准

国内外尚没有统一的心理健康标准。我国著名的老年心理学专家许淑莲教授把老年人心理健康标准概括为:①热爱生活和工作;②心情舒畅,精神愉快;③情绪稳定,适应能力强;④性格开朗,通情达理;⑤人际关系适应性强。

国外专家则针对老年人心理健康订出了10条参考标准:①有充分的安全感;②充分了解自己,并能对自己的能力作出恰当的估计;③有切合实际的目标和理想;④与现实环境保持接触;⑤能保持个性的完整与和谐;⑥具有从经验中学习的能力;⑦能保持良好的人际关系;⑧能适度地表达与控制自己的情绪;⑨在不违背集体意识的前提下有限度地发挥自己的才能与兴趣爱好;⑩在不违反社会道德规范的情况下,能适当满足个人的基本需要。

综合国内外心理专家对老年人心理健康标准的研究,结合我国老年人的实际情况,老年人心理健康的标准可从以下六个方面进行界定。

1. 认知正常 认知正常是人正常生活最基本的心理条件,是心理健康的首要标准。老年人认知正常体现在:感觉、知觉正常,判断事物基本准确,不发生错觉;记忆清晰,不发生大的遗忘;思路清楚,不出现逻辑混乱;在平时生活中,有比较丰富的想象力,并善于用想象力为自己设计一个愉快的奋斗目标;具有一般的生活能力。

2. 情绪健康 情绪是人对客观事物的态度体验,是人的需要得到满足与否的反映。愉快而稳定的情绪是情绪健康的重要标志。能否对自己的能力作出客观正确的判断,能否正确评价客观事物,对自身的情绪有很大的影响。心理健康的老年人能经常保持愉快、乐观、开朗而又稳定的情绪,并能适度宣泄不愉快的情绪,通过正确评价自身及客观事物而较快稳定情绪。

3. 关系融洽 人际关系的融洽与否,对人的心理健康影响较大。融洽和谐的人际关系表现为:乐于与人交往,能与家人保持情感上的融洽并得到家人发自内心的理解和尊重,又有知己的朋友;在交往中保持独立而完整的人格,有自知之明,不卑不亢;能客观评价他人,取人之长补己之短,宽以待人,友好相处;既乐于帮助他人,也乐于接受他人的帮助。

4. 环境适应 老年人能与外界环境保持接触,虽退休在家,却能不脱离社会。通过与他人的接触交流、电视广播网络等媒体了解社会变革信息,并能坚持学习,从而锻炼记忆和思维能力;丰富精神生活,正确认识社会现状,及时调整自己的行为,使心理行为能顺应社会改革的进步趋势,更好地适应环境,适应新的生活方式。

5. 行为正常 能坚持正常的生活、工作、学习、娱乐等活动,且一切行为符合自己年龄特征及在各种场合的身份和角色。

6. 人格健全 人格健全主要表现为:①以积极进取的人生观为人格的核心,积极的情绪多于消极的情绪。②能够正确评价自己和外界事物,能够听取别人意见,不固执己见,能够控制自己的行为,办事盲目性和冲动性较少。③意志坚强,能经得起外界事物的强烈刺激。在悲痛时能找到发泄的方法,而不至于被悲痛压倒;在欢乐时能有节制地欢欣鼓舞,而不是得意忘形和过分激动;遇到困难时,能沉着地运用自己的意志和经验去加以克服,而不是一味地唉声叹气或怨天尤人。④能力、兴趣、性格与气质等各个心理特征和谐而统一。

二、老年人心理健康的维护与促进

(一)维护和增进心理健康的原则

1. 适应原则　心理健康强调人与环境能动地协调适应。环境包括自然环境和社会环境,环境中随时都有打破人与环境协调平衡的各种刺激,其中尤其是社会环境中的人际关系能否协调对心理健康有重要意义。人对环境的适应、协调,不仅仅是简单的顺应、妥协,更主要的是积极、能动地对环境进行改造以适应个体的需要或改造自身以适应环境的需要。

2. 整体原则　每个个体都是一个身心统一的整体,身心相互影响。因此,通过积极的体育锻炼、卫生保健和培养良好的生活方式以增强体质和生理功能,将有助于促进心理健康。

3. 系统原则　人是一个开放系统,时刻与自然、社会文化、人际之间等相互影响、相互作用。如生活在家庭或群体之中的个体会影响家庭或群体,同时也受到家庭或群体的影响,个体心理健康的维护需要个体发挥积极主观能动性做出努力,也依赖于家庭或群体的心理健康水平,要促进个体的心理健康,必先创建良好的家庭或群体心理卫生氛围。所以,只有从自然、社会文化、人际关系等多方面、多角度、多层次考虑和解决问题,才能达到系统内外环境的协调与平衡。

4. 发展原则　人和环境都在不断变化和发展,人在不同年龄阶段、不同时期、不同身心状况下和变化的环境中,其心理健康状况不是静止不变的,而是动态发展的,所以,要以发展的观点与时俱进地把握和促进老年人心理健康。

(二)维护和促进老年人心理健康的措施

1. 帮助老年人正确认识和评价衰老、健康和死亡　老年人应以轻松自如的平常心态接受生老病死;年老并不等于无为、无用,老人可通过为家庭、为社会继续发挥余热;正确对待疾病,采取适当的求医行为,顽强地与疾病抗争,最大限度地发挥自主性,但不需要没有疾病。

2. 帮助老人做好心理调适　鼓励老人培养对生活的新兴趣,转移离退休、空巢后孤独、忧郁、失落的情绪,是避免离退休综合征、空巢综合征的重要措施。

3. 鼓励老年人勤用脑　老年人应坚持学习,活到老学到老,通过书报电视网络等不断获得新知识。只有坚持适量的脑力劳动,使脑细胞不断接受信息刺激,才能延缓大脑衰老和脑功能的退化

4. 妥善处理家庭关系

(1)面对"代沟"求同存异,相互包容:首先,要在主观上认识到社会在发展,时代在前进,青年一代与老年人之间存在一些思想和行为的差别是自然的。其次,家庭成员应多关心和体谅老年人,遇事主动与老年人商量,对于不同意见,要耐心听取,礼让三分,维护老年人的自尊;老年人也应有意识地克服或压制自己的一些特殊性格,不可要求晚辈事事顺应

自己。

（2）促进老年人与家庭成员的情感沟通：①鼓励老年人主动调整自己与其家庭成员的关系，在老有所为、老有所乐的同时多关心下一代，家庭成员要为老人的衣、食、住、行、学、乐等创造条件，为老人提供便利和必要的情感、经济和物质上的帮助，共同建立良好的亲情；②空巢家庭中，老年人应正确面对子女成家立业离开家的现实，不过高期望和依赖子女对自身的照顾，善于利用现代通信工具与子女沟通，并及早由纵向的父母与子女的关系转向横向的夫妻关系，子女则应经常看望或联系父母，让父母得到天伦之乐的慰藉；③夫妻恩爱有助于老年人保持舒畅的心理状态，有利于双方的健康监护，老年夫妻间要相互关心、相互照顾、相互宽容、相互适应，还要注重情感交流和保持和谐、愉悦的性生活；④为老年人提供表达情感的机会，促进老年人与家庭成员的沟通理解；⑤鼓励老年人与家人或其他老年人共同居住。

（3）支持丧偶老年人再婚：老年人丧偶以后，只要有合适的对象，一方面是老年人自身要冲破习俗观念，大胆追求；另一方面子女要理解、支持老年人再婚，使老年人晚年不再孤寂。

5. 注重日常生活中的心理保健　①培养广泛的兴趣爱好；②培养良好的生活习惯：饮食有节、起居有常、戒烟节酒、修饰外表、装饰环境，多参与社会活动，增进人际交往；③坚持适量运动；④经常保持乐观的情绪：善于控制自己的情绪，自觉做到坦然处理各种不愉快甚至悲哀痛苦的事件，努力使不良情绪得到及时排遣和调节；保持豁达开朗的心胸。

6. 营造良好的社会支持系统　进一步树立和发扬尊老敬老的社会风气，尽快完善相关立法。

7. 心理咨询和心理治疗　常用的方法有心理疏导、暗示疗法、转移疗法、行为疗法和想象疗法等。

（熊建萍）

❓复习思考题

1. 老化所致的记忆、智力、思维、人格改变的特点是什么？

2. 老年人心理健康的标准有哪些？

3. 简述离退休综合征的护理要点。

4. 陈某，男70岁，某大学退休教授，住单位房6楼，子女因出国一直不在身边，与老伴一起生活，半年前遭遇变故，老伴因病去世，老人一直心情抑郁。请问：如何指导其应对目前的生活？

第六章　老年人安全用药的护理

学习要点

老年人药物代谢和药效学特点；老年人常见药物不良反应和原因；老年人安全用药原则；老年人安全用药的护理指导

病例分析

某患者，男性，72岁，确诊为高血压16年，前列腺增生1年。定期服用洛丁新降压，血压波动在（120～140）/（85～95）mmHg。1天前出现起立后双眼黑蒙、乏力、耳鸣。平卧数分钟后，症状缓解。患者平时经常因失眠服用地西泮等镇静药，还喜欢服用高丽参等多种滋补药品。结合病历分析患者可能的药物不良反应、预防措施及如何药疗的健康指导。

随着年龄的增长，老年人各脏器的组织结构和生理功能逐渐出现退行性改变，不仅患病率高，同时患有多种疾病，治疗中用药比较复杂，经常是多种药物并用的情况，发生药物不良反应的几率相应增高。因此，安全、有效的药物治疗是临床老年病学的最大挑战之一，同时也是老年护理的重要内容。

第一节　老年人药物代谢和药效学特点

老年患者用药，是一个细致、周密的过程，需严密观察，全面了解药物作用、副作用，并结合老年人机体各系统的功能逐渐减退的生理特点，正确分析每种药物的药动学和药效学，做到合理用药、安全用药。

一、老年人药物代谢动力学特点

老年人药物代谢动力学（pharmacokinetics in the elderly）简称老年药动学，是研究老年人机体对药物处置的科学，即研究药物在老年人体内的吸收、分布、代谢和排泄过程及药物浓度随时间变化规律的科学。由于老年人各脏器的组织结构和生理功能逐渐出现退行性改变，药物的吸收、分布、代谢、排泄有着其自身的特点。老年人药动学改变的总特点是：药代动力学过程降低，绝大多数药物的被动转运吸收不变，主动转运吸收减少，药物代谢能力减弱，药物排泄功能降低，药物消除半衰期延长，血药浓度增高。

（一）药物吸收

药物的吸收是指药物从给药部位转运至血液的过程。老年人随着年龄增加而发生的胃肠道功能的变化，影响药物的吸收速度和程度，主要表现在：

1. **胃酸分泌减少** 老年人胃壁细胞功能减退,胃酸分泌减少,导致胃液 pH 值升高,影响药物吸收。如苯巴比妥类弱酸性药物的解离度增加而吸收减少。

2. **胃排空速度减慢** 老年人胃排空速度减慢,使药物进入小肠时间延迟,导致吸收速率和血药峰浓度下降,血药达峰时间延迟,影响药效发挥。如左旋多巴,在胃内停留时间延长,可使有效吸收减少。

3. **胃肠和肝脏血流量减少** 老年人心输出量减少,造成胃肠道及肝脏血流量减少,使药物的吸收量减少。而有首关消除效应的药物如普萘洛尔,则可因肝脏血流量减少而减轻首关消除效应,使血浆浓度升高而容易发生不良反应。

4. **肠肌张力增加和活动减少** 老年人肠蠕动减慢,肠内容物在肠道内移动时间延长,药物与肠道表面接触时间延长,使药物吸收增加。

（二）药物分布

药物的分布是指药物吸收进入体循环后向各组织器官及体液转运的过程。影响药物在体内分布的主要因素有:机体的组成成分、药物与血浆蛋白的结合能力及药物与组织的结合能力等。老年人药物在血浆中的分布不同于一般成年人,原因如下:

1. **机体构成成分的变化** 老年人细胞内液减少,导致身体总水量减少,使水溶性药物如对乙酰氨基酚、地高辛、吗啡等血药浓度增加。而同时老年人脂肪组织增加,肌肉组织减少,所以脂溶性药物如地西泮、硝西泮、利多卡因等作用持久,半衰期延长,作用和副作用增强。

2. **药物与血浆蛋白的结合能力改变** 老年人血浆蛋白随年龄增长而减少,游离药物浓度升高,作用增强,易出现不良反应。

（三）药物代谢

药物代谢是指药物在体内发生化学变化,又称生物转化。肝脏是药物代谢的主要器官,而肝脏随着年龄的增加发生多方面的变化,主要表现在肝实质量减少、肝血流量降低、白蛋白合成减少、酶系统活力降低等。许多药物在老年人的代谢减弱,半衰期延长,易造成某些主要经肝脏代谢的药物蓄积。如地西泮的半衰期随着年龄增长而延长,其毒性反应发生率也相应增长,所以老年人地西泮用量应减半。当老年人应用经肝脏代谢的药物如氯霉素、利多卡因、普萘洛尔等时因血药浓度升高及消除延迟出现毒副作用,应注意监测血药浓度,适当调整剂量。

（四）药物排泄

药物排泄是指药物及其代谢产物经机体排泄或分泌器官排出体外的过程。大多数药物及其代谢产物均经肾脏排泄。老年人随着年龄增长肾脏对药物的排泄能力下降,排泄速度减慢,半衰期延长,导致主要由肾脏以原形排出体外的药物出现蓄积中毒。如地高辛、氨基苷类抗生素、青霉素 G、苯巴比妥、磺胺类等药物会由于老年人肾脏排泄的减少而导致半衰期延长,可进一步损害肾功能,故用药更应小心,最好能监测血药浓度。

二、老年人药效学特点

老年人药物效应动力学（pharmacodynamics in the elderly）简称老年药效学,是研究药物对老年人机体的作用及作用机制的科学。老年药效学改变是指机体效应器官对药物的反应随老化而发生的改变。老年药效学改变的特点包括:对大多数药物的敏感性增高、作用增强,对少数药物的敏感性降低、药物耐受性下降,药物不良反应发生率增加,用药依从性降低。如在药物的耐受性具体表现如下：

1. 多药合用耐受性明显下降 老年人单一用药或少数药物合用的耐受性较多药合用为好。如利尿药、镇静药、催眠药各一种并分别服用，耐受性较好，能各自发挥预期疗效。但若同时合用，患者则不能耐受，易出现直立性低血压。

2. 对易引起缺氧的药物耐受性差 因为老年人呼吸系统、循环系统功能降低，应尽量避免使用这类药物。如哌替啶对呼吸有抑制作用，禁用于患有慢性阻塞性肺气肿、支气管哮喘、肺源性心脏病等疾病的患者，慎用于老年患者。

3. 对排泄慢或易引起电解质失调的药物耐受性下降 老年人由于肾调节功能和酸碱代偿能力较差，导致机体对排泄慢或易引起电解质失调药物的耐受性下降，故使用剂量宜小，间隔时间宜长。还应注意检查药物的肌酐清除率。

4. 对肝脏有损害的药物耐受性下降 老年人肝功能下降，对损害肝脏的药物如利血平、异烟肼等耐受力下降，慎用于老年患者。

5. 对胰岛素和葡萄糖耐受力降低 老年人由于大脑耐受低血糖的能力较差，易发生低血糖昏迷。在使用胰岛素过程中，应注意识别低血糖的症状。

第二节 老年人常见药物不良反应和原因

药物不良反应(adverse drug reactions,ADR)是指在常规剂量情况下，由于药物或药物相互作用而发生与防治目的无关、不利或有害的反应，包括药物副作用、毒性作用、变态反应、继发反应和特异性遗传素质有关的反应等。老年人药物不良反应的特点是发生率高，程度和后果较严重，表现特殊。药物不良反应对老年人的危害越来越引起人们的充分关注。

一、老年人常见药物不良反应

(一) 药物不良反应

1. 直立性低血压 由于老年人压力感受器敏感性下降，血管运动中枢调节功能减退，即使在没有服用药物情况下，也易因体位的改变而产生头晕。使用降压药、三环抗抑郁药、利尿剂、血管扩张药时，尤其易发生直立性低血压，因此，在使用这些药时应特别注意。

2. 精神症状 中枢神经系统，尤其是大脑最易受药物作用的影响。老年人中枢神经系统对某些药物的敏感性增高，可引起精神错乱、抑郁和痴呆等。如吩噻嗪类、洋地黄、降压药和吲哚美辛等可引起老年抑郁症；老年痴呆患者使用中枢抗胆碱药、左旋多巴或金刚烷胺，可加重痴呆症状。

3. 耳毒性 老年人由于内耳毛细胞数目减少，听力有所下降，易受药物的影响，而产生前庭症状和听力下降。前庭损害的主要症状有眩晕、头痛、恶心和共济失调；耳蜗损害的临床表现有耳鸣、耳聋。由于毛细胞损害后难以再生，故可产生永久性耳聋。年老体弱者应用氨基糖苷类抗生素和多黏菌素可致听神经损害。因此，老年人使用氨基糖苷类抗生素时应减量，最好避免使用此类抗生素和其他影响内耳功能的药物，如必须使用时应减量。

4. 尿潴留 三环抗抑郁药和抗帕金森病药有副交感神经阻滞作用，老年人使用这类药物可引起尿潴留，伴有前列腺增生及膀胱颈纤维病变的老年人尤易发生，所以在使用三环抗抑郁药时，开始应以小剂量分次服用，然后逐渐加量。患有前列腺增生的老年人，使用呋塞米、利尿酸等强效利尿剂可引起尿潴留；而在使用阿托品、颠茄等药物时，也易引起尿潴留，同时还可以因眼压增高引起青光眼,故在使用时应加以注意。

5. 药物中毒 老年人机体重要脏器功能明显减退。肝肾脏排泄毒物的功能随着年龄的增长而下降,解毒功能亦随之降低,用药后容易发生中毒反应。

(二)老年人高 ADR 发生药物

老年人由于各器官组织结构与生理功能出现退行性改变,服用某些药物发生不良反应的危险性增加。常见的高危险药物为:

1. 解热止痛药和消炎镇痛药 如果老年人使用解热止痛药用量过大或服药间隔时间太近,可能会导致大量出汗、虚脱。如吲哚美辛(消炎痛)可引起眩晕、精神障碍、心律失常、胃肠道出血、胃溃疡、腹泻等,如需服用应在饭后服药,可减少胃肠刺激;哌替啶可引起恶心、低血压及呼吸抑制等,开始服用时应用小剂量,且剂量需个体化。

2. 镇静催眠药 由于老年人对中枢抑制药的易感性,所以往往无理想的催眠药服用,某些半衰期短的镇静催眠药适用于老年人。如巴比妥类长期服用,造成镇静作用延长,增加老年人跌倒和骨折的危险;老年人使用巴比妥类比其他大多数镇静催眠药易引起更多的不良反应,且极易成瘾,除非控制惊厥,否则慎用。

3. 抗抑郁药 此类药物有较强的抗胆碱作用和镇静作用,大多数老年人服用后易出现不安、失眠、健忘、激动、定向障碍、妄想等症状,如服药后出现前述症状,应立即停药。如阿米替林。

4. 抗高血压药 老年人高血压发病率高。但对降压药的耐受性较差。易引起体位性低血压,如胍乙啶易发生体位性低钾低血压。

5. 强心苷类药物 老年人对强心苷敏感,小剂量会引起毒性反应,如地高辛常规剂量就可引起中枢神经系统功能障碍或严重的心脏毒性。应用时应遵医嘱并严密观察,可做血药浓度监测,且应避免与噻嗪类排钾利尿剂合用。

6. 利尿剂 老年人应用利尿剂,易引起体位性低血压,诱发低钾血症。如应用噻嗪类容易发生不良反应包括直立性低血压、电解质紊乱、血容量降低、血管栓塞、低血钾,过强的利尿作用可使前列腺增生的老年人产生尿潴留,故应用时尽可能白天给药,防止因尿频而影响老人夜间睡眠,记录 24 小时出入液量,应定期检测血电解质浓度。

7. 抗生素 随着年龄增加,老年人肾功能减退,氨基糖苷类抗生素如庆大霉素、卡那霉素等都会增加对肾脏的毒性和耳毒性。老年人在大剂量输注青霉素时易造成青霉素神经毒性反应,表现为神经肌肉兴奋性增加,肌肉痉挛,抽搐甚至昏迷。老年人使用头孢菌素类易引起肾和神经系统不良反应,尤其是第一代头孢菌素,肾功能减退的老人应慎用。

8. 抗精神失常药 老年人应用氯丙嗪、奋乃静等吩噻嗪类药物后,易发生震颤麻痹,而且常成为永久性震颤麻痹。老年人服用苯妥英钠会产生神经或血液方面的不良反应。

二、老年人药物不良反应发生率高的原因

有资料表明,药物不良反应发生率随年龄增加而升高。老年人年老多病,脏器功能减退,对药物的代谢、排泄能力下降,同时对药物的耐受性差,用药后易发生不良反应,其原因为:

1. 同时接受多种药物治疗 老年人常患多种疾病,接受多种药物治疗、产生药物与药物相互作用,其发生率与用药种数呈正相关。有资料显示,同时接受 5 种以下药物的不良反应发生率仅为 4.2%,6~10 种药物不良反应发生率为 10%,多种药物合用发生不良反应的

潜在危险性增加。

2. 药动学与药效学改变　由于老年药动学改变,药物在老年人血液和组织内的浓度发生改变,导致药物作用增强或减弱。在药效欠佳时,临床医师常加大剂量,造成药物不良反应发生率增高。此外,老年人机体内环境稳定性减退,中枢神经系统对某些药物特别敏感,镇静药易引起中枢过度抑制;老年人免疫功能下降,使药物变态反应发生率增加。

3. 滥用非处方药物　老年人在面临全身各系统功能普遍退化的现象时,往往同时伴随着失去健康的心理压力,加之大多数老年人缺乏医药知识,导致擅自服用、滥用滋补药、保健药、抗衰老药和维生素,因用药的次数和剂量不当,容易产生药物不良反应。

第三节　老年人安全用药

老年人的药物代谢特点和用药特点,要求我们对老年人用药时,一定要权衡利弊,做到正确、安全和有效,以达到药物疗效最大而毒副反应最小之目的。

 知识链接

老年人选药原则

先老药,后新药;先外用药,后内服药;先内服药,后注射药;先中药,后西药。

一、用药原则

合理用药是指根据疾病种类、患者状况和药理学理论选择最佳的药物及其制剂,制订或调整给药方案,以期有效、安全、经济地防治和治愈疾病的措施。老年人由于各器官贮备功能及身体内环境稳定性随年龄而衰退,因此,对药物的耐受程度及安全幅度均明显下降。

(一) 受益原则

受益原则首先要求老年人用药要有明确的指征。其次,要求用药的受益/风险比值 > 1。只有治疗好处大于风险的情况下才可用药;有适应证而用药的受益/风险比值 < 1 者,不用药,同时选择疗效确切而毒副作用小的药物。例如老年人的心律失常,若既无器质性心脏病,又无血流动力学障碍时,长期应用抗心律失常药物可使死亡率增加。因此,老年人应该尽可能不用或者少用抗心律失常药物。选择药物时要考虑到既往疾病及各器官的功能情况,对有些病症可以不用药物治疗则不要急于用药,如失眠、多梦老人,可通过避免晚间过度兴奋的因素包括抽烟、喝浓茶等来改善。

(二) 五种药物原则

即同时用药不要超过五种,避免过多药物合用。许多老年人多病共存,常常多药合用,应尽量减少药物的种类,以减少药物不良反应的发生率,一般不超过 4~5 种。联合用药品种愈多,药物不良反应发生率愈高,用药品种要少,治疗时分轻重缓急。

执行 5 种药物原则时要注意:①了解药物的局限性,许多老年性疾病无相应有效的药物治疗或药物治疗无效,甚至 ADR 的危害反而大于疾病本身。②抓住主要矛盾,选主要药物治疗。同时每种药物要有明确的治疗终点。凡是疗效不确切、耐受性差、未按医嘱服用的药物都可考虑停止使用。若病情危重,可适当放宽,病情稳定后要遵守 5 种药物原则。③选用具有兼顾治疗作用的药物:如高血压合并心绞痛者,可选用 β 受体阻滞剂及钙拮抗剂;高血压合并前列腺增生者,可用 α 受体阻滞剂。④重视非药物治疗。老年人并非所有自觉症状、慢性病都需药物治疗。如轻度消化不良、睡眠欠佳等,只要注意饮食卫生,避免情绪波动均可避免用药。⑤减少和控制服用补药。一般健康老年人不需要服用补药。体弱多病的老年人,要在医师的指导下,适当服用滋补药物。

(三)小剂量原则

中国药典规定老年人用药量为成人量的 3/4。一般开始用成人量的 1/4 ～ 2/3,然后根据临床反应调整剂量,直至出现满意疗效而无 ADR 为止。剂量要准确适宜,老年人用药要遵循从小剂量开始逐渐达到适宜于个体的最佳剂量。

(四)择时原则

择时原则即根据时间生物学和时间药理学的原理,选择最合适的用药时间进行用药治疗,以提高疗效和减少毒副作用。

(五)暂停用药原则

老年人在用药期间,应密切观察,一旦出现新的症状,应考虑为药物的不良反应或是病情进展。前者应停药,后者则应加药。对于服药的老年人出现新的症状,停药受益可能多于加药受益。因此,暂停用药是现代老年病学中最简单、有效的干预措施之一。

二、老年人安全用药的护理

安全用药要求医护人员不仅具有丰富的专业知识,更为重要的是要具有敬业的精神和负责的态度。因此,护士应加强药学知识的学习,提高用药护理能力;熟悉药物商品名和通用名,注意药物配伍禁忌;根据老年人的用药特点合理运用老年人的用药原则;密切观察用药反应,维护老年人的用药安全。

【护理评估】

评估用药情况

1. 用药史　详细评估老年人的用药史,包括既往和现在的用药记录、药物过敏史、引起副作用的药物。

2. 各系统功能状况　全面评估老年人各系统各脏器的功能状况,如肝、肾功能的生化指标。以及老年人的患病情况。

3. 服药能力评估　包括视力、听力、阅读能力、理解能力、记忆力、吞咽能力、获取药物的能力、发现不良反应的能力和作息时间。

4. 心理-社会状况评估　了解老年人的文化程度、饮食习惯、家庭经济状况,对当前治疗方案和护理计划的了解、认识程度和满意度、家庭的支持情况,对药物有无依赖、期望、恐惧等心理。

【常见护理诊断/问题】

1. 执行治疗方案无效　与老人理解力、记忆力减退,经济困难等有关。

2. 不依从行为　与老年人的健康观、有关知识和技能缺乏、照料者的支持照顾不够、经济紧张有关。

3. 潜在的并发症:药物不良反应　与老年人生理功能减退、用药种类多、个体差异大有关。

【护理措施】

老年人安全用药目标是:老人能自觉或在家属的协助下遵医嘱用药;老人知道所用药物

的作用、用法、注意事项和不良反应,按时用药;药物疗效好,未发生不良反应。主要的护理措施有:

（一）密切观察和预防药物的不良反应

老年人药物不良反应发生率高,在用药过程中,护理人员注意发现药物不良反应的早期症状,及时给予必要的处理措施,防止进一步发展,提高老年人的用药安全。

1. 密切观察药物副作用　严格遵循医嘱用药,留心观察疗效、全身变化,倾听主诉,一旦出现严重不良反应,应立即停药就医。如对使用降压药的老年患者,要注意提醒其直立、起床时动作要缓慢,避免直立性低血压。

2. 注意观察药物矛盾反应　药物矛盾反应是指用药后出现与用药治疗效果相反的特殊不良反应。如用硝苯地平治疗心绞痛反而加重心绞痛,甚至出现心律失常。所以用药后要细心观察,一旦出现不良反应,应该及时停药、就诊,根据医嘱改服他药,保留剩余的药。

3. 用药从小剂量开始　注意个体差异。用药一般从成人剂量的1/4开始,逐渐增大至1/3→1/2→2/3→3/4。

4. 其他预防药物不良反应的措施　老年人因种种原因易出现用药依从性较差,因此当药物未达到预期疗效时,要仔细询问患者是否按医嘱用药。对长期服用某一种药物的老年人,要注意监测血药浓度。对老年人所用的药物剂量要进行认真记录并注意保存。

（二）提高老年人用药依从性

老年慢性病治疗效果不满意,除病因、发病机制不明,缺乏有效的治疗药物外,还有一个不容忽视的问题,就是用药依从性差。老年人由于记忆力减退,容易忘记用药或错用药;经济收入减少,生活相对拮据;担心药物副作用;家庭社会的支持不够等原因,导致其用药依从性差。提高老年人用药依从性的护理措施如下:

1. 加强药物管理　①对于住院的老年人,护理人员应该严格执行给药操作规程,按规定时间将药物送到老年人床前,并照顾其服下。②对于出院的老年人,护理人员应该通过口头和书面形式,向老年人解释药物名称、用量、作用、副作用和用药时间及用药的注意点;且用较大字体醒目地注明用药剂量和时间,以便老年人识别。③空巢、独居的老年人:护士可将老人每天需要服用的药物放置在专用的塑料盒内,盒子有四个小格,每个小格标明用药的时间,并将药品放置在醒目的位置,促使老年患者养成按时用药的习惯。此外,社区护士定期到老年人家中清点剩余药片数目,也有助于提高老年人的用药依从性。④精神异常或不配合治疗的老年人:护士需协助和督促患者用药,并确定其是否将药物服下。患者若在家中,应要求家属配合做好协助督促工作,可通过电话追踪,确定患者的用药情况。⑤外用药物:护理人员应该详尽说明,并在盒子外面做好标签,注明外用药不可服用,并告知家属。

2. 开展健康教育　可以借助宣传媒介,采取专题讲座、小组讨论、发放宣传材料、个别指导等教育方式,通过门诊教育、住院教育和社区教育三个环节紧密结合的全程健康教育的实施,提高患者的自我管理能力,促进其服药依从性。

3. 建立合作性护患关系　护理人员要鼓励老年人参与治疗方案与护理计划的制订,请老年患者谈对病情的看法和感受,与老年人建立合作性护患关系,使老年人对治疗充满信心,形成良好的治疗意向,以提高老年人的服药依从性。

4. 定期帮助老年人整理药柜　检查药物质量,丢弃过期和变质的药品,保留常用药和正在服用的药物,并按有效期合理服用。

5. 行为监督　①行为监测:建议老年人记用药日记、病情自我观察记录等;②刺激与控制:将老年人的用药行为与日常生活习惯联系起来,如设置闹钟提醒用药时间;③强化行为:当老年人用药依从性好时及时给予肯定,依从性差时当即给予批评。

(三)加强用药的健康指导

1. 严格遵医嘱用药　坚持按时按量服药,不擅自增减药量或停药,不随意混用其他药物。改变药物剂量和方案时,须征得医务人员的同意。慢性疾病应隔一段时间,到正规医院或专门医生做相关的诊断,便于安全用药。

2. 不滥用滋补药、保健药、抗衰老药和维生素　身体健康的老年人通过合理饮食、乐观的心态、适宜的运动和良好的生活方式即可延年益寿,一般不需要服用滋补药;体弱多病者,应在医务人员的指导下恰当应用保健药,切勿盲目服用或过度服用,以免发生中毒反应;能用非药物方式缓解症状或痛苦时,尽量不用药物。

3. 掌握服药技巧　尽可能选用口服给药。尽量不用缓释片,服药姿势以站立最佳,坐直身体也行,卧床时尽可能抬高头部,吞下药后约1分钟再躺下。服用药片多时,可分次吞服,以免发生误咽;吞咽片剂或胶囊有困难时,可选用液体剂型如冲剂、口服液等;药物刺激性大或异味较重时,可将其溶于水,用吸管吸服,服药后要饮用足量的水,用后可饮果汁,以减轻不适;建议或协助老年人服药前后漱口,消除异味和不适感。

4. 注意药物与食物之间的相互作用　服药期间,吸烟、饮酒要有节制。烟中尼古丁可增加药物毒性,影响肝脏解毒功能;酒精可使多种药物毒性增加;服药时不可以茶代水,因茶中鞣酸可使药物失去活性。

(四)加强用药的健康指导

1. 用药的解释工作　用老年人容易接受的方式,向其解释药物的种类、名称、用药方式、服药时间、药物作用、不良反应和期限等,反复强调正确服药的方法和意义。

2. 首选非药物治疗措施　指导老年人如果有非药物治疗措施,暂时就先不要用药,如失眠、便秘等,应该先采取非药物治疗措施解决问题,将药物中毒的危险性减到最低。

3. 不随意购买及服用药物　指导老年人调节好日常饮食,注意营养,科学安排生活,保持平衡的心态,而非服用滋补药、保健药、抗衰老药和维生素。

4. 安全用药知识教育　①注意观察用药后反应。指导家属观察老年人服药后的反应和病情变化,一旦发生异常,立即停药,送老人及时就诊。②督促、协助老年人按时按量服药。对于自理能力尚好的老年人,家人应督促、检查其按时按量服药,确保准确无误;对于自理能力差的老年人,家人或照料者应耐心协助,如帮助老人打开药品包装或瓶盖,提前配好每次所用药物,并放于不同颜色的药袋中(如将早、中、晚服用的药物分别放于红、黄、绿色药袋中)。③学会使用必要的护理用具。经济条件允许者,可为老年人购买体温计、血压计等,并学会使用,以随时监测生命体征。

(董　雪)

复习思考题

1. 老年人常见药物不良反应有哪些?
2. 老年人用药原则有哪些?
3. 如何进行老年人安全用药的护理指导?

第七章 老年人常见健康问题与护理

 学习要点

　　老年人跌倒、中暑、低体温综合征、噎食等的概念、病因、紧急处理；老年人疼痛、便秘、尿失禁、视听障碍等常见健康问题的特点及预防；老年人常见健康问题的评估要点、护理诊断、护理措施与健康指导

　　世界面临着人口老龄化的严峻挑战。老年人面临着诸多健康问题的困扰。诸如跌倒、疼痛、便秘、尿失禁、视听障碍、意外伤害等问题，不但影响老年人群的身心健康和生活质量，甚至可能危及老年人的生命安全。因此，做好老年人常见健康问题的评估、预防和处理，是护理人员义不容辞的职责，是实现健康老龄化目标的重要内容

第一节 跌 倒

 病例分析

　　李老太，女，81岁，独居，傍晚时分邻居发现其跌倒在家门外，当即不能站立。老人主诉左髋部疼痛异常，送往医院。有高血压史20余年，一直服用2种降压药，具体不详。有慢性青光眼病史，视力较差。双膝骨关节炎10余年。前一次跌倒是在2个月前的如厕后，当时可站立和行走，无其他不适。体格检查：体温37.1℃，脉搏80次/分钟，呼吸20次/分钟，血压140/85mmHg，全身体检未见明显异常。X线摄片检查，显示患者股骨颈头下型骨折，完全移位。
　　1. 李老太发生跌倒的危险因素可能有哪些？
　　2. 李老太出院以前，护士应该从哪几个方面指导患者和家属预防再跌倒？

　　跌倒是与老化进程相关的最严重的问题之一，是老年人伤害最常见的原因。跌倒不但严重威胁着老年人的身心健康、日常活动及独立生活能力，而且也会给家庭和社会造成沉重的负担。因此，每一个老年健康照护者都应当对老年人跌倒问题引起高度关注，并积极采取措施加以防范。

一、概念

　　跌倒（fall）是指突发、不自主、非故意的体位改变，倒在地上或更低的平面上。国际疾病分类（ICD-10）将跌倒分为两类：①从一个平面至另一个平面的跌落；②同一平面的跌倒。

二、病因

　　老年人跌倒是多因素交互作用的结果。一般可将老年人跌倒的原因归为内在因素和外

在因素两个方面。

（一）内在因素

1. 生理因素

（1）步态和平衡功能：步态稳定性下降和平衡功能受损是引发老年人跌倒的主要原因。老年人缓慢蹒跚步行走，造成步幅变短、行走不连续、脚不能抬到一个合适的高度，加之中枢控制能力下降，导致跌倒的危险性增加。

（2）中枢神经系统：中枢神经系统退变会导致老年人的智力、肌力、肌张力、感觉、反应能力、反应时间、平衡能力、步态及协同运动能力降低，使跌倒的危险性增加。

（3）感觉系统：老年人的视力、视觉分辨率、视觉的空间和深度感及视敏度下降，老年性传导性听力损失、老年性耳聋、耳垢堆积，使老年人难以对危险信号做出及时反应，容易跌倒；而老年人触觉下降，前庭功能和本体感觉退行性改变，可导致老年人平衡能力降低，增加跌倒风险。

（4）骨骼肌肉系统：老年人骨骼、关节、韧带及肌肉的结构、功能损害与退化，会影响老年人的活动能力、步态的敏捷性、力量和耐受性，导致跌倒危险性增加。特别是老年人骨质疏松会增加与跌倒相关骨折的发生率。

2. 病理因素

（1）神经系统疾病：如脑卒中、帕金森病、脊椎病、小脑疾病、前庭疾病、外周神经系统病变。

（2）心血管疾病：如体位性低血压、脑梗死、小血管缺血性病变等。

（3）影响视力的眼部疾病：如白内障、偏盲、青光眼、黄斑变性。

（4）心理及认知因素：如痴呆、抑郁症。

（5）其他：如昏厥、眩晕、惊厥、偏瘫、足部疾病及足或脚趾的畸形等都会影响机体的平衡功能、稳定性、协调性，导致神经反射时间延长、步态紊乱。感染、肺炎及其他呼吸道疾病、血氧不足、贫血、脱水以及电解质平衡紊乱均会导致机体的代偿能力不足，常使机体的稳定能力暂时受损。老年人泌尿系统疾病或其他因伴随尿频、尿急、尿失禁等症状而匆忙去洗手间、排尿性晕厥等也会增加跌倒的危险性。

3. 药物因素　很多药物通过影响人的神志、精神、视觉、步态、平衡等方面而引起跌倒。可能引起跌倒的药物包括：精神类药物、心血管药物及其他降糖药、非甾体类抗炎药、镇痛剂、多巴胺类药物、抗帕金森病药。

4. 心理因素　沮丧、抑郁、焦虑、情绪不佳及其导致的与社会隔离均增加跌倒的危险。

（二）外在因素

1. 环境因素　①室内环境因素：如昏暗的灯光，湿滑、不平坦的地面，障碍物，不合适的家具高度和摆放位置，楼梯台阶，卫生间没有扶栏、把手等都可能增加跌倒的危险；②户外环境因素：台阶和人行道缺乏修缮，雨雪天气、拥挤等都可能引起老年人跌倒；③个人环境：居住环境发生改变，不合适的穿着和行走辅助工具，家务劳动（如照顾小孩），交通损伤等。

2. 社会因素　老年人的教育和收入水平、卫生保健水平、享受社会服务和卫生服务的途径、室外环境的安全设计，以及老年人是否独居、与社会的交往和联系程度都会影响其跌倒的发生率。

三、护理程序

【护理评估】

(一)健康史

1. 一般资料　收集跌倒老人的年龄、性别及文化背景等基本信息。

2. 既往史　询问老年人既往是否发生过跌倒,跌倒的次数及情况,有无害怕跌倒的心理;有无与跌倒有关的疾病及其诊治、用药情况等。

3. 跌倒现场状况　询问老年人跌倒的时间、场合、方式(是绊倒、滑倒还是晕倒),跌倒时所处的活动状态、着地部位;跌倒前有无饮酒或服用可疑药物,有无头晕、头痛、心慌、气短、胸痛、感觉障碍、肢体无力、共济失调等前驱症状;跌倒后有无意识丧失、受伤和大小便失禁,能否站立,处理方式,有无目击者等。

(二)身体状况

老年人跌倒后可并发多种损伤,如软组织损伤、骨折、关节脱位和脏器损伤等。跌倒时的具体情况不同,表现也不相同。若跌倒时臀部先着地,易发生髋部股骨颈骨折,表现为局部剧烈疼痛、不能行走或跛行。若跌倒时向前扑倒,易发生股骨干、髌骨及上肢前臂骨折,出现局部肿胀、疼痛、破损和功能障碍。若跌倒时头部先着地,可引起头部外伤、颅内血肿,当即或在数日甚至数月后出现脑出血症状。

体检时要全面,首先检查老人的意识和生命体征,随后进行全身检查,包括头部、胸部、腹部、脊柱、四肢和骨盆、皮肤及神经系统。重点检查着地部位与受伤部位。

评价老年人的平衡功能与步态是帮助发现跌倒危险因素,预防老年人再次跌倒的重要前提,可采用以下方法进行。

1. 坐位平衡试验

(1)静态坐位平衡试验:受试者两足踏地,端坐在椅子上或坐在床边,两手放在大腿上,记录其端正坐位时间。完全不能维持记 0 分,能维持在 20 秒以上者记 1 分,20～90 秒记 2 分,90～180 秒记 3 分。

(2)对抗推力平衡试验:受试者按上述姿势坐稳,检查者从其左侧轻轻用力将其上身向右侧推,观察其上身能否做出平衡反应维持正坐位,再从其右侧轻轻用力将其上身向左推,观察其上身能否做出平衡反应维持正坐位。完全不能维持,顺势倒向一侧,记 0 分;几乎要倾倒,经用双手支撑协助维持平衡,记 1 分;用手扶住后较易且迅速恢复平衡,记 2 分;正常反应维持平衡(不需用双手扶住),记 3 分。

2. 立位平衡试验　受试者两腿左右分开同肩宽或一前一后站立,两手放在身旁,上身保持直立、闭眼。不能完成,记 0 分;能稳定站立 5 秒,记 1 分;能稳定站立 10 秒,记 2 分;能稳定站立 30 秒,记 3 分。

3. 功能性前伸试验　受试者靠墙侧向站立,在与受试者肩峰同高处,将皮尺横向水平固定在墙上。受试者双脚与肩同宽平行站立,将靠墙侧上肢前屈 90°,肘伸直,腕中立位,手握拳,以第三掌指骨为标准,记录初始第三掌指骨所在位置的刻度,然后告知受试者尽力平行于皮尺向前伸上肢至最大稳定极限(不允许挪动双脚),记录终末第三掌指骨所在位置的刻度。两刻度之间的距离如小于 15cm,提示有跌倒的危险。

4. 站立行走测试　①让受试者坐在有靠背的椅子上,注意他是怎么坐下的,是突然坐下,还是直直坐下,还是斜靠在一边。②嘱受试者起立,当其起立时,注意动作是否平衡;让其多试几次,看是否需要靠自己的手来帮助站立。这有助于评估受试者足部肌肉的力量。③受试者站起来后,让他尽可能地睁眼,然后要求他闭眼。此时注意他的稳定性和是否摇摆。④让受试者睁开眼睛,然后走 10 步。在 10 步时做一个记号,而后要他转回到椅子旁,注意其行走时的稳定性、步行速度和平衡状态。⑤当受试者回到椅子旁时,让他围着椅子转一圈并坐下,注意他的这种运动是否能维持平衡。⑥记录受试者从椅子站起,走 10 步到转身又回到椅子上完全坐下的时间,连续 3 次,算出平均时间。如果平均时间在 30 秒以上提示患者有跌倒的可能性,20~29 秒提示受试者的活动不能完全独立,10~19 秒提示其可独立活动。

5. 步态评价 老年人由于机体老化,行走时身体重心前移,引起膝关节屈曲,呈现轻度的躯干弯曲姿势;步子短小、缓慢而不踏实,丧失正常的步速和平衡。如患有疾病,常表现出各种不同的步态(详见《健康评估》)。对步态的评价包括临床评价和仪器评价,临床评价主要是注意步态的姿势,走路时躯干是否正直,上肢有无摇摆,有无重心的转移,测量步幅、步速;注意双下肢负重情况,支撑期和摆动期的周期时间分配以及髋、膝、踝三关节的伸屈角度等。仪器评价主要有三维加速指示器,可显示正常或病理步态的多种参数,如步行速度、周期时间、步行节律及步行时左右是否对称等。

(三)辅助检查

根据需要做影像学和实验室检查,以明确跌倒造成的损伤和引起跌倒的疾病或潜在性疾病。如跌倒后可疑并发骨折时,行 X 线检查;可疑并发头部损伤时,行头颅断层扫描(CT)或磁共振(MRI)检查;血压测定应包括平卧位和直立血压以排除直立性低血压;视力检查包括视力和视敏度;怀疑低血糖要做血糖检测。

(四)心理-社会状况

有跌倒史的老年人常有跌倒后恐惧心理。即害怕再次跌倒而减少外出,导致活动能力降低、活动范围缩小、人际交往减少,又增加了再次跌倒的危险。

【常见护理诊断/问题】

1. 有受伤害的危险 与跌倒有关。

2. 疼痛 与跌倒后损伤有关。

3. 恐惧 与害怕再跌倒有关。

【护理计划与实施】

跌倒护理目标:①老年人跌倒后能得到正确有效的处理和护理;②老年人跌倒后的日常生活需求得到满足;③老年人对跌倒的恐惧心理好转或消除;④老年人和(或)照顾者理解跌倒的危险因素,能够主动进行跌倒防护。

(一)预防跌倒

通过监测、调查或常规工作记录收集老年人跌倒信息,进行分析评估,确定老年人跌倒的危险因素。并根据国际公认的伤害预防"5E"原则,即教育预防策略(Education)、环境改善策略(Environmental modification)、工程策略(Engineering)、强化执法策略(Enforcement)和评估策略(Evaluation),制定预防老年人跌倒的指导措施,积极开展老年人跌倒干预,降低老年人跌倒的发生,减轻老年人跌倒所致伤害的严重程度。

对有跌倒倾向的住院老人,可在其床头牌或护理病历上做醒目标记,建立跌倒预防记录单;帮助其熟悉病房和周围环境,并采取必要的安全措施,如使用床档、约束带;加强与患者及其家属的沟通交流,关注患者心理需求,合理安排陪护;定期巡视,及时给予协助,严密观察其生命体征与病情变化,做好详细记录,并进行严格交接,以防止跌倒事件发生。

（二）紧急处理

老年人跌倒后,不要急于扶起,要依据情况进行现场处理。

1. 检查确认伤情。①询问老年人跌倒情况及对跌倒过程是否有记忆,如不能记起跌倒过程,提示可能为晕厥或脑血管意外,需要行 CT、MRI 等检查确认;②询问是否有剧烈头痛或口角歪斜、言语不利、手脚无力等,提示可能为脑卒中,处理过程中注意避免加重脑出血或脑缺血;③检查有无骨折,如查看有无肢体疼痛、畸形、关节异常、肢体位置异常、感觉异常及大小便失禁等,以确认骨折情况,适当处置(详见《外科护理学》中"骨折的护理"章节)。

2. 有外伤、出血者,立即止血、包扎,并进一步观察处理。

3. 正确搬运。如需搬运应保证平稳,尽量保持平卧姿势。

4. 如老年人试图自行站起,可协助老人缓慢起立,取坐位或卧位休息,确认无碍后方可放手,并继续观察。

5. 查找跌倒危险因素,评估跌倒风险,制订防止措施及方案。

6. 跌倒后意识不清者应特别注意:①有呕吐者,将头偏向一侧,并清理口、鼻腔呕吐物,保证呼吸通畅;②有抽搐者,移至平整软地面或身体下垫软物,防止碰、擦伤,必要时使用牙间垫等,防止舌咬伤,注意保护抽搐肢体,防止肌肉、骨骼损伤;③如发生呼吸、心跳停止,应立即进行胸外心脏按压、口对口人工呼吸等急救措施。

（三）跌倒后的护理

1. 病情观察 严密观察跌倒老人的神志、心率、血压、呼吸、瞳孔,以及单侧虚弱、口齿不清、打哈欠、跌倒后排泄情况等,警惕内出血、休克和脑损伤等。

2. 长期护理 大多数老年人跌倒后伴有不同程度的身体损伤,需要长期卧床。对这类老人应提供长期护理:①根据跌倒老人的日常生活活动能力,提供相应的基础护理,满足其日常生活需求;②预防压疮、肺部感染、尿路感染等并发症;③指导并协助老年人进行相应的功能锻炼、康复训练等,预防废用综合征的发生,促进老年人身心功能康复,早日回归健康生活。

3. 心理护理 重点针对跌倒后出现的恐惧心理对老年人进行心理护理。帮助跌倒老人分析其产生恐惧的原因,探讨是因为虚弱、身体功能下降、自己或身边的老年朋友有跌倒史;还是相关知识缺乏,从而导致恐惧情绪产生,并共同制订针对性的措施,以减轻或消除恐惧心理。

 知识链接

老年人跌倒后自己如何起身?

1. 如果是背部先着地,应弯曲双腿,挪动臀部到放有毯子或垫子的椅子或床铺旁,然后使自己较舒适地平躺,盖好毯子,保持体温,如有可能要向他人寻求帮助。

2. 休息片刻,等体力准备充分后,尽力使自己向椅子的方向翻转身体,使自己变成俯卧位。

3. 双手支撑地面,抬起臀部,弯曲膝关节,然后尽力使自己面向椅子跪立,双手扶住椅面。

4. 以椅子为支撑,尽力站起来。

5. 休息片刻,部分恢复体力后,打电话寻求帮助——最重要的就是报告自己跌倒了。

（四）健康指导

健康指导的重点在于帮助老年人纠正不健康的生活方式和行为,规避或消除环境中的危险因素,防止跌倒再度发生,具体内容如下:

1. 增强防跌倒意识 加强防跌倒知识和技能的宣教,帮助老年人及其家属增强防跌倒意识;告知老年人及其家属,老年人跌倒时的不同情况与紧急处理措施,以及寻求帮助的有效方法等,做到有备无患。

2. 合理运动 指导老年人参加规律、适宜的体育锻炼,以增强肌肉力量、柔韧性、协调性、平衡能力、步态稳定性和灵活性,从而减少跌倒的发生。

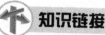

大踏步,防跌倒

"原地踏步",简便易行,不受场地和器材限制,对老人来说,却能起到不错的平衡作用。在完成"大踏步"动作时,身体负重由一侧下肢转移到另一侧肢体,可交替往复进行重心的转移练习,因而对改善平衡能力非常有益。同时,"大踏步"也需要上肢的协调配合,对肢体协调能力的提高有帮助,这也会间接起到提高平衡能力的作用。

3. 重视相关疾病的防治 有效控制慢性病的发展,定期到医院做跌倒风险评估,是预防跌倒的重要措施。积极防治可诱发跌倒的疾病,如控制高血压、心律失常和癫痫发作,以减少和防止跌倒的发生。预防和治疗骨质疏松。

4. 合理用药 指导老年人按医嘱正确服药,不要自行随意加、减药物,尽量避免同时服用多种药物,并尽可能减少用药剂量。

5. 选择适当的辅助工具 指导老年人使用合适长度、顶部面积较大的拐杖,并将拐杖、助行器及经常使用的物件等放在触手可及的位置。如有视觉、听觉及其他感知障碍的老年人应佩戴视力补偿设施、助听器及其他补偿设施。

6. 改善家居环境 老年人的家居环境应当安全、无障碍。保持室内光线均匀、柔和,室内地面保持平整、防滑、无积水,避免打蜡;通道保持宽敞、无杂物;卫生间安装扶手,尽量使用坐厕,在浴缸旁和马桶旁安装扶手,台阶平整无破损,高度适宜。

7. 调整生活方式 在日常生活中注意:①避免走过陡的楼梯或台阶,上下楼梯、如厕时尽可能使用扶手。②避免睡前饮水过多以致夜间多次起床如厕,对反应迟钝、有直立性低血压的老年人,晚上可将小便器放置于床旁;转身、转头、起身、下床时动作要慢。日常生活起居做到"3个30秒",即醒后30秒再起床,起床后30秒再站立,站立后30秒再行走。③走路保持步态平稳,尽量慢走,避免携带沉重物品。④外出活动最好在白天进行,避免去人多及湿滑的地方和避免在他人看不到的地方独自活动。⑤使用交通工具时,应等车辆停稳后再上下。⑥克服不服老、不愿麻烦别人的心理,在力不能及时主动向他人求助,尽量不要在家里登高取物,必要时可以使用有扶手的专门梯凳,切不可将椅子作为梯凳使用。⑦不穿过长、过宽会绊脚的衬衫、长裤或睡衣,避免穿高跟鞋、拖鞋、鞋底过于柔软以及易于滑倒的鞋,穿脱鞋、裤、袜时坐着进行;看电视、阅读时间不可过长,避免用眼过度疲劳。

第二节 疼 痛

疼痛是老年人最为常见的症状之一。资料显示,65岁以上老年人中80%~85%存在一种诱发疼痛症状的疾病,25%～50%的老年人有各种各样的慢性疼痛,其中45%～80%的疼痛症状明显者需要接受长期的专业治疗。据估计,60岁以上老年人疼痛的发生率是60岁以下的2倍。老年人疼痛经常伴有抑郁、焦虑、疲劳、睡眠障碍、行走困难和康复缓慢的特点,严重影响了老年人的生活质量。因此,了解老年人疼痛的原因、疼痛带来的身心影响以及有效缓解疼痛的方法,对护理人员来说非常重要。

一、概念

疼痛(pain)是由感觉刺激而产生的一种生理、心理反应及情感上的不愉快经历,已成为继体温、脉搏、呼吸、血压之后的第5个生命体征,日益受到重视。疼痛作为老年人晚年生活中常见的一种症状,具有以下特点:①老年人疼痛病因复杂,以不可治愈的疾病较多见;②老年人对疼痛的感知易受外界因素影响,疼痛水平波动较大;③有些老年人对疼痛反应不敏感,主诉少;④慢性、持续性疼痛的发生率高,功能障碍与生活行为受限明显;⑤老年人对疼痛治疗药物的不良反应更敏感。

二、病因

老年人疼痛发生率高,致痛因素复杂。疾病、外伤、身体功能的退化均可引起老年人疼痛的发生。

1. 肌肉骨骼性疾病 如颈腰椎退行性变、椎管狭窄、颈腰椎间盘突出、骨性关节炎、纤维肌痛症、肌筋膜炎等均可引起慢性疼痛,是老年人疼痛最常见的病因,特别是骨关节的长期劳损和老年内分泌失调引发的骨关节炎所致的老年人疼痛发生率最高。

2. 神经性病变痛症 神经性病变痛症是指原发或原发病灶引发的神经系统功能障碍所引起的疼痛,是老年人疼痛的第2位病因,与外周或中枢神经系统损伤、感染、代谢紊乱和梗死有关。如带状疱疹后神经痛、糖尿病性周围神经病变、三叉神经痛和脑卒中后疼痛等神经性疼痛综合征。

3. 癌症 世界卫生组织报告,吸烟、摄入过多高脂肪食品、人口老龄化等因素是造成癌症患者与日俱增的原因。1/3的活动性癌症和2/3的晚期癌症患者有明显的疼痛。疼痛是老年肿瘤患者最常见的主诉之一,据统计老年癌症人群中每天有疼痛经历者占40%。

4. 其他 如冠心病、心绞痛等经常引发神经性疼痛的慢性疾病。冷、热、机械力以及化学物质等刺激皮肤、皮下组织、肌肉、骨骼等部位的伤害感受器,使之激活,引起疼痛。

三、护理程序

【护理评估】

(一) 健康史

首次评估老年人疼痛,应详细询问其既往病史和疼痛史,获取老年人的疼痛基线。既往病史包括影响疼痛感觉、行为、治疗的疾病。疼痛史包括过去的疼痛经历,目前疼痛的部位、性质、程度、开始时间、持续时间、加强或缓解疼痛的因素,疼痛的伴随情况,已采取的减轻疼痛的治疗、知识和态度,疼痛对饮食、睡眠和日常生活的影响等,明确疼痛的类型(详见基础护理)。

(二) 身体检查

对老年疼痛患者的护理体检应着重于运动系统、神经系统和内脏器官,注意检查老年人有无脊柱关节、肌肉肌腱韧带受损或疾病,有无感觉、运动、自主神经功能障碍和神经损伤的体征,有无内脏损伤或疾病等。

（三）辅助检查

根据具体情况,运用 CT、MRI、X 线摄片、血管造影、心电图检查和实验室检查等辅助手段,查找疼痛病因。

（四）心理-社会状况

疼痛是一种复杂的生理心理过程,总伴随情绪反应。它能显著影响患者的情绪、性格及社会关系,常伴随抑郁、睡眠障碍、疲劳及全身功能降低。疼痛与抑郁之间存在"疼痛-抑郁情绪-疼痛阈降低-疼痛加重-严重抑郁情绪"的恶性循环,可以加重,甚至引发抑郁症。一些老年慢性疼痛患者常有明显的认知功能扭曲和无助感。疼痛对他们的生活产生了重要影响,使其社会活动减少,自我控制和自我实现下降。护理活动中应及时评估,注意收集相关资料,采取有效措施,降低或消除疼痛带来的心理社会影响。

【常见护理诊断/问题】

1. 急性疼痛及慢性疼痛　与组织损伤和反射性肌痉挛、继发于骨骼肌疾病、血管疾病、糖尿病、感染等有关。

2. 抑郁　与长期慢性疼痛对治疗丧失信心等有关。

3. 焦虑　与紧张疼痛,担心治疗预后有关。

4. 睡眠形态紊乱　与疼痛有关。

【护理计划与实施】

疼痛护理目标:①老年人的疼痛减轻、次数减少,自信心增强,能独立完成日常生活;②老年人能接受现实,说出急、慢性疼痛的存在;③老年人能正确服药,掌握缓解疼痛的非介入性止痛方法。

老年人以慢性疼痛多见,在疼痛的管理上,可采取药物控制与非药物控制相结合的方法。

（一）药物止痛

药物是治疗疼痛最常用、最基本的方法。临床用于止痛治疗的药物种类很多,作用机制各不相同,应根据老年人的需要和生活方式,正确选择和使用。

1. 非甾体类抗炎药　主要用于短期治疗炎症关节疾病(痛风)和急性风湿性疾病(风湿性关节炎)。临床应用较普遍的有阿司匹林、对乙酰氨基酚(泰诺林)等。

2. 阿片类药物　阿片类药物是以吗啡为代表的一类麻醉性镇痛药。适用于急性疼痛和恶性肿瘤引起的疼痛。此类药物在老年人体内的半衰期长于年轻人,因此,老年人用药效果好。阿片类药物的主要不良反应有恶心、呕吐、便秘、镇静和呼吸抑制等,用药中应注意观察和处理。虽然正规服用阿片类药物止痛 2 周以上者可出现不同程度的生理性依赖,但仅有少数患者表现出成瘾和精神依赖。因此,不必过分限制老年患者使用该类药物治疗疼痛。

3. 辅助镇痛药　辅助镇痛药可增强阿片类药物的镇痛效果,主要治疗使疼痛加剧的并发症,对特殊类型的疼痛也有独立的镇痛作用。①抗抑郁药:对神经性疼痛的治疗效果肯定,以阿米替林应用最为广泛,但该药有较明显的抗胆碱能作用,不能用于严重心脏病、青光眼和前列腺增生的患者;②糖皮质激素:对部分癌性疼痛综合征有效,因其具有显著的抗炎作用,也常用于慢性炎症性疼痛的治疗。

4. 外用药　辣椒素是一种安全有效的外用止痛药,广泛用于关节炎、带状疱疹、糖尿病引起的周围神经病变和乳房切除术后的疼痛。

（二）非药物止痛

非药物止痛作为药物治疗的辅助措施,可减少止痛药物的用量,改善老年患者的健康状况,但不能完全取代药物治疗。鼓励老年人进行运动锻炼,用热敷、冷敷均具有缓解疼痛的作用。老年人皮肤敏感度下降,因此使用冷热疗时应注意防止烫伤、冻伤;另外,如放松疗法、音乐疗法、针灸、按摩等均有助于减轻疼痛。

（三）心理护理

护理人员应重视、关心老年患者的疼痛,认真倾听其主诉,适当给予安慰,减轻老年人的心理负担。指导老年人及其家属或照顾者按时服用止痛药物,并为老年人提供适时、有效的非药物止痛措施,均有助于减轻老年患者的疼痛程度,缓解焦虑、抑郁情绪,提高身心舒适感。

（四）健康指导

1. 用药指导　告知老年人及其照顾者止痛药物的使用方法、注意事项、常见不良反应的观察要点,以及止痛药物与老年人常用的心血管药、降糖药、利尿药、中枢神经系统药合用时可能带来的影响,做到遵医嘱安全用药、合理用药。

2. 疼痛自我管理指导　教会老年人及其照顾者运用简单、适用的疼痛评估方法或工具,判断疼痛强度,监测止痛效果。正确运用减轻疼痛的方法处理疼痛,如疼痛时采取舒适的体位,尽量深呼吸,分散注意力;多摄入低脂、含蛋白质丰富的食物,做到饮食清淡、易消化、无刺激;保持大便通畅;保持情绪稳定。

第三节　便　　秘

便秘是老年人常见的症状,约占老年人群的1/3。长期便秘不仅影响老年人的生理功能,还可影响老年人的生活质量,甚至诱发心、脑血管疾病突发,引起猝死。因此,重视老年人便秘的防治非常重要。

一、概念

便秘是指排便困难或排便次数减少,且粪便干结,便后无舒畅感。老年人便秘属于慢性便秘,慢性便秘常使用罗马Ⅱ标准来诊断。罗马Ⅱ标准为:在不用泻剂的情况下,过去12个月中至少12周连续或间断出现以下2个或2个以上症状即成为便秘,即:①大于1/4的时间排便费力;②大于1/4的时间粪便是团块或硬结;③大于1/4的时间排便不尽感;④大于1/4的时间排便时肛门阻塞感或肛门梗阻;⑤大于1/4的时间排便需用手协助;⑥大于1/4的时间每周排便小于3次。

二、病因

（一）生理因素

随着年龄增长,老年人胃肠道分泌消化液减少,肠道中的水分相对减少,粪便干燥导致大便秘结;内脏器官感觉减退,难以察觉每天结肠发出的数次蠕动信号,错过排便时机;肠道平滑肌及其他排便辅助肌如腹肌、横膈、盆底肌收缩力减弱,增加了排便的难度。

（二）生活方式

1. 饮食因素 老年人饮食量减少,饮食过于精细,热能摄入不足,饮水量不足,食物残渣相对减少,大便量减少,不能有效刺激肠蠕动,导致便秘。

2. 活动减少 老年人体力活动能力下降,特别是患慢性疾病和长期卧床生活不能自理者,缺乏体力活动,使肠壁肌间神经丛兴奋性低下,肠壁张力减弱,肠蠕动减弱,粪便的水分吸收过度。

3. 排便习惯 由于治疗或长期卧床,改变了排便环境和习惯,老年人在出现便意时克制、忍耐,拖延排便时间,使已经到达直肠的粪便返回到结肠,久之,排便反射逐渐消失,出现便秘。

（三）疾病与用药

1. 疾病因素 肠道器质性疾病如肠道炎症、肿瘤、肠粘连和肛裂、痔疮等肛门疾患,肠道外器质性疾病如腹腔内大的肿块压迫、脊髓与神经根病变、甲状腺功能减退、门静脉高压或心衰、老年痴呆、抑郁症、脑血管意外等,都可以引起慢性功能性便秘。

2. 药物副作用 药物副作用是老年人便秘最为常见的一种原因。一方面,老年人因为患病常需服用抗胆碱性药物、阿片类药物及含钙和铝的制剂、铋剂、抗抑郁药、神经节阻滞剂等,容易引起慢性功能性便秘;另一方面,一些老年人由于便秘,滥用泻药,使肠壁神经感受细胞的应激性降低,导致顽固性便秘。

（四）心理因素

焦虑、紧张、精神抑郁等可使条件反射障碍或高级中枢对副交感神经抑制加强,使分布在肠壁的交感神经作用加强,抑制排便;个体的排便在需他人协助时,可能会压抑便意,形成便秘。

三、护理程序

【护理评估】

（一）健康史

1. 一般情况 了解老年人的年龄、性别、精神状态、饮食习惯、活动能力和睡眠情况等。

2. 既往史 了解老年人的疾病史、用药史、家族史等。

3. 便秘情况 询问老年人便秘开始的时间、发生的缓急,大便的频率与性状,排便习惯,缓泻药使用情况;有无便秘伴随症状,如头晕、乏力、食欲减退、腹胀、腹痛、口臭、精神淡漠等自体中毒的症状,肛门疼痛、出血,直肠坠胀感等;有无便秘的并发症,如痔疮、肛裂、大便失禁、宿便性溃疡、直肠脱垂等。

（二）身体状况

便秘的老年人由于大便秘结,堆积肠腔,形成嵌塞或粪瘤,常常可在其左下腹扪及粪块或痉挛之肠型。因排便费力,腹压增加,而导致直肠脱垂、肛门功能失调,甚至诱发心脑血管疾病发作,引起猝死;因宿便滞留,可导致肠内致癌物质长时间不能排出,而增加结肠癌患病风险等。因此,护理时不但要认真检查老年人腹部和肛周情况,还要注意观察老年人的生命体征,并根据情况进行相关身体部位的检查。

（三）辅助检查

为了排除结、直肠病变及肛门狭窄等情况,必要时可做:①大便常规检查及隐血试验;②直肠指检;③直肠肛门压力测定;④直肠镜、结肠镜检查;⑤钡剂灌肠等。

【常见护理诊断/问题】

1. 便秘　与老化、不良生活方式和药物副作用有关。

2. 舒适度减弱　与排便时间延长、排便困难、便后无舒畅感有关。

3. 知识缺乏　缺乏健康生活方式及缓解便秘方法的相关知识。

【护理计划与实施】

老年人便秘的治疗和护理,应针对引起便秘的原因进行。护理的目标为:①老年人便秘缓解或消失;②老年人能描述引起其便秘的因素;③老年人掌握便秘的自我护理知识和技能。

（一）一般护理

1. 饮食调整　饮食调整是治疗便秘的基础。如无禁忌,保证老年人每天摄入足够富含纤维素的食物,饮水量 2000~2500ml。

2. 行为调整　改变静止的生活方式,每天保持 30~60 分钟活动时间,对卧床或坐轮椅的老人可通过翻转身体、挥动手臂、收腹、提肛等进行主动或被动活动。

3. 排便环境布置　房间内居住两人以上者,可在床间设置屏风或窗帘,满足老人排泄时对私密空间的需要。协助老年人排泄时,不要一直在旁守候,更不要催促,以免老人紧张而影响排便。

（二）排便护理

1. 促进排便的技巧　训练老年人早餐后或临睡前按时蹲厕,养成定时排便习惯;指导老年人有便意时立即排便,不留宿便;排便时尽量取坐位,身体前倾,心情放松,集中注意力,先深呼吸,后闭住声门,向肛门部位用力,但勿用力过猛;为老人提供清洁、温暖的便器。

2. 辅助排便的方法

（1）使用排便辅助器:为体质虚弱的老年人提供便器椅或在老年人面前放置椅背,提供排便坐姿的依托,减轻排便不适感,确保排便安全。

（2）做腹部按摩:于清晨和晚间嘱老年人排尿后取仰卧屈膝位,用双手食、中、无名指,沿结肠走向,自右下腹向上到右上腹,横行至左上腹,再向下至左下腹,沿耻骨上回到右下腹做环形按摩,每天 2~3 次,每次 5~15 回,以促进肠蠕动。

（3）穴位按压:取穴足三里(位于外膝眼下 3 寸以及胫骨粗隆外 1 寸处)或支沟(位于腕背横纹上 3 寸,桡、尺骨之间),按压 30~50 次,2~3 分钟,通过调节支配胃肠的自主神经系统功能,促进肠蠕动,导致排便。

（4）药物辅助排便:外用开塞露、甘油栓、肥皂栓等简易通便剂,或口服液状石蜡、麻仁丸等作用温和的缓泻剂,刺激肠蠕动,软化粪便,润滑肠壁,达到通便效果;必要时根据医嘱使用刺激性泻药,如大黄、番泻叶、果导等,并注意观察用药效果和老年人的反应。

3. 人工通便技术

（1）灌肠法:严重便秘者可遵医嘱选用"1、2、3"溶液、植物油或肥皂水行小量不保留灌肠(详见《基础护理技术》)。

（2）人工取便:老年便秘者易发生粪便嵌顿,大量坚实的粪块聚集在直肠内,会引起患者肛门剧痛、全身不适,无法自行排出时,需采取人工取便法。取便时,应向患者做解释,嘱其取左侧卧位,护士右手戴手套涂以润滑油,将食指、中指轻轻插入直肠,将粪块压碎后掏出。取便过程应动作轻柔,切忌暴力硬挖,以免损伤肠黏膜,同时应注意观察患者反应,若患者感痛苦、面色苍白、大汗等,应休息片刻再掏,或使用 5% 利多卡因油膏润滑一侧食指,再缓慢伸入两手指,将嵌塞的粪块轻柔缓慢推进分开,以便掏出。取便完毕,清洁肛门。

（三）心理护理

耐心听取老年人的主诉,及时发现并解决老年人的问题,取得其信任。反复强调便秘的可治性,增加老年人的信心。讲解便秘出现的原因,指导便秘的应对技巧,增强老年人对便秘的自我管理能力。提高老年人的家庭支持和社会支持水平,调节老年人的情绪,使其精神放松,降低因精神紧张而引发便秘。

（四）健康指导

1. 养成良好的饮食习惯　指导老年人在健康状况允许下,适当多吃含膳食纤维丰富、有助润肠通便的食物,如粗制米面、芹菜、韭菜、带馅面食,以及白薯、香蕉、生蒜、生葱、木耳、银耳、黄豆、玉米及瘦肉等产气食物和含维生素 B 丰富的食物。晨起可服一杯淡盐水,上午和傍晚各饮一杯温热的蜂蜜水,以增加肠道水分,促进肠蠕动,预防便秘。少饮浓茶或含咖啡因的饮料,禁生冷、辛辣及煎炸刺激性食物。

2. 保持适当的运动锻炼　指导老年人根据自身情况参加运动和锻炼,如散步、慢跑、太极拳等。不能自行活动的老年人,可以借助辅助器械帮助站立或进行床上被动活动。

3. 养成良好的排便习惯　每天早上起床后或早餐后坚持准时如厕排便;有便意时立即排便;排便时不看书看报;保持排便环境和排便用具舒适、性能良好。

4. 正确使用通便药　温和的口服泻药多在服后 6～10 小时后发挥作用,晨起后排,宜在睡前 1 小时服用。通便药物对人体有一定的副作用,不宜长期服用。在治疗原发病中,因药物的副作用导致便秘时,应及时就诊,请医生调整药物。

第四节　尿　失　禁

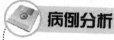

姜大娘,女,60 岁,农民。近 3 年小便较频,但能自行控制,劳累或下蹲时,小便有时外溢,无疼痛不适感。3 个月前,出现小便不能控制。近 1 周,因外阴经常受尿液浸渍、衣裤摩擦而疼痛,遂来求医。患者现已停经 8 年。体格检查,除生殖器官和尿道萎缩,外阴红肿外,未发现任何明显器质性病变。给予肾气丸 1 丸,每日 2 次;高锰酸钾溶液 1:5000 清洗外阴,涂以抗生素软膏,乙烯雌酚 0.25mg 放入阴道内,每晚 1 次,连用半个月。2 个疗程后,患者症状减轻,小便已能自行控制,并能做一些较轻的家务活。

1. 导致姜大娘尿失禁的主要原因是什么?其尿失禁属于哪一类型?

2. 为了进一步帮助姜大娘控制尿失禁,护士还应给予哪些健康指导?

尿失禁是老年人泌尿系统最常见的病症,其发病率随年龄的增长而增长。据统计,85 岁以上的女性尿失禁发病率为 16.2%,男性为 15.3%。尿失禁对大多数老年人的生命无直接影响,但可造成皮肤糜烂、身体异味、反复尿路感染,是老年人孤僻、抑郁的重要原因之一。因此,也是老年护理应高度重视的健康问题。

一、概念

尿失禁是由于膀胱括约肌的损伤或神经功能障碍而丧失排尿自控能力,使尿液不受主观控制而自尿道口溢出或流出。

二、病因

（一）疾病

老年人脑血管意外的发生率远高于成年人，尿失禁是卒中后严重的并发症，另外，谵妄、老年性痴呆、脊髓疾患、尿道感染、萎缩性尿道炎和阴道炎、心力衰竭和高血糖症等疾病也可引起尿失禁。

（二）老化

女性更年期后雌激素水平下降，引起阴道壁和盆底肌张力减退，当腹压增高时，膀胱内压超过膀胱出口和尿道阻力，导致尿液外漏。特别是伴有因分娩造成骨盆肌群松弛的老年妇女，更容易导致尿失禁。

（三）尿路梗阻

男性前列腺增生、下尿路结石的阻塞、尿道狭窄或者直肠内有粪便嵌塞均可引起下尿路梗阻而造成尿液在膀胱内潴留，最终溢出发生尿失禁。

（四）逼尿肌或括约肌功能失调

老年人患有急性泌尿系统感染时，也容易出现尿失禁，主要是由逼尿肌反射亢进引起，但这种尿失禁将随着疾病的治愈而逐渐好转。部分前列腺摘除术后的老年男性或者直肠手术的患者，由于手术损伤了尿道外括约肌，而引起尿失禁。

（五）药物作用

利尿药、抗胆碱能药、抗抑郁药、抗精神病药及镇静安眠药等药物是老年人发生尿失禁的重要原因。

（六）其他

老年人全身的健康状况也影响着他们对排尿的控制，比如视力减退可能影响活动和选择适合排尿的场所；活动受限会导致老年人不能及时如厕，不能迅速穿脱衣服；老年人思维能力下降，也会影响其对于排尿信号的识别，对于排尿动作的抑制能力也远不如年轻人。

三、护理程序

【护理评估】

（一）健康史

1. 生活情况 了解环境中厕所（卫生间）是否靠近卧室、照明条件、使用何种排尿器具、是否方便老人的使用、就厕的私密程度；了解老年人的自理程度、卫生习惯、水分摄入量、大便习惯等。

2. 疾病史 了解老年人过去的健康状况，目前所患疾病及治疗情况、用药情况，性生活史、分娩史，阴道、尿道手术史及外伤史，及其与尿失禁的关系。

（二）身体状况

1. 急迫性尿失禁 在膀胱充盈量较少的情况下，即出现尿意，且不能很好控制。多见于局部感染、结石、肿瘤。与逼尿肌收缩未被控制有关。

2. 压力性尿失禁 是指腹腔内压增加时如咳嗽、喷嚏、大笑、弯腰和提重物时，尿液不自主排出。多见于中老年女性，一般流出尿量较少。

3. 充溢性尿失禁 即膀胱不能完全排空，存有大量残余尿导致尿液不自主溢出。多见于见于前列腺增生、粪便嵌顿、尿道狭窄引起的下尿路梗阻和脊髓损伤。

4. 暂时性尿失禁　老年人中较为常见。常由于谵妄、泌尿系感染、萎缩性尿道炎或阴道炎、使用某些药物、行动不便、高血糖导致尿量增多、便秘等原因所致。

（三）辅助检查

根据情况选择尿液检查、血液检查、肾功能检查、膀胱尿道造影、膀胱残余尿量测定、尿流动力学检查等。

（四）心理-社会状况

尿失禁造成的身体异味、反复尿路感染及皮肤糜烂等,容易给老年人及其家属带来经济负担和精神负担,因此,要评估老年人是否存在孤独、抑郁、自卑甚至绝望心理。

【常见护理诊断/问题】

1. 压力性尿失禁　与雌激素不足导致的骨盆肌和支持结构退行性改变、前列腺切除术累及尿道远端括约肌、肥胖等因素有关。

2. 急迫性尿失禁　与膀胱容量下降有关,继发于感染、中枢或周围神经病变、创伤、帕金森病,酒精、咖啡因、饮料摄入过多、老年退行性变、腹部手术、留置导尿管等因素有关。

3. 有皮肤完整性受损的危险　与尿液长期刺激局部皮肤以及缺乏自我照料的能力有关。

4. 社交障碍　与尿频、异味引起的窘迫、不适有关。

【护理计划与实施】

老年人尿失禁常是多种因素共同作用的结果,故治疗尿失禁时应遵循个体化原则,针对不同情况采取综合措施。更年期女性使用雌激素替代疗法治疗老年萎缩性阴道炎,减轻因此导致的压力性、急迫性及混合性尿失禁;抗胆碱类药物、解痉药和钙通道拮抗剂可以治疗膀胱逼尿肌的不稳定;α受体激动剂具有收缩尿道平滑肌的作用,可治疗老年患者的压力性尿失禁;抗生素可用于感染引起的急迫性尿失禁患者。

治疗与护理的目标是:①老年人积极配合治疗,日常生活需求得到满足;②行为训练及药物治疗有效,老年人信心增强,正确使用外引流和护垫、做到饮食控制及规律的康复锻炼;③老年人接受现状,恢复参与社交活动。

（一）心理护理

老人多因长期尿失禁而自卑,对治疗信心不足。护理人员应充分理解,给予安慰、开导和鼓励,与老年人建立互信的护患关系,操作中注意保护其隐私。

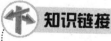

消除老人尴尬

1. 在老人面前尽量避免使用"尿布"这个词语,可用垫子、薄垫子和内衣裤这些词来代替。

2. 在洗手间给老人换洗衣服,如果可能的话尽量在他们洗澡需要帮助时候。要避免面对面地对着他们。

3. 老人尿失禁时采用不审视、不评价的态度,显示出平和的态度。如"我不介意这种气味","这不是什么大事情",提到你认为这仅是一件小事情而已。其他成员在的时候,关上门拉下窗帘,尽量放低声音说话。

（二）皮肤护理

尿液长期浸湿皮肤可使皮肤角质层变软而失去正常防御功能。尿液中氨对皮肤有刺激,易引起皮疹、皮肤溃烂。故应保持皮肤的清洁干燥,经常用温水清洗会阴,及时更换衣裤、床单、尿垫、纸尿裤,局部皮肤涂以油膏保护,防止压疮的发生。

（三）接尿方法

1. 失禁护垫或纸尿裤　纸尿裤是最普遍、最安全的接尿方式,能有效地处理尿失禁的问题,既不会造成尿道及膀胱的损害,也不影响膀胱生理活动,还可结合常规如厕时间表,重建排尿控制功能。

2. 高级透气接尿器法　用于老弱病残、骨折、瘫痪及卧床不起、不能自理的男女患者,能解决普通接尿器存在的生殖器糜烂、皮肤瘙痒感染、湿疹等问题。男性一般选择 BT-1 型接尿器,女性选择 BT-2 型接尿器。使用方法:先用水和空气将尿袋冲开,防止尿袋粘连。再将腰带系在腰上,把阴茎放入尿斗中(或接尿斗紧贴会阴当中),并把下面的 2 条纱带从两腿根部中间左右分开向上,与三角布上的两个短纱带连接在一起即可使用。

3. 其他　如保鲜膜袋法、避孕套式尿袋法,适用于男性尿失禁患者;留置导尿法,适宜躁动不安及尿潴留的老年患者,详见《基础护理技术》。

（四）行为治疗

1. 盆底肌训练　对轻度压力性尿失禁,且认知功能良好的年轻老人有效,坚持 6 个月以上的训练则效果较好。可分别在不同卧位时进行训练。

（1）站立:双脚分开与肩同宽,尽量收缩骨盆底肌肉并保持 10 秒钟,然后放松 10 秒钟,重复收缩与放松 15 次。

（2）坐位:双脚平放于地面,双膝微微分开,与肩同宽,双手放于大腿上,身体微微前倾,尽量收缩骨盆底肌肉并保持 10 秒钟,然后放松 10 秒钟,重复收缩与放松 15 次。

（3）仰卧位:双膝微屈约45°,尽量收缩骨盆底肌肉并保持 10 秒钟,然后放松 10 秒钟,重复收缩与放松 15 次。

2. 膀胱再训练

（1）让患者在白天每小时饮水 150~200ml,并记录饮水量及饮入时间。

（2）根据患者平常的排尿间隔,鼓励患者在急迫性尿意感发生之前如厕排尿。

（3）若能自行控制排尿,2 小时没有尿失禁现象,则可将排尿间隔再延长 30 分钟。直到将排尿时间逐渐延长至 3~4 小时。

3. 排尿习惯训练　认知障碍的老人,可根据其排尿记录,制订排尿计划,定时提醒老人排尿,帮助养成规律性的排尿习惯,同时注意改善老人的如厕条件。

4. 生活方式干预　如合理膳食、减轻体重、戒烟、规律运动等。

（五）用药护理

指导老年人遵医嘱正确用药,讲解雌激素、抗胆碱类药物、解痉药和钙通道拮抗剂、α受体激动剂、抗生素药物的作用及注意事项,并告知患者不要依赖药物而要配合功能锻炼的重要性。

（六）手术护理

各种非手术治疗失败者,或伴有盆腔脏器脱垂、尿失禁严重影响生活质量者,可采用手术治疗。

（七）健康指导

1. 盆底肌训练　告知老人盆底肌训练需坚持较长时间(6 个月以上)方可有效,不要轻易放弃。

2. 调整饮水的时间、品种、量 向老人说明尿液对排尿反射刺激的必要性,保持摄入液体每日在 2000~2500ml,包括三餐和水果、饮料;避免饮用高硬度水,可饮用磁化水;睡前限制饮水,以减少夜间尿量;避免摄入有利尿作用的咖啡、浓茶、可乐、酒类等饮料。

3. 指导家属为老人提供良好的就厕环境 老年人的卧室尽量安排在靠近卫生间的位置;夜间应有适宜的照明灯;提倡蹲式排便,蹲式排便有益于盆底肌张力的维持或提高。

4. 积极治疗各种慢性疾病 肺气肿、哮喘、支气管炎、肥胖、腹腔内巨大肿瘤等,均可引起腹压增高而导致尿失禁。同时要进行适当的体育锻炼和盆底肌群锻炼。

第五节 老年感知障碍

一、老年性耳聋

(一)概念

老年性耳聋(presbycusis)是指随着年龄增长,双耳听力对称性、渐进性下降,以高频听力受损为主的感应性耳聋。老年性耳聋是我国老年人最常见的听力障碍,占到了老年听力残疾的 66.8%。部分老年人在耳聋刚开始时可伴有耳鸣,常为高频声,其出现频率随年龄而渐增,60~70 岁达顶峰。老年性耳聋严重影响了老年人与他人的沟通,与家人的关系,使其生活质量明显下降。因此,认识老年性耳聋,有针对性地对老年人提供帮助,有利于提高老年人照护质量。

(二)病因

除衰老这一无法抗拒的因素外,导致老年性耳聋的原因还有很多。

1. 生理性改变 听觉器官的系统性退化是老年性耳聋最主要的原因。随着年龄的增长,耳郭表面皱襞松弛,凹窝变浅,收集声波和辨别声音方向的能力下降;外耳道的神经末梢日趋萎缩导致感音迟钝;听神经功能逐渐减退,声波从内耳传至脑部的功能障碍;内耳血管壁增厚、官腔缩小,导致内耳缺血,功能改变;听觉中枢对信号的分析减慢,反应迟钝,定位功能减退。

2. 疾病影响 高血压、冠心病、动脉硬化、高脂血症、糖尿病均对人体的血液循环造成影响,从而影响耳的供血。中耳炎、长期耳鸣也可导致听力减退。

3. 饮食与血脂代谢状况 长期高脂饮食和体内脂肪代谢异常,脂质沉积,导致外毛细胞和血管纹变性、血小板聚集及红细胞淤滞、微循环障碍,促进老年耳聋。

4. 用药情况 耳毒性药物链霉素、卡那霉素、多黏菌素、庆大霉素、新霉素、万古霉素,以及奎宁、氯喹、阿司匹林等药物对听神经均有毒性作用。

5. 不良嗜好及习惯 长期吸烟可引起或加重心脑血管疾病,使内耳供血不足,影响听力;挖耳习惯可能损伤鼓膜。

6. 接触噪音 工作和生活环境中长期受到噪声刺激,使听觉器官经常处于兴奋状态,产生疲劳。噪声刺激还可使脑血管处于痉挛状态,导致听觉器官供血不足而致聋。

(三)护理程序

【护理评估】

1. 健康史

(1)一般情况:包括老年人的年龄、性别、职业、饮食起居、生活方式等。

（2）疾病史：询问家族史，老年人既往患病及治疗情况，目前是否患有可能引起听觉功能改变的慢性疾病，是否服用可能引起听觉功能受损的药物等。

（3）听力情况：老年性耳聋具有两大特点：一是双侧听力损伤基本相同；二是开始时以高频听力下降为主，也就是说最先听不清的是那些比较尖细的声音。这类老人大多怕吵，听不清存在明显的耳鸣，生病或生气后的一段时间内耳聋加重，应详细询问。此外，还应注意了解老年人应对听觉功能改变的方式。护士可通过以下问题详细了解老年人的听觉情况：①请你描述一下你的听觉有什么变化？②你是否觉得听某一类声音很困难？③你是否经常误解别人说话的意思？④你是否经常请别人重复谈话内容？⑤你是否有过耳痛、瘙痒、嗡嗡作响或者耳朵被塞满的感觉？⑥你的耳朵里是否有很多像蜡一样的东西？你是如何处理的？⑦你的耳朵曾流出过液体吗？

 知识链接

老人听力下降的行为表现

1. 总是抱怨电话里的声音太小。
2. 宣称电话坏了。
3. 变得敏感多疑，认为人们都在议论他。
4. 不积极参加社交活动。
5. 听你讲话但无法理解你的意思，倾听时精力过于集中（眯着眼睛、伸着下巴、竖起耳朵）。
6. 将电视或收音机的声音开得很大。
7. 当周围有噪声时无法听到交谈的内容。

2. 身体检查

（1）中耳及外耳道检查：通过外耳道检查以排除因耵聍阻塞耳道而引起的听力下降。检查鼓膜是否完好。

（2）听力检查：询问老人两侧耳朵听觉是否一致，如有差异则先对听力较好的耳朵进行测试。测试者先用耳塞塞住老人听力较差侧耳朵，站在离老人约50cm处对另一侧耳朵小声发出两音节的数字，让老人复述。测试者的声音强度可由柔软的耳语增强到柔软、中等、大声的发音，但测试者的脸不能面对老人的眼睛。

3. 辅助检查 做听力学测试，通过测得的听力图，了解患者的听力损伤情况。按照我国的标准，听力在26～40dB为二级重听；听力在41～55dB为一级重听；听力在56～70dB为二级聋；听力在71～90dB为一级聋。如果双侧听力均在56～70dB，交流就发生明显的障碍。

4. 心理社会状况 老年性耳聋者常与家人及朋友之间言语沟通困难，亲情相处时产生误会或不和谐，从而导致一系列心理问题，诸如投射性思维、关系妄想、心情郁闷、沉默寡言、离群独处、多疑猜忌、烦躁易怒等，有的因得不到社会支持系统的帮助而悲观厌世，甚至自杀。因此，了解老年性耳聋患者的心理状况、家庭关系、社会参与度，对做好护理工作，提高老年人的生活质量具有重要意义。

【常见护理诊断/问题】

1. 听觉障碍及听力下降 与血供减少、听神经退行性改变有关。

2. 社会隔离 与听力下降有关。

3. 自我保护能力受损 与听力下降有关。

【护理计划与实施】

老年性耳聋是听觉系统不可逆的退行性变化,目前尚无有效的治疗方法。应用扩张血管、改善微循环、营养神经的药物可在一定程度上减缓耳聋的进展速度。积极治疗影响血液供应的老年性疾病,保持良好的情绪都对老人十分重要。治疗和护理的目标是:①老人和家属能说出影响听力的相关因素及危害性,避免相关因素对听力的进一步影响;②老人和家属配合,积极治疗相关的慢性疾病;③老人表示愿意佩戴合适助听器;④老人能用语言表达积极的自我概念。

1. 一般护理

(1)营造有助于交流的环境:帮助老人把需要解释和说明的事记录下来,使因听力下降引起的交流障碍减至最小。给老年人的电话听筒加增音装置,使门铃与室内灯相连接,让耳聋老人能应门。教导与老人最亲密者多与老人交谈,让老人的情绪得到宣泄。

(2)采取适当的交流方式:与听力障碍老年人进行交流时,环境应安静。交流前应从正面进入老人的视线,轻拍老人以引起注意,用唇部动作填补语言上的空白。对老人说话要清楚且慢,不要高声喊叫;尽量使用短语、短句,留给老人反应的时间。对老年人不理解的语言,应给予解释而不要简单重复原话。多用眼神或身体语言与老人交流,如说话时倾身向前以表示对老人的话题感兴趣。对视力较好的老年人可借助写字板、字卡或其他辅助器具与老人交谈。

(3)建立良好的生活习惯:老年人应戒烟、限酒。饮食宜清淡,以减少外源性脂肪的摄入,尤其是动物性脂肪的摄入。多吃新鲜蔬果,多吃葛根、黄精、核桃仁、山药、芝麻、黑豆等中药和食物,以延缓耳聋的发生。积极进行体育锻炼,促进全身血液循环,改善内耳血液供应。避免过度劳累和情绪紧张。

2. 佩戴助听器的护理

(1)佩戴助听器的适应证:一般情况下,中度至重度感觉神经性耳聋,精神及身体状况较好,语言分辨率较高的老年人适合佩戴助听器。尤其是听力损失在60dB左右,佩戴效果最好。但对新近发生的老年性耳聋,暂不宜佩戴助听器,应先进行临床治疗,以免佩戴助听器后因接受强声刺激而加重耳聋。

(2)佩戴助听器的要求:验配助听器,必须由专业医生经全面的检查,根据老年人听力损害程度,选择适合的助听器。切不可自行选购随意佩戴,以免损害残存的听力。老年性耳聋者双耳的耳聋程度常常不一致。一般情况下,助听器宜佩戴在听力较差的一侧,使另一只耳朵仍能聆听大自然的声音,以求双耳听觉尽可能和谐一致。若一耳为中度耳聋,另一耳已达重度耳聋,则应佩戴在听力较好的一侧,这样可获得最佳的听音效果。

(3)协助老人适应助听器:助听器是辅助听力的产品。在佩戴初期,有一个适应过程,适应时间因人而异,一般1~3个月,这期间需要循序渐进佩戴直至适应助听器。通常佩戴第一周,每天戴助听器1~3小时即可,尽量选择在安静的地方(比如家里)佩戴,然后逐日增加佩戴时间,逐步适应周围较复杂的环境(比如小区、公园里),待到完全习惯佩戴助听器后,就可以在嘈杂环境中长时间佩戴。对老年人来说,帮助其看懂说明书,学会如何戴上、取下助听器,如何使用、更换电池,如何调节音量、切换程序等,均有助于其佩戴信心的建立。

3. 心理护理　听力下降,会造成老年人与人交往困难,进而引发抑郁等情感障碍,逐渐与朋友、家人疏远,与社会隔绝,甚至促成老年性痴呆。因此,要耐心地给予老年人帮助,加强与老年人的沟通交流,同时要帮助老年人接受听力减退的现实,寻找积极的生活方式,增强其生活乐趣和社会交往。

（四）健康指导

1. 定期做听力检查与对应治疗　60 岁以上的老年人应当每年做一次听力检测,当出现耳鸣、噪声环境下听觉能力和言语辨别能力下降等症状时,应立即到医院就诊。当听力测试语频听力损失双侧均在 35～80dB 时,可佩戴适当型号的助听器,以改善老年人的听力,提高对社会生活的参与度。

2. 积极治疗相关慢性病　指导老人早期、积极治疗高血压、冠心病、动脉硬化、高脂血症、糖尿病等慢性疾病,以减缓对血管的损伤。

3. 避免服用具有耳毒性的药物　老年人用药,要严格遵照医嘱,尽量使用耳毒性低的药物。必须使用有耳毒性的药物时,剂量宜小,时间宜短,并注意观察药物的副反应。

4. 避免噪声刺激　日常生活和外出活动时应注意加强个人防护,尽量避开噪声大的环境或场所,避免长期的噪声刺激。

5. 谨防耳道损伤　老年人喜欢用耳勺、火柴棒等挖耳朵。这是由于老年人的生理性血液循环减弱,耳道内分泌物减少,产生干裂感所致,有时甚至会感到奇痒,不堪忍受,通过掏耳刺激后,可以得到暂时缓解。但是这样做容易碰伤耳道引起感染、发炎,甚至弄坏鼓膜。科学的方法是耳道奇痒难忍时,用棉签蘸少许酒精或甘油,轻拭耳道。

6. 促进耳部血液循环　教老年人用手掌按压耳朵,用食指按压环揉耳屏,每日 3～4 次,以增加耳部血液循环,延缓听力下降。

二、视觉障碍

（一）概念

视觉障碍(visual impairment)是指由于先天或后天原因导致视觉器官的构造或功能发生部分或全部障碍,经治疗仍对外界事物无法做出视觉辨识。

视觉是人体最重要的感觉功能。老年期发生视觉障碍,会使老年人的应对调节变得困难,日常生活维持、外界信息获取、相互交流活动受到影响,生活圈子变得窄小,进而产生抑郁、自信心降低、自理能力下降、自我保护能力受损等问题。因此,提高老年人的眼保健意识、减缓视力衰退、积极防治视觉障碍,对促进老年人生活质量的改善有着重要的意义。

（二）病因

1. 老视　由于晶状体弹性减弱或丧失,调节功能减退,使视觉功能逐渐老化而衰退,以至于近距离工作或阅读时发生困难。

2. 疾病　白内障、青光眼、视网膜病变、老年性黄斑变性、脑瘤、动脉硬化、糖尿病等均可使老年人的视力明显减退甚至失明。

3. 其他　如吸烟、营养缺乏、过度的日光暴露以及感染,也可使视觉能力下降。

（三）护理程序

【护理评估】

1. 健康史

(1)一般情况:了解老年人的年龄、性别、生活方式、饮食习惯、用眼卫生等。

(2)疾病史:询问老人有无全身性疾病如糖尿病、高血压病史。了解老年人家族中有无青光眼、黄斑变性病史。

(3)视力情况:询问老人近半年内自觉视力有无改变或视力减弱,头痛或眼睛疲倦,发作的程度、部位、时间及特点。经常使用眼镜的老人最近一次眼睛检查及验光后重新配镜的时间。

可通过以下问题详细了解老年人视觉状态：①你的视力有什么变化吗？②看书时是否需要戴老花镜？戴上后看报是否清楚？③阅读时是否需要灯光特别明亮？④阅读后是否有头痛、恶心、呕吐的情况发生？⑤看东西时是否有复视或多视的现象？⑥看东西是否很模糊？⑦你的眼镜与刚开始配戴的时候一样有效吗？⑧你是否感到眼睛疼痛、有烧灼感或痒感？⑨你是否看见过有小点在眼前飘过？多长时间发生一次？小点的大小和数目如何？⑩你曾经看到过闪光或晕轮吗？⑪你曾经觉得眼睛特别干或特别湿吗？⑫你在光亮的地方、夜晚或昏暗的地方看东西有困难吗？⑬你家中有无其他人得过青光眼或者其他眼病？

2. 身体检查　与老化有关的视功能变化主要有老视和视敏度下降。老视表现为视近物困难；视敏度下降表现为视物的精细感下降，暗适应能力下降、视野缩小。因此，体格检查的重点是视力和视野。

视力分为远视力和近视力，后者通常指阅读视力，检查视力时必须两眼分别进行，一般先右后左。通过视力检查可以大致了解患者的屈光状态，能比较客观地评估患者的日常生活能力。

视野检查常用方法是简单对比法，要求护士与老人对视，眼位等高，相距 0.5m。检查右眼时，老年人的右眼与护士的左眼彼此注视，并各盖住另一眼，检查左眼时相反。护士伸出一手，将手指置于与两人等距离之处，并沿上下左右四个方向向中央移动，同时询问老人能否觉察到处于各个方向的手指，以粗略了解视野有无明显缺损。

3. 辅助检查　通过眼底镜检查、裂隙灯检查，分辨各种眼疾病如白内障、青光眼、视神经萎缩、老年性黄斑变性等。通过检眼镜检查判断老年人视力障碍的类型及程度。

4. 心理社会状况　常见的眼科疾患引起视力减退，影响老年人看电视、书报，继而影响了饮食起居以及社会交往等，严重妨碍了日常生活，老年人自信心降低，容易产生消极悲观情绪。

【常见护理诊断/问题】

1. 感知改变，视觉下降　与白内障、青光眼、糖尿病性视网膜病变、老年性黄斑变性有关。

2. 有受伤的危险　与视觉下降有关。

3. 自理缺陷　与视力减退有关。

4. 社交隔离　与视力减退有关。

【护理计划与实施】

积极治疗 2 型糖尿病、血管性疾病，保持良好的情绪和健康的生活方式对降低老年人的眼科疾患十分重要。治疗和护理的目标是：①老年人能够描述视觉改变的表现，并采取有效的措施，减少视力减退对日常生活的影响；②老年人积极治疗眼科常见疾病和相关的慢性疾病；③老年人能采用有助于保持眼健康的生活方式。具体护理措施如下：

1. 一般护理

（1）生活环境：指导视力欠佳的老年人对生活环境和私人物品做适当的改进，如在门口、楼梯和高低不平的地方涂以不同颜色；将私人物品设计成不同的形状等以示区别；将眼镜、放大镜、台灯等常用物品放于方便拿取的地方；保持生活用品摆放位置相对固定。

（2）健康饮食与生活方式：保证饮食高维生素、低脂肪，戒烟、限酒、少食含咖啡因的食物;多饮水,但对患有青光眼的老年人,应控制其饮水量,每次约200ml,间隔1～2小时,以防眼压升高;保持适量的运动,保证充足的睡眠。有研究表明,运动和正常饮食可以降低黄斑部退化的风险,使罹患视觉障碍的可能性降低70%以上。

2. 疾病治疗和护理　对开角型青光眼,按照医嘱使用滴眼剂降低眼压,并终身使用。干性黄斑变性无针对性治疗方法。糖尿病视网膜病变的早期用激光手术疗效较为满意。渗出型黄斑变性部位在周边的早期可用激光除去新生血管膜。白内障、闭角型青光眼均可用手术治疗,手术后近期内避免做弯腰搬重物等体力活动,保持大便通畅;术后佩戴硬质的眼罩,晚上睡觉时要戴在眼上。控制血糖和血压可防止或减缓部分白内障、糖尿病视网膜病变的发生。

3. 弥补视力障碍的方法

(1)调节室内光线:提高照明度能弥补视力下降所造成的困难。因此,老年人的居室应阳光充足,晚间可用夜视灯调节室内光线,但应避免单个强光灯泡或刺眼的阳光直接照射到老年人的眼睛,当室外强光照射进来时,可用纱窗遮挡。

(2)避免用眼疲劳:老年人对光亮对比度要求较高,容易视觉疲劳。因此,一些精细的用眼活动,最好安排在上午进行。看书、读报、看电视时间不宜过长。为老年人提供的阅读材料要印刷清晰、字体较大,最好用淡黄色的纸张,避免反光。

(3)及时配戴和更换眼镜:指导视力减退的老年人根据老视的程度配戴老花镜,并注意及时调整或更换。教育老年患者不要随便购买老花镜,以免由于度数不准确和材料不安全对视力造成进一步损害。

(4)使用助视器:当老年人视力减退到影响日常生活活动而又无法矫治或暂时不能矫治时,可使用助视器使视力得到改善。护士应协助老人根据自身情况和需求选用合适的助视器。

 知识链接

视力下降者的家庭指导

1. 保证每个房间中至少有一盏灯的开关位于门的附近,以便伸手就能打开开关。
2. 及时选用夜间照明灯,让老人夜间活动更加安全。
3. 在老人口袋里常备一把微型手电筒。
4. 同视力受损的老人交谈时避免非语言的回复,如点头和摇头,不要利用面部表情来表示强调或差别。在你到来的时候要告诉老人,以免老人受惊。
5. 简化环境,减少杂物堆放。

(四)健康指导

1. 定期接受眼科检查　对于无糖尿病、心血管疾病病史和家族史且近期无自觉视力减退的年龄＞65岁的老人,应每年接受一次眼科检查,包括屈光介质、视敏度、视野和眼底。患糖尿病、心血管疾病老人应每半年检查一次。近期自觉视力减退或眼球胀痛伴头痛的老人,应马上做相关视力检查。

2. 配镜指导　配镜前先要验光,确定有无近视、远视和散光,然后依照年龄和老视的程度增减屈光度。同时还应考虑平时所习惯的工作距离、适当增减镜片的度数。如进行近距离精细工作,应适当增加老花镜度数,反之,老花镜度数则应适当降低。老年人眼睛调节能力的衰退是随年龄的增长而逐渐发展的,因此,要根据定期眼科检查的情况,更换适合的眼镜。

3. 滴眼剂的正确使用和保存　每种滴眼剂使用前均要了解其性能、维持时间、适应证和禁忌证,检查有无浑浊、沉淀、是否超过有效期。如 β 受体阻滞剂可用于原发性青光眼患者,但哮喘和慢性阻塞性肺部疾患及心跳 <60 次的患者则不宜使用。滴眼时,应先清洁双手,再用食指和拇指分开眼睑,眼睛向上看,将滴眼剂滴在下穹隆内,闭眼,再用食指和拇指提起上眼睑,使滴眼剂均匀地分布在整个结膜腔内。滴眼后须按住内眼角数分钟,防止滴眼剂进入泪小管,吸收后影响循环和呼吸。在使用滴眼剂时,要避免滴管触及角膜;为防遗失,平时可多备一瓶滴眼剂;使用周期较长的滴眼剂要放入冰箱冷藏保存。

4. 外出活动与安全指导　外出活动尽量安排在白天进行。当光照强烈时,户外活动宜佩戴抗紫外线的 UV 太阳镜。老年人从暗处转到亮处时,应先停顿片刻,待看清楚周围环境后再行动,反之亦然。穿行马路时,为弥补视野的缺失,要左右多看几次再过人行横道线,以防发生意外。

第六节　意外伤害

衰老导致感、知觉下降,动作反应时间延长,认知能力减退,增加了老年人发生中暑、跌倒、冻伤、烫伤、噎食、误吸等意外伤害的危险性。这些问题,不仅影响到老年人的身心健康,甚至会危及老年人的生命。因此,加强对老年人安全的管理是每一个老年护理工作者的基本职责,也是老年护理工作的重要内容。

一、中暑

(一) 概念

中暑(heatstroke)是人体在高温环境下,因体温调节功能发生障碍、汗腺衰竭和水电解质丢失过多而引起的一组综合征。高温环境是威胁老年人健康的重要危险因素,对老年慢性病患者尤为不利。有资料表明,65 岁以上人群的中暑发病率比青年人高 10 倍以上;在中暑死亡病例中,80% 的年龄在 50 岁以上。

(二) 原因

老年人对高温环境的适应能力下降是导致中暑的主要原因,其因素包括:

1. 生理因素　老年人汗腺功能减弱,散热差,容易热蓄积产生中暑。此外,衰老导致自理能力下降,也是导致老年人容易中暑的重要因素。

2. 环境因素　当环境温度超过 32℃、湿度超过 60%、缺少必要的防暑降温措施、液体摄入不足时,极易发生中暑。

3. 疾病因素　大部分老年人伴有高血压病、糖尿病、心脑血管疾病、慢性阻塞性肺疾病等慢性疾病,对水、电解质调节能力下降,容易发生中暑,且中暑后常被误判为基础疾病症状而贻误治疗。

4. 药物因素　药物会不同程度地损伤下丘脑功能,使体温调节中枢受损,降低人体对热的感觉,减弱对热的反应,影响汗液的排出,从而导致中暑发生。如抗胆碱能制剂、噻嗪类利尿药、三环类抗抑郁药、抗组胺药、颠茄类、麻醉剂及镇静安眠药等。

（三）护理程序

【护理评估】

1. 健康史

（1）一般情况：了解老年人的年龄、性别、自理能力、经济状况等。

（2）疾病史：详细询问老年人目前所患疾病情况及用药治疗情况等。

（3）中暑情况：详细询问老年人本次中暑发生的环境、老年人当时的状况、处理的方式等。根据不同的发病机制和临床表现，判断中暑的类型。中暑可分热衰竭、中暑高热、热痉挛、日射病（热射病）4 种。热衰竭型亦称循环衰竭型，主要症状是体温升高，达 38～41℃，有时高达 46.5℃，无汗，并出现严重的中枢神经系统功能紊乱，如神志改变、惊厥发作、谵妄等。严重者可发生心力衰竭、肺水肿、肾衰竭、脑水肿、弥散性血管内凝血（DIC），常在发病 24 小时左右死亡。发病前老年人可短暂出现头胀、头晕、头痛、衰弱、呼吸困难和恶心等症状，神志丧失可能是第一个临床表现。热射病多起病急骤，表现为头痛、头晕、疲乏无力、毫无精神、口渴，初期尿频"出汗"，然后体温显著上升、脉搏快速、面色潮红，恶心、呕吐，严重时陷入昏迷，呼吸急促。热痉挛发作前常伴有大汗及烦渴，除上述表现外，尚有痛性肌痉挛。

2. 身体检查 中暑最明显的变化是体温的改变，对中暑的老年人应进行仔细的体格检查，尤其是生命体征的检查。

3. 辅助检查 中暑时，应行紧急血生化检查和动脉血气分析。严重病例常出现肝、肾、胰和横纹肌损伤的实验室参数改变。住院后，应检查血清门冬氨酸氨基转移酶（AST）、丙氨酸氨基转移酶（ALT）、乳酸脱氢酶（LDH）、肌酸激酶（CK）及有关止、凝血功能等参数，以尽早发现重要器官功能障碍的证据。怀疑颅内出血或感染时，应行脑 CT 和脑脊液检查。

【常见护理诊断/问题】

1. 体温过高 与高温环境、体温调节中枢功能障碍、散热不利有关。

2. 体液不足 与高热状态、体液丢失过多、液体摄入量不足有关。

【护理计划与实施】

护理目标：老年人接受护理措施后体温恢复正常，未发生并发症。中暑的护理措施如下：

1. 中暑急救

（1）搬：迅速将老人搬到阴凉、通风的地方，使其平躺，用扇子或电扇为他扇风，解开其衣领裤带，以利呼吸和散热。

（2）擦：用冷水或稀释的酒精帮老人擦身，或将冷水毛巾、冰袋、冰块放在老人颈部、腋窝、大腿根部等大血管所在之处，并按摩四肢皮肤，使血管扩张，加速血液循环，促进散热。

（3）服：清醒者可服用人丹、十滴水、藿香正气水等解暑药，并多喝些淡盐水，以补充流失的体液。

（4）掐：对虚脱昏迷者，可按压或针刺人中、十宣、百会、涌泉、内关等穴位，并及时送医院抢救。

2. 降温护理

（1）病情观察：密切观察中暑老人的体温、脉搏、呼吸、血压和神志。每 15～30 分钟测量 1 次体温，以测量肛温为佳。及时巡视病房，观察降温措施的有效性。每 30～60 分钟测量血压、脉搏和呼吸 1 次。在物理降温过程中密切观察冷敷部位，并及时按摩，防止冻伤。严密观察并控制输液速度，防止输液过快增加心脏负担。

（2）支持治疗：对于能够饮水的老年人，可让其喝足够的凉盐开水或其他清凉饮料。凉盐开水不仅能补充身体丢失的水分和盐类，还能起到降温作用。对于不能饮水者，应及早建立静脉通道，迅速纠正水、电解质和酸碱平衡紊乱。输液量根据病情而定。一般中暑当日的输液量 24 小时内不应超过 3000～4000ml。酸中毒时应给予碳酸氢钠以纠正酸中毒。注意输液速度不宜过快，防止因心脏负荷加重导致心力衰竭或肺水肿。

（3）并发症处理：对发生昏迷者，应保持呼吸道通畅并给予氧气吸入。必要时使用抗生素，防止感染。如并发休克、肺水肿、心力衰竭及急性肾衰竭、弥散性血管内凝血时，应给予相应对症处理。

3. 中暑预防

（1）中暑的发生与环境因素密切相关，因此，为老年人安排适宜的居住环境是预防中暑的关键。老年人居住的房间应配备温度计、湿度计和必要的降温设备，保持环境温度在 22～25℃，湿度在 50%～60%，室内经常通风。

（2）保证老年人对水、电解质的摄入，着轻便凉爽的衣服，减少不必要的户外活动。

（3）定期访视空巢老人、活动不便或独居老人，将有需要的老人安置在有空调设备的社区中心。

（四）健康教育

1. 向老年人及其家属介绍预防中暑的常识，及早识别中暑的早期症状。

2. 指导老年人合理进行体育锻炼，正确理解"冬练三九，夏练三伏"，避免剧烈的运动导致产热增加，热量积蓄体内而中暑。

3. 指导老年人在天气炎热时主动多饮水。外出活动注意遮阳，时间安排尽量选择在早晨和傍晚。

二、低体温综合征

（一）概念

低体温综合征（hypothermia）是指在低温环境下体温降至 35℃（肛温）以下所引起的伤害。国内关于老年人低体温的发病率、患病率和死亡率报道资料较少。英国 1972 年的调查显示，10% 的老年人凌晨体温低于 35.5℃，而且与采暖条件没有明显的关系。美国的调查显示，75 岁以上老年人因低体温所致的死亡率是 75 岁以下老年人的 5 倍。

（二）病因

老年人容易发生低体温综合征的原因是新陈代谢降低、活动减少、体内产热减少、血管舒缩及体温调节中枢功能减退，对外界温度的感受和反应能力降低，导致体温散失过多、产热不足。

1. 生理因素　老年人随着年龄的增长，肌肉萎缩，体重减轻，少于活动，产热量减少，皮肤血管反应迟钝，不能很好地收缩，热量丧失较多，致使体温不能维持在正常水平，容易随环境温度降低而降低。再加上老年人体温调节中枢功能的衰退，对低温的反应性降低、神经调节不敏感，出现低体温时没有特殊的症状和体征，甚至无反应，极易患低体温症。

2. 药物因素　降低热能产生的药物，以及使热能丧失增加或使体温调节功能受损的疾病，都可引起或加剧老年人低体温的发生。常见的药物有镇静安眠药、抗抑郁药以及乙醇等。

3. 疾病因素　常见的疾病有糖尿病酮症酸中毒、低血糖症、垂体功能低下、甲状腺功能低下、关节炎、帕金森病、尿毒症、炎症性皮炎、牛皮癣、营养不良等。

4. 其他因素　如体弱、进食不足、久病卧床、活动不便,在寒冷季节没能及时添加保暖衣物、被褥等,也是诱发老年人低体温综合征的相关因素。

(三) 护理程序

【护理评估】

1. 健康史

(1)一般情况:了解老年人的年龄、性别、自理能力、经济状况、进食与活动情况等。

(2)疾病史:详细询问老年人目前所患疾病及其与低体温综合征的关系,是否服用容易引起低体温综合征的药物等。

(3)低体温情况:老年人低温症的形成一般需要数天时间。当老人体温降到 35~36℃时,自己还能诉说寒冷,但有嗜睡、无精打采的症状。若体温低于 35℃,就可能出现意识模糊、昏睡、语言不清和瞳孔放大等,严重者可出现惊厥、麻痹和心律失常,应认真评估,详细询问。

此时老人的皮肤往往苍白,摸上去有冰凉的感觉,有时还可发现紫癜或水疱,面部肿胀、肌肉僵硬,但很少有寒战反应,会出现呼吸、心率减慢,如不及时采取措施,可以发展到心跳骤停。

2. 身体检查　通过视、触、叩、听对老年低体温综合征者进行仔细的体格检查,特别是生命体征。当老年人的体温降至 35℃ 以下时,皮肤可见苍白,肢体受压部位可出现红斑、水疱或紫癜,动作步态失调。触摸老年人的腹部和背部可有冰冷感,皮下组织变硬。严重时伴有语言不清,语速缓慢,瞳孔扩大、对光反应迟钝,出现腹胀、肠鸣音减弱或消失,心脏搏动减弱以及不同程度的肺不张。

3. 辅助检查　低体温的患者除了体温不升、下降外,还有尿量改变(早期增加后期减少)、血液浓缩和血小板减少,有时可出现血糖紊乱,以血糖升高为主。严重者可出现血压降低和不同程度的心律失常如心房颤动、心房扑动、室性期前收缩等,甚至出现心力衰竭、心脏停搏。应视情况做血液检查、尿液检查、心电图检查等。

【常见护理诊断/问题】

体温过低　与新陈代谢降低、活动减少、体内产热减少、血管舒缩及体温调节中枢功能减退,对外界温度的感受和反应能力降低有关。

【护理计划与实施】

护理目标:老年人接受护理措施后体温恢复正常,不发生并发症。具体护理措施如下:

1. 低体温的处理　立即将老年人置于 20℃ 以上环境中,用棉被或毛毯包裹老年人,或用多个热水袋、电热褥,给老年人洗温水浴进行复温,复温速度以每小时 0.5~1.0℃ 为宜。也可输入经过加热的液体(37~44℃)或氧气。给予温热的高热量流质食物,以保证热量的供给。

2. 密切观察病情,防止并发症　严密观察老人体温、脉搏、血压、呼吸和意识的变化,每 10~15 分钟测量 1 次。注意观察心率的变化,以便及早发现心律失常。对意识障碍和活动不便的老人,应给予定时翻身。

3. 低体温综合征的预防　保持老年人居室温度在 20℃ 以上,并配备取暖设备,每日测量室温,尤其是严寒季节。让老年人穿着保暖性好的衣物,特别要注意手、脚和头部的保暖。鼓励老年人定期参加体育活动,以增强抵抗力。饮食热量要充足。

（四）健康指导

1. 寒冷季节应注意防寒保暖,特别注意腿脚的保暖和夜间入睡后的保暖。

2. 选择阳光充足的房间作居室,在饮食方面增加营养,多吃产热量高的食物,以保证机体热量需要。

3. 谨遵医嘱服药,避免使用如氯丙嗪等抑制大脑体温调节中枢的药物,以保持正常的生理功能。

4. 参加适当的运动和体力活动,以保持活力。此外,平时还要积极治疗慢性疾病,防止继发感染。

5. 发生低体温综合征后,家人可先采取保暖措施,并尽快送医院就诊。

三、噎食

（一）概念

噎食(choke)又称噎呛,是指进餐时食物噎在食管的某一狭窄处,或呛到咽喉部、气管,而引起的呛咳、呼吸困难,甚至窒息。老年人随着年龄的增加,咽喉黏膜、肌肉退行性变化或神经通路障碍,协调功能不良,减弱了防止异物进入气道的反射性动作,容易发生噎呛。噎呛在65岁以上的老年人中发生率较高,且随着增龄风险增高。

（二）病因

1. **衰老** 牙齿或牙齿残缺,咀嚼能力下降,吃大块食物时不易嚼碎,只能囫囵吞下,是造成噎食最常见的原因;咽部感觉减退、吞咽咳嗽反射降低等也是造成噎食的常见原因。

2. **疾病** 脑动脉硬化、脑梗死等脑部疾病;多脏器的慢性病变;食管裂孔疝、贲门痉挛、反流性食管炎,舌咽、迷走神经的双侧运动纤维或神经核受损等,均可引起吞咽功能障碍。

3. **其他** 睡眠障碍、神志模糊、谵妄、痴呆、视力下降等使老年人注意力下降,吞食过快、进食过快、食物过硬或过黏、边进食边说话、饮酒过量、精神疲惫等,也容易造成噎食。

（三）护理程序

【护理评估】

1. 健康史

（1）一般资料:收集老人的年龄、性别及文化背景等基本信息。注意有无体力、呼吸状态、疾病稳定性、脱水、营养等方面的问题,确认老人是否属于适合摄食的状态;确认老人的意识水平是否可进食,是否随着时间发生变化;观察语言、认知、行为、注意力、记忆力、情感、智力水平等高级脑功能有无问题。

（2）基础疾病:询问有无脑损伤、肿瘤、重症肌无力等基础疾病及其发展阶段,以便为选择不同康复手段作参考。

（3）噎呛状况:噎呛的患者常被误认为心绞痛发作而延误最佳抢救时机,所以一定要正确评估、及时判断。噎呛的临床表现大致分为三期。早期:进食时突然不能说话、欲说无声,大量食物积存于口腔、咽喉前部,患者面部涨红,并有呛咳反射;如果食物吸入气管,患者感到极度不适,大部分患者常不由自主地一手呈"V"字状紧贴于颈前喉部,并用手指口腔,呼吸困难,甚至出现窒息的痛苦表情。中期:食物堵塞咽喉部或呛入气管,患者出现胸闷、窒息感,食物吐不出,手乱抓,两眼发直。晚期:患者出现满头大汗、面色苍白、口唇发绀、突然猝倒、意识不清、烦躁不安,提示食物已误入气管,不及时解除梗阻,可出现大小便失禁、鼻出血、抽搐、昏迷,甚至呼吸心跳停止。

2. 身体检查

（1）口腔功能的观察：仔细观察口部开合、口唇闭锁、舌部运动、有无流涎、软腭上抬、吞咽反射、呕吐反射、牙齿状态、口腔卫生、构音、发声（如开鼻声提示软腭麻痹；湿性嘶哑提示声带上部有唾液等残留）、口腔内知觉、味觉等。

（2）吞咽功能的观察：常用两种测试，即反复唾液吞咽测试和饮水试验。①反复唾液吞咽测试是临床上评估老年人吞咽能力简单易行的方法。具体做法：被检查者采取坐位，卧床时采取放松体位。用人工唾液或1ml水让患者口腔湿润后，检查者将手指放在被检查者的喉结及舌骨处，让其尽量快速反复吞咽唾液，观察30秒内喉结及舌骨随着吞咽越过手指，向前上方移动再复位的次数。若30秒内吞咽3次属正常；30秒内吞咽2次或小于2次则有噎呛的风险。②饮水试验：目前临床上常采用"洼田饮水试验"进行患者吞咽能力的评估。

（3）摄食过程评价：①先行期：意识状态、有无高级脑功能障碍、食速、食欲；②准备期：开口、闭唇、摄食、食物从口中洒落、舌部运动（前后、上下、左右）、下颌（上下、旋转）、咀嚼运动、进食方式变化；③口腔期：吞送（量、方式、所需时间）、口腔内残留；④咽部期：喉部运动、噎食、咽部不适感、咽部残留感、声音变化、痰量有无增加；⑤食管期：胸口憋闷、吞入食物逆流。此外，有必要留意食物内容、吞咽困难的食物性状、所需时间、一次摄食量、体位、残留物去除方法、疲劳、环境、帮助方法、帮助者的问题等。

3. 辅助检查

为了正确评价老年人的吞咽功能，了解老年人是否有噎食的可能及发生的时期。可采用吞咽造影、内镜、超声波、吞咽压检查等手段动态观察。

4. 心理-社会状况

由于噎食常常危及老年人的生命，患者及其照护人员在知识不足的情况下往往容易产生焦虑和恐惧的心理，所以，要特别评估老年患者及其家属是否已出现焦虑和恐惧等心理问题。

【常见护理诊断/问题】

1. 吞咽障碍　与老化、进食过快、食物过硬或过黏、疾病原因（如脑梗死、痴呆、谵妄）等有关。

2. 有窒息的危险　与摄食-吞咽功能减弱有关。

3. 有急性意识障碍的危险　与有窒息的危险有关。

4. 焦虑　与担心窒息而紧张有关。

5. 恐惧　与担心窒息而害怕有关。

【护理计划与实施】

治疗和护理目标是：①噎食能够得到及时处理，老人不发生窒息和急性意识障碍等危险；②患者焦虑、恐惧程度减轻，配合治疗及护理；③不发生相关并发症。

1. 紧急处理

（1）清醒状态下噎呛的急救：通常采用Heimlich急救法，步骤如下：①护士帮助患者站立并站在患者背后，用双手臂由腋下环绕患者的腰部；②一手握拳，将拳头的拇指一侧放在患者的胸廓下段与脐上的腹部位置；③用另一手抓住拳头，肘部张开，用快速向上的冲击力挤压患者腹部；④反复重复第3步，直至异物吐出。

（2）无意识状态下噎食的急救：将患者置平卧位，肩胛下方垫高，颈部伸直，摸清环状软骨下缘和环状软骨上缘的中间部位，即环甲韧带（在喉结下），稳准地刺入两个粗针头（12～

18[#])于气管内,暂时缓解缺氧状态,以争取时间进行抢救,必要时配合医师行气管切开术。

2. 一般护理

(1)体位:患者取半卧位或侧卧位。

(2)呼吸道护理:噎食后应仔细清理患者呼吸道,同时定时帮助患者翻身、拍背,并指导患者有效咳嗽、排痰,以保持呼吸道通畅,且注意进食后 30 分钟内不进行吸痰等容易诱发恶心、呕吐等操作。

(3)饮食护理:食物以细、碎、软为原则,温度适宜。对脑卒中等有吞咽困难的患者,给予半流质饮食。进食时,尽量取坐位,上身前倾 15°,卧床患者进餐后,不要过早放低床头;对于进食慢的患者,可将餐盘留下,不要催促;避免一次进食过多,鼓励少食多餐、细嚼慢咽;对于发生呛咳的患者,间隙时可用汤匙将少量食物送至舌根处,让患者吞咽,待患者完全咽下张口确认无误后再送入第二口食物;而发生呛咳时宜暂停进餐,等到呼吸完全平稳时再喂食物,频繁呛咳且严重者应停止进食。

3. 心理调适　当噎食发生后,应及时稳定患者情绪,安慰患者,以缓解其紧张心理。引导患者接受由于吞咽障碍导致的进食困难的现实,并告知患者可以通过有效的预防措施来防止噎食的发生等,减轻或消除焦虑、恐惧心理。

(四)健康指导

防治噎食的健康指导对象应包括患者及其照护人员。

1. 现场应急指导

(1)当患者出现呛咳时,立即协助其低头弯腰,身体前倾,下颌朝向前胸。

(2)如果食物残渣堵在咽喉部危及呼吸时,患者应再次低头弯腰,喂食者可在其肩胛下沿快速连续拍击,使残渣排出。如果仍然不能取出,取头低足高侧卧位,以利体位引流;用筷子或用光滑薄木板等撬开患者口腔,插在上下齿之间,或用手巾卷个小卷撑开口腔,清理口腔、鼻腔、喉部的分泌物和异物,以保持呼吸道通畅。在第一时间尽可能自行去除堵塞气道异物的同时,应尽早呼叫医务人员抢救。

2. 教会患者自救方法和步骤　见 Heimlich 急救法。

3. 吞咽功能锻炼指导

(1)面部肌肉锻炼:包括皱眉、鼓腮、露齿、吹哨、龇牙、张口、咂唇等。

(2)舌肌运动锻炼:伸舌,使舌尖在口腔内左右用力顶两颊部,并沿口腔前庭沟做环转运动。

(3)软腭的训练:张口后用压舌板压舌,用冰棉签于软腭上做快速摩擦,以刺激软腭,嘱患者发"啊、喔"声音,使软腭上抬,利于吞咽。

通过上述方法,促进吞咽功能的康复或延缓吞咽功能障碍的恶化,预防噎食再发生。

第七节　皮肤瘙痒症

一、概念

皮肤瘙痒症是一种自觉瘙痒而无原发性皮肤损害的皮肤病。瘙痒是老年人的常见主诉,常因皮肤干燥而引起。老年人搔抓后导致局部皮肤损伤,损伤后又可引起瘙痒,如此恶性循环,最终出现抓痕、血痂、色素沉着及苔藓样改变等各种继发性皮肤变化,最终成为顽疾。严重影响了老年人的身心健康,降低了老年人的生活质量。

二、病因

1. **局部皮肤病变** 皮肤的退行性变化导致皮肤干燥是最常见的原因,在老年瘙痒中占40%~80%。因老年人皮脂腺及汗腺分泌功能减退而引起,通常由于洗澡过频、毛衣刺激或使用碱性肥皂洗澡后而加重。皮肤瘙痒还可见于皮疹、重力性皮炎、急性剥脱性皮炎、脂溢性皮炎、牛皮癣等病症。

2. **全身性疾病** 慢性肾衰竭或肾功能减退的患者有80%~90%伴有瘙痒;糖尿病患者有20%发生皮肤瘙痒;肝胆疾病引起胆汁淤积时可在黄疸出现前或伴黄疸同时出现瘙痒;真性红细胞增多症、淋巴瘤、多发性骨髓瘤、巨球蛋白血症和缺铁性贫血等在瘙痒的同时伴有血液系统的异常表现;某些恶性肿瘤及药物过敏等均可引起全身瘙痒。

3. **心理因素** 神经精神因素可诱发或加剧瘙痒,如情绪激动、精神紧张、焦虑、抑郁均可发生或加重瘙痒。有些恐螨症或不习惯养老院的老人可能出现。

4. **其他因素** 冬季气候干燥,夏季风吹日晒;药物如砷剂、辛可芬、阿片类、氯丙嗪、水杨酸盐、奎宁、利血平等;感染肠道寄生虫、阴道滴虫、念珠菌、粪链球菌、大肠杆菌等引起肛门或阴道瘙痒;食物如辛辣、刺激的调味品;外用及接触各种化学物品如消毒剂、杀虫剂、染料,皮肤直接接触化纤、毛料衣服可引起局部皮肤发痒。

三、护理程序

【护理评估】

（一）健康史

询问瘙痒的部位、发作的频率和程度、洗澡的频率、水温、沐浴液(皂)的性质(偏酸或偏碱)、润肤剂使用情况、用药史、有否全身或局部的相关性疾病。

（二）身体状况

1. **病变部位** 主要表现为外观看似正常的皮肤出现瘙痒,可以是全身广泛性瘙痒,也可以是局部的,位置不固定,以小腿、前臂、背部、腰腹部最常见。在情绪激动、温度改变、饮酒或食入辛辣食物后,瘙痒会引发或加剧。局限性瘙痒症多发生在身体的某一部位,如肛门瘙痒症、阴囊瘙痒症、女阴瘙痒症、头皮瘙痒症等。

2. **特点** 瘙痒可为持续性或阵发性,程度轻重不一。轻者痒感可以忍耐,重者则剧痒难忍,一旦发生难以遏止,常不停地猛烈搔抓,影响睡眠。因长期反复搔抓,可致使皮肤上出现抓痕、血痂、皲裂、色素沉着,甚至出现苔藓样变或湿疹样改变,导致皮肤变厚、粗糙,抓破后还会引发皮肤感染。

（三）辅助检查

对原因不明的瘙痒,应做血常规、尿常规、尿糖、肝功能、血清胆红素、尿素、血糖、肝脾B超等全面体格检查,以明确瘙痒是由全身疾病引起还是因皮肤老化性改变而引起。肛门、外阴局限性瘙痒则要进行真菌、细菌、寄生虫学检查。

【常见护理诊断/问题】

1. **舒适的改变** 瘙痒与皮肤干燥、接触各类化学物品、服用某些药物或相关性疾病有关。

2. **焦虑** 与皮肤瘙痒症难以治愈有关。

3. 有感染的危险 与瘙痒引起的皮肤破损有关。

【护理计划与实施】

无论何种原因引起的瘙痒,治疗均应首先针对干燥的皮肤。适当地补充维生素 A、E、B、C。劝告老人避免经常热水浴、涂擦乙醇和使用劣质的沐浴液(皂),积极治疗原发病。护理的总体目标是老年人的瘙痒症状减轻或消失。

（一）一般护理

1. 环境适宜 保持室内温湿度适宜,避免温差太大。冬季室内采暖温度不宜过高,可用加湿器或种植花草等方法来保持适宜的湿度,以减少皮肤水分的蒸发。夏天利用太阳帽和防晒霜来遮挡太阳的照射,减少阳光下的暴晒。

2. 保持皮肤清洁湿润 每次洗完澡后在经常感觉瘙痒部位适当涂抹一些含有少量油脂的润肤液。洗澡过频者应减少洗澡次数,洗澡水不宜太热,忌用碱性肥皂。穿宽松柔软的棉质衣物,保持床褥柔软清洁,冷热均匀等。

（二）病情观察

询问瘙痒的部位、发作的频率和程度,有无全身或局部的相关性疾病,是否伴有红肿、疼痛、水疱或溃疡等症状。根据瘙痒的病因检查筛查,对于长期顽固的瘙痒,应注意排除潜在的全身性疾病。

（三）用药护理

使用低浓度类固醇霜剂、抗组胺类药物及温和的镇静剂可减轻瘙痒,防止皮肤继发性损害。告知患者用药方法及注意事项,并注意观察用药后的效果及不良反应。

（四）饮食护理

指导老人饮食宜清淡,多食豆类、蔬菜、水果、海藻类碱性食物,保证营养。养成定时喝水的习惯,及时补充皮肤水分。冬季选用养血润燥之品,如花生、芝麻等,忌食鱼腥、蟹、海味、辛辣、葱、蒜、韭菜、酒等。若血脂正常可适当食用些含油脂较多食物。避免饮用酒精和咖啡,少食辛辣刺激之品。

（五）心理调适

针对引起瘙痒的心理因素加以疏导或针对瘙痒而引起的心理异常进行开导,鼓励患者通过看书读报、听音乐、看电视、听故事、进行有节律的呼吸松弛训练、参加有趣的活动等分散和转移注意力,以减轻瘙痒。

（六）健康指导

1. 介绍疾病相关知识,告知老人皮肤瘙痒的原因、身体状况及防治措施。

2. 定期修剪指甲,避免搔抓和过分摩擦,防止感染。

3. 加强体育锻炼,增强机体免疫力。

第八节 睡眠呼吸暂停综合征

一、概念

睡眠呼吸暂停综合征(sleep apnea syndrome,SAS)是指各种原因导致睡眠状态下反复出现呼吸暂停和(或)低通气,引起低氧血症、高碳酸血症,从而使机体发生一系列病理生理改变的临床综合征。SAS 的诊断标准是:每晚 7 小时睡眠过程中,鼻或口腔气流暂停每次超过 10 秒,暂停发作超过 30 次以上(或每小时睡眠呼吸暂停超过 5 次以上,老年人超过 10 次以上)。SAS 随年龄增大,发病率增加,被认为是高血压、冠心病、脑卒中的危险因素,且与夜间猝死关系密切。临床上将其分为中枢型、阻塞型和混合型,其中阻塞型最常见。

二、病因

1. 生理老化因素 老年人多肥胖,上呼吸道脂肪堆积,睡眠时咽部肌肉松弛,咽部活动减少,使上呼吸道狭窄或接近闭塞而出现呼吸暂停。老年人中枢神经系统调节功能降低,化学感受器对低氧和高碳酸血症的敏感性降低,中枢神经系统对呼吸肌的支配能力下降以及呼吸肌无力等易发生呼吸暂停。

2. 行为因素 大量饮酒、吸烟、经常服用镇静催眠类药物。

3. 疾病影响 甲状腺功能低下、肢端肥大症、垂体功能减退等。

4. 解剖结构异常 悬雍垂肥大粗长、鼻腔阻塞(如鼻中隔偏曲、鼻甲肥大、鼻息肉等)、舌根后坠、下颌后缩、颞颌关节功能障碍、下颌畸形等。

三、护理程序

【护理评估】

(一)健康史

询问老年人疾病史,家庭有无肥胖史,了解老年人发作症状,有无前驱症状和伴随症状;有无大量饮酒、吸烟、经常服用镇静催眠类药物;有无甲状腺功能低下、肢端肥大症、垂体功能减退的疾病。

(二)身体状况

1. 白天症状 嗜睡,严重时吃饭、与人谈话时即可入睡;晨起头痛;头晕乏力;注意力不集中;烦躁,易激动,严重者可出现精神行为异常等。

2. 夜间症状 打鼾是睡眠呼吸暂停综合征的主要症状;呼吸暂停,多随着喘气、憋醒或响亮的鼾声而终止;因低氧血症,患者夜间翻身较频繁;气道阻塞后呼吸用力和呼吸暂停导致的高碳酸血症而出汗较多;还可表现为失眠、遗尿、惊叫、夜游等。

3. 全身器官损害症状 SAS 患者常以心血管系统异常表现作为首发症状和体征,SAS可以是高血压、冠心病的独立危险因素。病情持久可引起或加重多个系统的疾病。

(三)辅助检查

1. 多导睡眠图(polysomnography,PSG)监测 PSG 是确诊本病的主要检查手段。同步记录患者整夜(6~8 小时)睡眠时的脑电图、肌电图、口鼻气流、胸腹式呼吸运动、眼动图、心电图、血氧饱和度等多项指标,可准确了解患者睡眠时呼吸暂停情况。

2. 上气道 CT 断层扫描、磁共振(MRI)、纤维支气管镜等 主要用于判断下颌形态、阻塞的部位等,可为外科手术提供依据。

【常见护理诊断/问题】

1. 睡眠型态紊乱 与睡眠呼吸暂停综合征发作有关。

2. 恐惧 与害怕睡眠呼吸暂停综合征有关。

3. 气体交换受损 与呼吸道阻塞有关。

4. 潜在并发症 高血压、呼吸衰竭。

【护理计划与实施】

治疗主要是消除病因,减少并发症,降低死亡率。治疗和护理的总体目标是老年人能够叙述诱因,主动寻求医务人员的帮助,积极治疗原发疾病,加强睡眠卫生。具体护理措施如下:

1. 一般护理　老年肥胖者易出现 SAS,应控制饮食、增加活动,以达到减肥的目的;睡姿以侧卧位为主,多取右侧卧位,为经常保持侧卧位可在背部铺垫物品;睡前勿饱食,避免饮酒和服用镇静剂、催眠药等。

2. 病情观察　加强睡眠过程监护,严重的 SAS 患者可出现心律失常、心力衰竭或呼吸衰竭,甚至猝死。故必须加强老人睡眠的观察,以便及时发现和救护。

3. 氧疗护理　吸氧可减少呼吸暂停的次数,提高动脉血氧饱和度。

4. 用药护理　指导患者药物使用方法及注意事项,并观察用药后的效果及不良反应。如使用增加上气道开放、减低上气道阻力的药物;鼻塞的患者,睡前滴用血管收缩剂等。

5. 正确使用器械装置　指导患者正确使用医疗器械装置,如鼻扩张器使用于鼻前庭塌陷者,可改善通气;舌后保持器可防止舌后坠引起的阻塞等。

6. 心理调适　鼓励患者相信科学,树立战胜疾病信心,解除焦虑和恐惧。

7. 健康指导

(1)介绍疾病相关知识,指导老人及家属了解本病的基本知识,发病的危险因素、夜间观察的指标、排除方法和应对措施。

(2)积极治疗原发病,预防感冒、咽喉炎及扁桃体炎等。

(王连艳)

复习思考题

1. 如何指导现场人员对跌倒老年人进行正确施救?

2. 老年女性为什么容易发生压力性尿失禁?如何指导其进行盆底肌肉训练?

3. 老年性聋者佩戴助听器有何要求?如何为听力障碍的老年人创造有助于交流的环境?

4. 老年人常见的意外伤害有哪些?如何进行噎食风险评估?

第八章 老年人常见疾病与护理

 学习要点

老年病概念及患病特点;老年高血压、老年糖尿病、胃食管反流病、老年骨质疏松症、老年退行性骨关节病、老年期痴呆等临床表现及护理措施

老年病(elderly disease)是指在老年群体中发病率明显增高的疾病。包括老年人特有的疾病,即主要指始发于老年期的疾病(老年性白内障、神经性耳聋、骨质疏松症、老年性痴呆、前列腺增生、围绝经期综合征、老年性阴道炎等)和始发于老年前期或中年期,但随着年龄的增长,发病率增多且病情也有发展,延续进入老年期的疾病,如高血压、冠心病、2型糖尿病、慢性阻塞性肺疾病、心力衰竭等。

源自不同器官系统的老年病表现出共有的临床特征:①起病隐匿,发展缓慢;②症状及体征不典型;③多种疾病同时存在;④易出现水电解质紊乱;⑤易出现意识障碍;⑥易存在并发症和后遗症;⑦伴发各种心理反应;⑧预后不良,治愈率低,死亡率高。老年病的特殊性要求必须对老年人做广泛而深入的评估,应考虑到认知、营养、生活经历、环境、活动及压力等一切影响因素,从多途径提供满足患者所需的一系列照顾活动,尤其要加强个体的自我照顾能力,使老年人保持尊严和舒适,提高生活质量。

第一节 老年高血压

老年高血压(elderly hypertension)是指老年人在未使用抗高血压药物的情况下,血压持续或非同日3次以上收缩压(SBP)≥140mmHg(18.7kPa)和(或)舒张压(DBP)≥90mmHg(12.0kPa)。老年高血压病是导致老年人脑卒中、冠心病、心力衰竭、主动脉瘤、肾衰竭发病率和死亡率升高的主要危险因素。2011年最新测算数据显示,我国高血压患者达2亿,其中主要为老年人,其患病率随年龄的增长逐年增加,60岁以下的人群中,有20%的人患高血压,而80岁及以上的老年人高血压患病率高达75%~90%。老年高血压是老年人最常见疾病,也是致残、致死的主要疾病之一。

【护理评估】

(一) 健康史

1. **遗传因素** 老年高血压患者部分是由老年前期过渡而来,故具有一般成人高血压的病理生理特点。原发性高血压有群集于某些家族的倾向,提示其有遗传学基础或伴有遗传生化异常。双亲均有高血压的子女,以后发生高血压的比例增高。

2. **衰老因素** 包括与血压有关的各种老化因素,如血管粥样与纤维性硬化的程度、激素反应性减低的情况以及压力感受器敏感性的变化等。

3. **不良的生活方式** 如缺乏体育锻炼、超重、中度以上饮酒、高盐饮食、精神因素等。

（二）身体状况

老年人高血压的表现与中青年有所不同，具有以下特征：

1. **症状少、起病隐匿，并发症多** 在靶器官明显损害前，半数以上老年高血压患者无症状，常在体检或并发脑血管病时才发现，但终末期进展快，疗效及预后差，病死率高。

2. **单纯收缩期高血压多见** 老年高血压患者中，单纯收缩期高血压为混合型的2倍。收缩压随着年龄增长而增加，舒张压降低或不变，由此导致脉压增大，是老年单纯收缩期高血压的另一个重要特征，也是反映动脉损害程度的重要标志。而靶器官的受损程度及老年心脑血管并发症的发生均与收缩压密切相关，易发生脑卒中和心力衰竭。

3. **血压波动大，易发生体位性低血压** 由于老年人血管压力感受器敏感性减退，老年人的收缩压、舒张压和脉压差的波动均明显增大。

4. **易受体位变动的影响** 直立性低血压的发生率较高，特别是在抗高血压药物（α受体阻滞剂）治疗中更易发生。

5. **假性高血压** 老年人肱动脉硬化，临床所用的间接测压法（气囊压不住肱动脉）读数过高产生"假性高血压"。或者测压时充气不足，听诊时处于听诊间歇，漏诊高血压。

6. **心、脑、肾靶器官并发症多** 由于老年人脏器老化、长期高血压加重了对靶器官的损害，其并发症的发生率高达40%。临床常见冠心病、脑卒中、心衰、肾动脉硬化等并发症。

7. **多种疾病并存** 老年高血压常与糖尿病、高脂血症、动脉粥样硬化、肾功能不全等疾病共存并相互影响，使其治疗变得更加复杂，致残、致死率增高。

（三）辅助检查

在常规心电图、胸部X线检查、眼底检查等方面表现与一般成人高血压没有区别。但老年人尚需监测以下项目：①24小时动态血压检测：老年患者血压波动性较大，有些高龄老人血压昼夜节律消失；②血糖、血脂分析：老年高血压患者常合并高血糖、高血脂，通过监测可了解高血压对靶器官损害程度；③内分泌检测：老年高血压多为低肾素型，表现为血浆肾素活性、醛固酮水平、β受体数目及反应性均低。

【常见护理诊断/问题】

1. **慢性疼痛** 头痛与血压升高所致的脑供血不足有关。

2. **有外伤的危险** 与头晕、视力模糊、意识障碍或直立性低血压有关。

3. **潜在并发症** 高血压急症。

【护理计划与实施】

治疗护理的主要目标是将血压调整至适宜水平，最大限度地降低心血管病死亡和致残的危险，延长老年高血压患者的生命，提高生活质量。一般老年人高血压的降压目标与成年人相同，但对于老年ISH患者，中国高血压防治指南建议收缩压目标为150mmHg。鉴于舒张压过低有害，其应保持在60~65mmHg以上。具体措施如下。

（一）一般护理

1. **环境舒适** 为患者提供安静、舒适的环境，头痛时嘱患者卧床休息，抬高床头，改变体位时动作要缓慢。治疗护理操作相对集中，尽量减少人员探视，避免劳累、寒冷、精神紧张等不良刺激,保证患者睡眠充足与良好休息。

2. 适当运动 运动不仅可使收缩压和舒张压下降,且对减轻体重、增强体力、降低胰岛素抵抗起着重要作用。可选择步行、慢跑、太极拳、气功等,坚持运动,运动量及运动方式的选择以运动后自我感觉良好、体重保持理想为标准。

3. 病情观察 老年人血压波动大,应定期测量立位血压,同时注意观察有无直立性低血压、靶器官损伤的迹象和高血压急症。

(二)用药护理

降压药必须在医生指导下服用,保持稳定的血压。应从小剂量开始,逐步递增剂量,定期测量血压,随时调整药量。血压不可降得太快太低,一般血压控制在 140/90mmHg 左右为宜,防止因降压过低、过快引起心、脑、肾的缺血。同时应监测 24 小时动态血压,以确定最佳的用药剂量和服药时间,降压药最佳的服用时间为每日 7:00、15:00 和 19:00,睡前不宜服用降压药,以免诱发脑卒中。更换药物治疗方案后,应加强巡视,密切观察疗效,勤测血压,如有异常及时汇报医师调整用药方案。

(三)心理调适

保持情绪稳定,避免劳累过度,减轻精神压力,避免大喜大悲。情绪激动、过度劳累使交感神经兴奋性增高,心率增快,血压突然升高,使脑部硬化的血管破裂而出血。告知患者情绪改变对疾病的影响,鼓励老年人保持良好的心态,学会自我控制和自我减压。教会其学会放松技巧,如看书、读报、听音乐等,与家人、朋友建立融洽关系,保持轻松愉快的心情。

(四)健康指导

1. 疾病知识指导 向患者及家属讲述老年高血压的病因、诱因和治疗方法,以及可能发生的并发症,使老人明确定期检测血压、长期坚持治疗的重要性;避免出现不愿服药、不难受不服药、不按医嘱服药的三大误区;养成定时定量服药、定时间、定体位、定部位、定血压计测量血压的习惯。

2. 生活指导 ①减轻体重:可通过减少总热量摄入和增加体力锻炼的方法减重。减重速度因人而异,但首次减重最好能达到 5kg,以增加信心。②膳食调节:少食多餐,选择适量优质蛋白、低盐(每天食盐量不超过 6g)、低脂、低胆固醇食物,丰富新鲜蔬菜和水果。肥胖者应减少热量的摄入,减轻体重。提倡戒酒,因酒精可增加降压药的降压作用。③精神调适:保持乐观心态,提高应对突发事件的能力,避免情绪过分激动。④劳逸结合:生活规律,保证充足的睡眠,避免过度脑力劳动和体力负荷。

3. 康复运动 通过适当运动不但有利于血压下降,而且可提高其心肺功能。适当运动包括四方面:一是有适当的运动形式;二是有适当的运动强度;三是适当的运动时间;四是适当的运动目标。运动方式一定要选择有氧运动,强调中小强度、较长时间、大肌群的动力性运动,如步行、慢节奏的交谊舞、重心不太低的太极拳等比较适合老年人。

4. 中医中药 中国传统中药、针灸、推拿、气功等对老年高血压患者的康复有一定疗效。如"轻揉腹部"就是一种简单的推拿方法:患者取仰卧位,术者用掌根轻揉、按摩整个腹部,顺时针转动,期间患者自然呼吸,每次持续约 5 分钟。

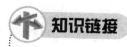 **知识链接**

预防直立性低血压的方法

1. 服药后卧床 0.5~1 小时,测量并记录卧、立位血压,注意两者是否相差过多,以警惕直立性低血压的发生。

2. 指导患者避免长时间站立;改变姿势时,特别是从卧、坐位起立时动作要缓慢;如在睡前服药,夜间起床排尿时应防止血压下降引起昏厥而发生意外。

3. 避免沐浴时水温过高、饮浓茶、饮酒、过度用力增加腹腔压力而影响静脉回流。

4. 经常发生直立性低血压者,指导患者起床活动时应先穿弹性袜再下床活动。

5. 发生直立性低血压时,应采取下肢抬高位平卧,屈曲股部肌肉和摇动脚趾,以促进脚部血流,减少血液淤积在下肢,增加有效循环血量。

第二节 老年糖尿病

老年糖尿病(elderly diabetes mellitus,DM)是指老年人由于体内胰岛素分泌不足或胰岛素作用障碍,引起内分泌失调,从而导致物质代谢紊乱,出现高血糖、高血脂,蛋白质、水与电解质等紊乱的代谢病。主要以 2 型糖尿病为主。2009 年国际糖尿病联合会(IDF)公布最新数据显示,全球糖尿病患者数已达 2.85 亿,且将近一半为 60 岁以上人群。老年 DM 的高发病率严重影响老年人的生活质量和寿命,并发症是致残致死的主要原因。

【护理评估】

（一）健康史

老年糖尿病的发生与发展,遗传是基础,环境因素、老年期的生理性退化、多种药物联合应用等均是促发因素。

1. **胰岛素抵抗和 β 细胞功能缺陷** 生理性老化和病理因素引起的胰岛素抵抗和胰岛素分泌缺陷(包括两者的相互作用)是老年糖尿病发病机制的两个重要因素。

2. **环境因素** 生活方式的改变也是影响老年人糖代谢的重要因素。高糖、高脂、高热量饮食,体力劳动减少,超重或肥胖均是老年糖尿病的易感因素。

3. **多种药物联合应用的影响** 老年人往往多种疾病并存而需要同时使用多种药物。由于药物的直接作用或相互影响,可能损害糖的内稳态而促发或诱发糖尿病。这些药物包括噻嗪类利尿剂、糖皮质激素、三环类抗抑郁药、阿司匹林、异烟肼、烟酸等。

（二）身体状况

老年糖尿病的临床特点表现在以下几个方面:

1. **起病隐匿且症状不典型** 多饮、多食、多尿和体重减轻症状多不典型,多数患者是在查体或治疗其他病时发现有糖尿病。

2. **并发症多** 部分老年糖尿病患者常以并发症为首发表现,如皮肤及呼吸、消化、泌尿生殖等各系统的感染,且感染可作为疾病的首发症状出现,此外,老年糖尿病患者更易发生高渗性非酮症性昏迷和乳酸性酸中毒,尤其是高渗性非酮症性昏迷在老年患者中最常见,可作为老年糖尿病患者的首发症状。

此外,还易并发大血管或微血管症状,如高血压、冠心病、脑卒中、糖尿病视网膜病变、糖尿病肾脏病变、皮肤瘙痒等并发症。80% 老年糖尿病患者死于心脑血管并发症,周围神经病变和自主神经病变均随增龄而增加,白内障、视网膜病变和青光眼的发病率明显增多。

3. 尿糖与血糖常不成正比　老年人并发肾小球硬化症时,肾小球滤过率降低,肾糖阈升高,尿糖与血糖往往不成正比。尿糖结果不能真实地反映血糖,故了解血糖控制情况应以血糖为准。

4. 用药不当易发生低血糖　老年人自身保健意识不强及用药依从性差,不能定期监测血糖,使血糖控制不良,容易发生低血糖。

5. 老年人糖尿病的特殊表现　主要包括:①肩关节疼痛:可伴有中重度的关节活动受限;②糖尿病性肌病:主要表现为不对称的肌无力、疼痛和骨盆肌及下腹肌萎缩;③足部皮肤大疱:类似于Ⅱ度烧伤的水疱,常在 1 周内逐渐消失;④糖尿病性神经病性恶病质:主要表现为抑郁、明显消瘦、外周神经病变伴剧痛,可在持续 1 ~ 2 年后自然缓解,是老年糖尿病较为特殊的并发症;⑤恶性外耳炎:由假单胞菌感染引起的一种坏死性感染,几乎均发生在老年糖尿病患者;⑥肾乳头坏死:可出现血尿、尿中排出坏死性组织,但少有明显发热和腰痛;⑦神经精神症状:出现精神萎靡不振、抑郁或焦虑、悲观和记忆力下降等。

（三）辅助检查

1. 血糖测定　老年人糖尿病的诊断标准为:空腹血糖值≥7.0mmol/L 或餐后 2 小时≥11.1mmol/L(血浆葡萄糖)。老年人餐后 2 小时血糖增高明显多于空腹血糖。

2. 尿糖测定　因为肾小球动脉硬化,使肾小球滤过率降低,尿糖阳性率低,表现为血糖和尿糖阳性程度不符。

3. 胰岛素和胰岛素释放试验　老年人多存在胰岛素功能低下和胰岛素抵抗。

4. 糖化血红蛋白　此指标可反映较长时间内血糖的变化情况,其特异度高,但敏感性差。

【常见护理诊断/问题】

1. 营养失调,低于机体需要量　与胰岛素分泌或作用缺陷引起糖、蛋白质、脂肪代谢紊乱有关。

2. 潜在并发症　低血糖、糖尿病足、酮症酸中毒、高渗性昏迷。

3. 焦虑　与需要长期接受治疗、糖尿病慢性并发症、经济负担加重有关。

【护理计划与实施】

糖尿病治疗强调早期、长期、综合治疗及治疗方法个体化原则。治疗目标是按照老年人的血糖标准控制血糖,防治和延缓并发症的发生,提高老人的生活质量。护理的总目标是:①患者体重恢复正常;②血糖维持在正常或理想水平;③能采取有效措施预防糖尿病足的发生;④未发生糖尿病急、慢性并发症;⑤老年人的生活质量提高并保持良好的心理状态。

（一）饮食护理

根据老人的病情及饮食习惯,控制总能量的摄入,合理均衡分配各种营养物质。低血糖对老年人可能是一种致命的并发症,为预防低血糖的发生,老人饮食除一日三餐外,可在早餐和午餐之间、午餐和晚餐之间以及夜间临睡前适当加餐,但加餐的食物量应在中餐和晚餐扣除。肥胖者严格控制体重。

（二）运动疗法

运动应量力而行,持之以恒很关键,餐后散步 20 ~ 30 分钟是改善餐后血糖的有效方法。胰岛素治疗的患者,应避免在药物作用高峰时运动,以防发生低血糖反应。随身携带糖果或糖尿病患者身份卡,最好有人陪伴或在有人的区域内进行锻炼。

（三）用药护理

由于老年糖尿病患者往往合并多种慢性疾病，如肝肾功能减退，自主神经功能异常，药物代谢延迟，血药浓度较高等，容易发生低血糖。老人用药应避免使用经肾脏排出、半衰期长的降糖药物，使用胰岛素时，应从小剂量开始逐步增加。血糖控制不可过分严格，空腹血糖宜控制在 9mmol/L 以下，餐后 2 小时血糖在 12.2mmol/L 以下即可。

（四）并发症的预防及护理

1. 酮症酸中毒、高渗性昏迷　由于老年人口渴中枢功能减退，行动不便，饮水相对减少，容易引起身体脱水。加之老年人容易合并心血管疾病、感染，使用利尿剂及类固醇药物，能量摄取过量等，很容易发生糖尿病酮症酸中毒、高渗性昏迷。定期监测血糖，了解血糖的控制水平；合理用药，不要随意减量或停用药物；鼓励患者多饮水，特别是发生呕吐、腹泻时，保证充足的水分摄入；需要脱水治疗时，应监测血糖、血钠和渗透压。对有可能或已发生酮症酸中毒、高渗性昏迷的患者，应密切观察并记录患者的生命体征、神志、24 小时液体出入量等变化，如有异常，应及时报告医生进行处理。急救配合与护理：①立即开放静脉通道，准确执行医嘱，确保液体和胰岛素的输入；②协助医生做好各种检验标本的采集及送检，如血糖、酮体、血浆渗透压、血气分析等；③患者绝对卧床休息，注意保暖，给予持续低流量吸氧；④密切观察病情变化，并做好重病记录和交接班，包括生命体征、神志、瞳孔、24 小时出入量、主要实验室检查结果等；⑤加强生活护理，应特别注意皮肤、口腔护理。

2. 低血糖　低血糖的临床表现与血糖水平以及血糖的下降速度有关，可表现为交感神经兴奋（如心悸、焦虑、出汗、饥饿感等）和中枢神经症状（如神志改变、认知障碍、抽搐和昏迷）。但是老年患者发生低血糖时常可表现为行为异常或其他非典型症状。指导老人及家属了解低血糖反应的诱因及临床表现，如一旦出现低血糖反应时，应尽快给予糖分补充，如随身携带的甜饼干、糖果、巧克力、含糖饮料等，以解除脑细胞缺糖症状。预防：①患者应定时定量进餐，如果进餐量减少应相应减少药物剂量；②有可能误餐时应提前做好准备，常规备用碳水化合物类食品，以便救急时食用；③运动量增加时，运动前应增加额外的碳水化合物摄入；④酒精能直接导致低血糖，应避免酗酒和空腹饮酒；⑤低血糖反复发生者，应调整糖尿病的治疗方案或适当调高血糖控制目标；⑥老人外出时随身携带糖尿病急救卡，卡片上注明姓名、年龄、家庭住址、联系方式、疾病诊断、使用的药物名称等，以便发生意外时，其他人发现后可帮助及时处理。

3. 糖尿病足　评估老年人有无足溃疡的危险因素，既往有无足溃疡史，有无神经病变的症状和体征等；每天检查患者双足，了解患者有无感觉减退、麻木、刺痛感，观察足部皮肤有无颜色、温度改变及足背动脉搏动情况，注意检查趾甲、趾间、足底皮肤有无鸡眼、甲沟炎、甲癣，是否发生红肿、青紫、水疱、溃疡、坏死等损伤；定期做好足部感觉的测试，及时了解足部感觉功能。预防：①保持足部清洁，避免感染：嘱患者勤换鞋袜，每天清洁足部。若足部皮肤干燥，可外涂羊毛脂，但不可常用。②预防外伤：指导患者选择轻巧柔软、前端宽大的鞋子，袜子以弹性好、透气及散热性好的棉毛质地为佳；不要光脚走路，外出时不要穿拖鞋；脚趾甲避免修剪太短，趾甲应与脚趾平齐；冬天使用热水袋、电热毯时谨防烫伤。③指导和协助患者采用多种方法促进肢体血液循环。④积极控制血糖，说服患者戒烟：发生足溃疡的危险性与足溃疡的发展与血糖密切相关，故要积极控制血糖。劝导患者戒烟，因为吸烟可导致局部血管收缩而进一步促进足溃疡的发生。

（五）心理调适

糖尿病为一终身疾病，易并发大血管病变和微血管病变，可使患者致死、致残。老年人常存在恐惧、焦虑心理，护理人员应多关心、体贴患者，告知患者积极配合治疗，将血糖控制在理想范围内，可预防和延缓并发症的发生。鼓励其保持乐观、稳定的情绪，树立战胜疾病的信心。

（六）健康指导

1. 疾病预防　最有效的方法是改变不良的生活方式和习惯，提倡不吸烟、少喝酒、合理膳食（避免高盐、高脂、高糖）、经常运动，防止肥胖。

2. 疾病知识指导　评估老人及家属对知识的接受能力，用通俗易懂的道理，讲解糖尿病的发病病因、身体状况、诊断与治疗方法等。

3. 用药指导　向老人及家属讲解降糖药的种类、剂量、给药时间和方法，学会观察药物不良反应。嘱其按医嘱正确用药，不可随意加减药量、换药、停药。

4. 监测指导　教会老人及家属监测血糖、血压、体重指数的方法及胰岛素注射法。积极预防低血糖，学会低血糖反应的应急处理。

第三节　胃食管反流病

胃食管反流病（gastroesophageal reflux disease，GERD）是由于防御机制减弱或受损，使得胃、十二指肠内容物通过松弛的食管下括约肌反流的强度、频率和时间超过组织的抵抗力，从而进入食管下端，引起一系列症状。根据有无组织学改变分为两大类：①反流性食管炎：食管有炎性组织改变；②症状性反流：客观方法证实有反流，但未见组织学改变。老年人因膈肌、韧带松弛，食管裂孔疝的发生率较高，所以 GERD 的发生率明显提高。

【护理评估】

（一）健康史

1. 疾病　①消化性疾病：如食管裂孔疝、胃泌素瘤、胃酸分泌过多、胃排空延迟及消化功能紊乱，各种非器质性病变，如肠易激综合征等常有食管异常运动，以上原因均可引起GERD；②全身性疾病：如糖尿病并发神经病变致胃肠自主神经受累，进行性系统硬化症使食管平滑肌受累，均可引起食管、胃肠道蠕动减弱，导致 GERD 的发生。

2. 其他　吸烟、浓茶及有些饮料可降低食管下括约肌的压力，高脂肪可延缓胃的排空。老年人因心脑血管及肺部疾病而常用的某些药物，如 α-受体阻断剂、β-受体兴奋剂等药物可松弛食管下括约肌。以上因素均与 GERD 的发生有关。

（二）身体状况

1. 反流症状　表现为反酸、嗳气、反食、反胃等，餐后明显或加重，弯腰或平卧时易出现。反酸常伴烧心，是胃食管反流病最常见的症状。

2. 反流物刺激食管的症状　表现为烧心（胃灼热感）、胸痛、吞咽困难等，多在餐后 1 小时出现；卧位、前倾或腹压增高时加重。胸痛为胸骨后或剑突下疼痛，严重时可放射至胸部、后背、肩部、颈部、耳后。吞咽困难呈间歇性，进食固体或液体食物均可发生。严重食管炎或食管溃疡者可有咽下疼痛。

3. 食管以外刺激症状　表现为咳嗽、哮喘及声嘶。咳嗽多在夜间，呈阵发性，伴有气喘。

（三）辅助检查

1. X 线钡餐检查　可见钡剂频繁地反流入食管下段，食管蠕动有所减弱，食管下段痉挛及运动异常；有时见食管黏膜不光滑，有龛影、狭窄及食管裂孔疝的表现。

2. 内镜检查　食管黏膜可有损伤、炎性或狭窄。

3. 其他　包括 24 小时食管 pH 监测、食管酸灌注试验、食管测压试验。

【常见护理诊断/问题】

1. 慢性疼痛　与反酸引起的烧灼及反流物刺激食管痉挛有关。

2. 营养失调：低于机体需要量　与厌食和吞咽困难导致进食减少有关。

【护理计划与实施】

治疗包括减少胃食管反流、避免反流物刺激损伤的食管黏膜及改善食管下括约肌的功能状态，通过内科保守治疗一般就能达到治疗目的，经内科治疗无效的重症患者，可采用抗反流手术治疗。治疗护理的总体目标是：老人掌握日常生活中的护理技巧，不适症状减轻或消失；老人能描述营养失调的主要原因，按照计划调整饮食，营养不良有所改善。具体护理措施如下：

（一）休息与活动

鼓励老人养成每餐后散步或采取直立位的习惯，避免反复弯腰及抬举动作。平卧位时抬高床头 20cm 或将枕头垫在背部以抬高胸部，借助重力作用，促进食管的排空和饱餐后胃的排空，避免右侧卧位。

（二）饮食护理

1. 进餐方式　协助老人采取高坐卧位，给予充分的时间，并告诉老人进食速度要慢，注意力要集中，每次进少量食物，且在一口吞下后再给另一口。应以少量多餐取代多量的三餐制。

2. 饮食要求　为防止呛咳，食物的加工宜软而烂，多采用煮、炖、熬、蒸等方法烹调，且可将食物加工成糊状或肉泥、菜泥、果泥等。另外，应根据个体的饮食习惯，注意食物的色、香、味、形等感观性状，尽量刺激食欲，食物的搭配宜多样化，主副食合理，粗细兼顾。

3. 饮食禁忌　胃容量增加能促进胃反流，因此应避免进食过饱，并尽量减少脂肪的摄入量；高酸性食物可损伤食管黏膜，应限制柑桔汁、西红柿汁等酸性食品；刺激性食品可引起胃酸分泌增加，应减少酒、茶、咖啡、可乐等的摄入。

（三）用药护理

避免应用降低食管下括约肌压力的药物，如抗胆碱能药、肾上腺能抑制剂、地西泮、前列腺素 E 等。慎用损伤胃黏膜的药物，如阿司匹林、非激素类抗炎药等。治疗 GERD 最常用的药物有：①酸抑制剂：包括 H_2 受体拮抗剂（如雷尼替丁、西米替丁）和质子泵抑制剂（如奥美拉唑和兰索拉唑）；②促动力药（如西沙必利）；③黏膜保护剂（如硫糖铝）。在用药过程中要注意观察药物的疗效，同时注意药物的副作用，如使用西沙必利时注意观察有无腹泻及严重心律失常的发生，使用硫糖铝时应警惕老年人便秘的危险。

（四）手术治疗前后的护理

1. 术前护理　做好术前心理护理，减轻老人的心理压力；练习有效咳嗽和腹式深呼吸；术前一周口服抗生素；术前一日经鼻胃管冲洗食管和胃。

2. 术后护理　手术后严密监测生命体征；持续胃肠减压一周，保持胃肠减压管的通畅；避免给予吗啡，以防老人术后早期呕吐；胃肠减压停止 24 小时后，如无不适，可进食流质食物,一周后,逐步过渡到软食;避免食生、冷、硬及易产气的食物。

（五）心理调适

用通俗易懂的道理向老人解释引起胃部不适的原因,教会其防治胃食管反流病的方法和技巧,减轻其焦虑恐惧心理。调动家庭支持系统,多关心、爱护、陪伴老人,为老人创造参加各种集体活动的机会,如家庭娱乐、朋友聚会等,增加老人的归属感。

（六）健康指导

1. 介绍疾病相关知识　向老人及家属介绍胃食管反流病的病因、身体状况及防治措施。

2. 日常生活指导　指导老人养成良好的生活方式和饮食习惯,合理安排休息和运动,避免一切增加腹压因素,如裤带不要束得过紧、注意防止便秘、肥胖者要控制体重等。

第四节　老年骨质疏松症

 病例分析

患者,男,75岁,因腰背部疼痛反复发作半年,近一周来疼痛加重到医院就诊,经检查确诊为骨质疏松症。老人平素喜饮浓茶,嗜好烟酒,爱打牌,不喜欢外出活动。请问:

1. 该患者主要护理诊断/问题有哪些?

2. 针对护理诊断,应采取的护理措施有哪些?

骨质疏松症(osteoporosis,OP)是一种以低骨量和骨组织微结构破坏为特征,导致骨质脆性增加和易于骨折的代谢性骨病。OP可分为原发性和继发性两类。老年骨质疏松症属于原发性骨质疏松症Ⅱ型,是机体衰老在骨骼方面的一种特殊表现,也是使骨质脆性增加导致骨折危险性增大的一种常见病。患骨质疏松症的老年人极易发生股骨颈骨折、脊椎骨折,尤其老年女性患者,发生髋部骨折一年内可有15.0%死亡,50.0%残疾,因此OP是导致老年人卧床率和伤残率增高的主要因素。

【护理评估】

（一）健康史

老年人随着年龄的增长,骨代谢中骨重建处于负平衡状态。这是因为:一方面破骨细胞的吸收增加,另一方面成骨细胞的功能衰减。此外,老年骨质疏松的发生还与多种因素有关。

1. 遗传因素　多种基因(如维生素D受体、雌激素受体等)的表达水平和基因多态性可影响峰值骨量和骨转换,而遗传因素决定了70%~80%的峰值骨量。另外,基质胶原和其他结构成分的遗传差异与骨质疏松性骨折的发生有关。

2. 性激素缺乏　性激素在骨生成和维持骨量方面起着重要的作用。老年人随着年龄的增长,性激素功能减退,激素水平下降,骨的形成减慢,吸收加快,导致骨量下降。女性绝经期后雌激素缺乏使破骨细胞功能增强,骨丢失加速。雄激素缺乏在老年性骨质疏松症的发病率中起了重要作用,男性65岁以后发病较多。

3. 甲状旁腺素(PTH)和细胞因子　PTH作用于成骨细胞,通过其分泌的细胞因子(如IL-6)促进破骨细胞的作用。随着年龄的增加,血PTH逐年增高,骨髓细胞的护骨素(OPG)表达能力下降,导致骨质丢失加速。

4. **营养成分** 钙是骨质中最基本的矿物质成分,维生素 D 可促进骨细胞的活性作用,蛋白质、磷及微量元素可维持钙、磷比例,有利于钙的吸收。这些物质缺乏都可使骨的形成减少。

5. **生活方式** 体力活动是刺激骨形成的基本方式,老年人活动过少或长期卧床易发生骨质疏松。此外,长期高蛋白和高盐饮食、大量饮咖啡、吸烟、酗酒或光照减少等均为骨质疏松的易发因素。

(二)身体状况

1. **骨痛和肌无力** 这是骨质疏松症出现较早的症状,表现为腰背骨痛或全身骨痛。疼痛为弥漫性,无固定部位,于劳累或活动后加重,负重能力下降或不能负重。

2. **身长缩短** 骨质疏松非常严重时,可因椎体骨密度减少导致脊椎椎体压缩变形,每个椎体缩短 2mm,身长平均缩短 3~6cm,严重者伴驼背。

3. **骨折** 为导致老年骨质疏松症患者活动受限、寿命缩短的最常见和最严重的并发症。常因轻微活动或创伤诱发,如打喷嚏、弯腰、负重、挤压或摔倒等。多发部位在老年前期以桡骨远端最为多见,老年期以后以腰椎和股骨上端多见,其中股骨颈骨折最常见。

(三)辅助检查

1. **X 线检查** 一般在骨量丢失 30% 以上时,才能在 X 线平片上显示出骨质疏松,因此 X 线检查不能用作早期诊断。

2. **骨量的测定** 骨矿含量(bone mineral content,BMC)和骨矿密度(bone mineral density,BMD)测量是判断低骨量、确定骨质疏松的重要手段,是评价骨丢失率和疗效的重要客观指标。骨密度低于同性别峰值骨量的 2.5 标准差(SD)以上可诊断为骨质疏松。

3. **生化检查** 包括骨形成指标、骨吸收指标及血、尿骨矿成分。老年人发生改变的主要有以下检查:①骨钙素(BGP):是骨更新的敏感指标,可有轻度升高;②尿羟赖氨酸糖苷(HOLG):是骨吸收的敏感指标,可升高;③血清镁、尿镁:均有所下降。

【常见护理诊断/问题】

1. **慢性疼痛** 与骨质疏松、骨折及肌肉疲劳、痉挛有关。

2. **躯体活动障碍** 与骨痛、骨折引起的活动受限有关。

3. **潜在并发症-骨折** 与骨质疏松有关。

4. **情境性自尊低下** 与椎体骨折引起的身长缩短或驼背有关。

【护理计划与实施】

本病主要通过补充钙剂及使用钙调节剂进行药物治疗,同时结合光疗、高频电疗、运动及营养疗法可进一步提高治疗效果,对骨折老人应积极手术治疗。

治疗护理的总体目标是:老人能正确使用药物或非药物的方法减轻或解除疼痛,舒适感增加;老人能按照饮食及运动原则,合理进餐和活动,维持躯体的功能;无骨折发生或骨折老人未因限制活动而发生有关的并发症;老人能正视自身形象的改变,情绪稳定,无社交障碍。具体措施如下:

(一)一般护理

指导老人尽量避免弯腰、负重等行为,并提供安全的生活环境或装束,防止跌倒和损伤,如光线应充足,地面避免光滑或潮湿,卫生间和楼道安装扶手等。指导老人选择舒适、防滑的平底鞋,裤子或裙子不宜过长,以免上下楼梯时踩地摔倒。日常用品放在容易取到之处。

（二）疼痛护理

观察患者疼痛的部位、疼痛的程度及疼痛的性质。骨质疏松引起疼痛的原因主要与腰背部肌肉紧张及椎体压缩性骨折有关,故通过卧床休息,使腰部软组织和脊柱肌群得到松弛可减轻或缓解疼痛。休息时应卧于加薄垫的木板或硬板床上,在腰下垫一薄枕,仰卧时头不可过高;必要时可使用背架、紧身衣等限制脊柱的活动度;通过洗热水浴、按摩、擦背以促进肌肉放松;应用音乐治疗、暗示疏导等方法分散患者注意力,以缓解疼痛;对疼痛严重者可遵医嘱使用止痛剂、肌肉松弛剂等药物;对骨折行牵引或手术治疗者,按骨科护理常规护理。

（三）用药护理

1. **钙剂和维生素 D** 是防治骨质疏松症最基本的药物。服用钙剂时最好在用餐时间外服用,空腹服用时效果最好,同时要增加饮水量,以增加尿量,减少泌尿系结石形成的机会。服用维生素 D 时,不可和绿叶蔬菜一起服用,以免形成钙螯合物而减少钙的吸收。

2. **性激素补充疗法** 雌激素可抑制破骨细胞介导的骨吸收,增加骨量,是女性绝经后骨质疏松症的首选用药。雄激素用于男性老年患者。告知患者性激素必须在医生指导下使用,剂量要准确,并要与钙剂、维生素 D 同时使用,效果更好。服用雌激素应定期进行妇科检查和乳腺检查,若出现反复阴道出血应减少用量,甚至停药。使用雄激素要定期监测肝功能。

3. **抑制骨吸收药物** 二膦酸盐能抑制破骨细胞生成和骨吸收,增加骨密度,缓解骨痛。指导患者空腹服用,服药期间不加钙剂,停药期间可给钙剂和维生素 D 制剂。用阿仑膦酸盐时应晨起空腹服用,同时饮清水 200 ~ 300ml,至少在半小时内不能进食或喝饮料,也不能平卧,应采取立位或坐位,以减少对消化道的刺激。

4. **其他** 降钙素对骨质疏松症患者有镇痛作用,能抑制骨吸收,促进钙在骨基质中的沉着。服用后要注意观察有无低血钙和甲状腺功能亢进的表现。

（四）适当运动

运动疗法是防治骨质疏松症最有效、最基本的方法之一。对能运动的老人,鼓励每天进行适当的体育活动和户外日光照射,以增加和保持骨量,如游泳、步行、骑自行车、慢跑等运动,避免进行剧烈的、有危险的运动,防止运动损伤。对因为疼痛活动受限的老人,指导老人维持关节的功能位,每天进行关节的主动和被动训练以及肌肉的等长等张收缩训练,以保持肌肉的张力。对因为骨折而固定或牵引的老人,要求每小时尽可能活动身体数分钟,如上下甩动臂膀、扭动足趾,做足背屈和跖屈等。

（五）饮食护理

老年人应适当增加富含钙和维生素 D 食物的摄入,补充足够维生素 A、维生素 C 及含铁的食物,以利于钙的吸收。富含钙质的食物有乳制品、大豆、豆制品、芝麻酱、杏仁、核桃仁、海带、虾米、牛奶、酸奶等;富含维生素 D 的食品有禽、蛋、肝、鱼肝油等。提倡低钠、高钾、高钙和高非饱和脂肪酸饮食,适度摄取蛋白质和脂肪,戒烟酒,避免咖啡因的摄入过多。

（六）心理调适

由于骨质疏松症导致老年人身高变矮、驼背等,引起老年人的自我形象紊乱。护理人员应鼓励老年人保持正常的心态,用简单易懂的道理向其说明骨质疏松症是随着年龄的增长机体老化所引起的,但如注意预防,可以延缓和减轻退行性变化的进程。鼓励老年人调节自我,适应形象的改变。

（七）健康指导

1. 疾病知识指导　向老人介绍有关骨质疏松的病因、身体状况及预防措施,消除恐惧心理。告知老人预防更重要,从任何时候都不算早,从任何时候都不算迟,做到尽早预防,长期预防。

2. 用药指导　指导老人服用可咀嚼的片状钙剂,应在饭前1小时及睡前服用,钙剂应与维生素D同时服用。教会老人观察各种药物的不良反应,明确各种不同药物的使用方法及疗程。

3. 康复训练　指导老人尽早实施康复训练,在急性期应注意立、坐、卧姿势,立位或坐位时应伸直腰背,收缩腰肌和臀肌,增加腹压。卧位时应平卧、低枕、睡硬板床,背部尽量伸直。

4. 预防骨折　骨折的高危患者需要特别注意避免过度负重和改变姿势,必要时可佩戴脊柱保护器和髋部保护器,使用扶梯和手杖等,防止跌倒致骨折。

5. 监测指导　指导老人定期测量骨密度和骨量,早期筛选出骨量降低者,以便及时进行治疗,防止骨折等并发症的发生。

 知识链接

早期骨质疏松症患者的康复训练

1. 坐姿运动　①上肢划圆圈运动:患者坐在椅子上,上臂向上、向前、向后划圆圈数次;②躯干运动:患者坐在椅子上,将颈部向前弯曲,双臂自然下垂,然后将身体后仰,如有眩晕、面部潮红等不适反应可立即停止;③下肢摆动:站立时利用椅背支撑,将单手或双手放在椅背上,进行下肢前后及左右摆动。

2. 平躺运动　①平躺在床上或地面,背部保持平直,两膝弯曲,两脚平踏在床上,然后将双膝并在一起向左右两侧摆动数次;②呼吸及踢腿:患者俯卧,脸转向一侧,先做2~3次深呼吸,然后分别将左右腿向后弯曲,使脚跟接近臀部,重复数次。

3. 在康复医生指导下,按计划进行负重运动,每周3~5次,每次45~60分钟。步行是安全而有效的运动。此外,还可慢跑,上下楼梯锻炼或打网球、太极拳、跳舞、骑自行车、游泳等健身运动。

来源:化前珍,郭明贤.老年护理与康复.西安:第四军医大学出版社,2007.

第五节　老年退行性骨关节病

退行性骨关节病(degenerative osteoarthritis)又称骨性关节炎(OA)、老年性骨关节炎、增生性关节炎等。是由于关节软骨发生退行性变,引起关节软骨完整性破坏以及关节边缘软骨下骨板病变,继而导致关节症状和体征的一组慢性退行性关节疾病。此病好发于髋、膝等负重关节以及肩、指间关节等,高龄男性髋关节受累多于女性,手骨性关节炎则以女性多见。本病随年龄的增长发病率也随之升高,65岁以上的老年人患病率达68%,是老年人致残的主要原因之一。

【护理评估】

（一）健康史

临床上骨关节炎常分为原发性和继发性,引起关节发生以上改变的原因,原发性与继发性有所不同。

1. 原发性　发病原因可能与一般易感因素和机械因素有关。一般易感因素包括遗传因素、生理性老化、性激素、肥胖、吸烟等。机械因素包括长期从事反复使用某些关节的职业或剧烈的文体活动对关节的磨损、长期不良姿势导致的关节形态异常等。

2. 继发性　常见原因为关节先天性畸形、关节面的后天性不平衡、关节创伤及其他疾病。

（二）身体状况

1. 关节疼痛　关节疼痛是本病的主要症状，也是导致功能障碍的主要原因。特点为隐匿发作、持续钝痛，多发生在活动或劳累后，休息可以缓解。随着病情进展，休息时疼痛也不减轻。其中膝关节病变在上下楼梯时疼痛明显，久坐或下蹲后突然起身可导致关节剧痛；髋关节病变疼痛常自腹股沟传导至膝关节前内侧、臀部及股骨大转子处，也可向大腿后外侧放射。

2. 关节僵硬　关节活动不灵活，特别在久坐或清晨起床后关节有僵硬感（称为"晨僵"），如粘住一般，不能立即活动，稍活动可缓解，这种僵硬和类风湿关节炎不同，时间比较短暂，一般不超过 30 分钟。但到疾病晚期，关节不能活动将是永久性的。

3. 关节内卡压现象　当关节内有小的游离骨片时，可引起关节内卡压现象。表现为关节疼痛、活动时有响声和不能屈伸。膝关节卡压易使老年人摔倒。

4. 关节肿胀、畸形　膝关节肿胀多见，因局部骨性肥大或渗出性滑膜炎引起，可伴局部温度增高、积液和滑膜肥厚，严重者可见关节畸形、半脱位等。手关节畸形可因指间关节背面内、外侧骨样肿大结节引起，部分患者可有手指屈曲或侧偏畸形，第一腕掌关节可因骨质增生出现"方形手"。

5. 功能受限　随着病情进展，各关节因骨赘、软骨退行性变、关节周围肌肉痉挛以及关节破坏而发生功能受限。

（三）辅助检查

1. X 线片　典型 X 线表现为受累关节间隙狭窄，关节面硬化和变形，关节边缘骨赘形成，关节内有游离体，软骨下骨质硬化和囊性变。严重者关节面萎缩、变形和半脱位。

2. MRI　能显示早期软骨病变，半月板、韧带等关节结构的异常，效果明显优于 X 线，有利于早期诊断。CT 用于椎间盘疾病的检查，效果明显优于 X 线。

【常见护理诊断/问题】

1. 慢性疼痛　与关节退行性变引起的关节软骨破坏及骨板病变有关。

2. 躯体活动障碍　与关节疼痛、畸形所引起的关节或肢体活动困难有关。

3. 有跌倒的危险　与关节破坏所致的功能受限有关。

4. 自理缺陷　与疾病引起的躯体活动受限有关。

【护理计划与实施】

（一）一般护理

骨关节炎的治疗原则是减轻或消除症状，改善关节功能，减少致残。对症状较轻、无明显功能障碍者主要通过保守治疗，对症状较重、保守治疗无效，或关节畸形影响日常工作和生活者，宜采用手术治疗。治疗护理的总体目标是：老年人能通过有效的方法减轻疼痛；关节功能有所改善；能独立或在帮助下完成日常的生活活动；能正确认识疾病所引起的变化，自信心有所增强。具体护理措施如下。

（二）疼痛护理

观察关节肿胀、疼痛、活动受限的程度及有无关节畸形等。关节疼痛严重者，可采用卧床牵引限制关节活动。膝关节骨关节炎的老年人可通过上下楼梯时扶扶手、坐位站起时手支撑扶手的方法减轻关节软骨承受的压力,膝关节积液严重时,应卧床休息。患髋关节骨关节炎的老年人,减轻关节的负重和适当休息是缓解疼痛的重要措施,可手扶手杖、拐、助行器站立或行走。另外,局部理疗或适度按摩患处可缓解疼痛。

（三）用药护理

1. 非甾体抗炎药　主要起到镇痛的作用。在炎症发作期使用,症状缓解后停止服用,防止过度用药。尽量避免使用阿司匹林、水杨酸、吲哚美辛等副作用大、且对关节软骨有损害作用的药物。对应用按摩、理疗等方法可缓解疼痛者,最好不服用镇痛药。另应注意药物对胃肠道的损害,宜饭后服用。

2. 氨基葡萄糖　不但能减轻疼痛,还可以修复损伤的软骨。常用药物有硫酸氨基葡萄糖、氨糖美辛片、氨基葡萄糖硫酸盐单体等。硫酸氨基葡萄糖最好吃饭时服用,氨糖美辛片饭后即服或临睡前服用效果较好。

3. 关节内注射　透明质酸关节内注射,有较长时间缓解症状和改善功能的作用,主要用于膝关节。用药期间应加强临床观察,注意监测 X 线片和关节积液。

（四）功能锻炼

通过主动和被动的功能锻炼,可以保持病变关节的活动,防止关节粘连和功能活动障碍。不同关节的锻炼根据其功能有所不同:①颈椎关节:先仰头,侧偏头颈使耳靠近肩,再使头后缩转动。每个动作后头应回到中立位,再做下一个动作,且动作宜慢。②肩关节:练习外展、前屈、内旋活动。③髋关节:早期练习踝部和足部的活动,鼓励老人尽可能做股四头肌的收缩,除去牵引或外固定后,床上练习髋关节的活动,进而扶拐下地活动。④膝关节:早期练习股四头肌的伸缩活动,解除外固定后,再练伸屈及旋转活动。⑤手关节:主要锻炼腕关节的背伸、掌屈、桡偏屈、尺偏屈。

（五）饮食护理

补充维生素 C 和动物软骨,适量摄入维生素 D,多吃新鲜蔬菜、水果,肥胖者控制体重;戒烟。

（六）心理调适

关节变形和活动受限导致老年人的生活自理能力下降,护理人员应关心和帮助老年人,鼓励患者正确看待疾病,使其认识到关节软骨组织随着年龄的增长而老化是自然规律,以积极的心态对待,帮助其树立战胜疾病的信心,减少和消除老人的依赖心理,使其逐步主动参与肢体功能锻炼,提高自理能力。

（七）健康指导

1. 介绍疾病相关知识　用通俗易懂的道理向老人介绍本病的病因、身体状况、治疗与预防措施。积极治疗原发疾病或创伤,定期复诊,如有异常及时就诊。

2. 日常生活指导　嘱咐老人注意保暖,防止关节受寒受凉。学会正确的关节活动姿势,尽量用大关节而少用小关节,动作幅度不宜过大,如用双脚移动带动身体转动代替突然扭转腰部;用屈膝屈髋下蹲代替弯腰和弓背;选用有靠背和扶手的高脚椅就座,且膝髋关节成直角;枕头高度不超过 15cm,保证肩、颈和头同时枕于枕头上;多做关节部位的热敷、热水泡洗、桑拿;避免从事可诱发疼痛的工作或活动,如长期站立等,减少骑车、爬山等剧烈活动,少做下蹲动作。对于活动受限的老人,应根据其自身条件及受限程度,运用辅助器具或特殊的设计以保证或提高老年人的自理能力。如使用扶手、手杖、助行器等以减轻受累关节的负重。

第六节　老年期痴呆

　案例分析

　　患者男,73岁,丧偶,退休工人、初中文化。记忆力进行性下降5年,近年来忘事严重,经常丢三落四,东西放下即忘,外出买菜忘记将菜带回家;熟悉的物品叫不出名称;常呆坐呆立,爱生气,从不主动与人交谈,不关心家人;不会穿衣,或将衣服穿反;不知主动进餐,或只吃饭,或只吃菜;在小区散步,找不到回家的路,经常走失被家人找回。结合病例,请列出该老人的主要护理问题,并制订护理措施。

　　老年期痴呆(dementia in the elderly)是指发生在老年期由于大脑退行性病变、脑血管性病变、感染、外伤、肿瘤、营养代谢障碍等多种原因引起,以认知功能缺损为主要临床表现的一组综合征。老年期痴呆主要包括阿尔茨海默病(Alzheimer's disease,AD,又称老年性痴呆)、血管性痴呆(vascular dementia,VD,又称多发性梗死痴呆)、混合性痴呆(mixed dementia,MD,即AD合并VD)和其他类型痴呆,如外伤、酒精依赖、帕金森病等引起的痴呆。其中以AD和VD为多见,占全部痴呆的70%~80%。

　　AD是一组病因未明的原发性退行性脑变性疾病。起病可在老年前期(早老性痴呆),但老年期的(老年性痴呆)发病率更高。临床表现为认知和记忆功能不断恶化,日常生活能力进行性减退,并有各种神经精神症状和行为障碍。

　　VD是指各种脑血管病导致脑循环障碍后引发的脑功能降低所致的痴呆。大都在70岁以后发病,在男性、高血压和(或)糖尿病患者、吸烟过度者中较为多见。如能控制血压和血糖、戒烟等,一般能使进展性血管性痴呆的发展有所减慢。

　　老年期痴呆给老年人带来不幸、给家庭带来痛苦、给社会带来负担,已引起广泛关注,AD和VD成为目前的研究热点。

【护理评估】

（一）健康史

1. 了解老年人有无脑外伤、心脑血管疾病、糖尿病、既往卒中史、吸烟等。

2. 评估老年人有无AD发病的可能因素,如遗传因素、神经递质乙酰胆碱减少、免疫系统功能障碍、慢性病毒感染、铝的蓄积、高龄、文化程度低等。

（二）身体状况

　　AD和VD在临床上均有构成痴呆的记忆障碍和精神症状的表现,但两者又在多方面存在差异,见表8-1。

表8-1　AD与VD的鉴别

	AD	VD
起病	隐匿	起病迅速
病程	进行性缓慢发展,不可逆	波动或阶梯恶化
早期症状	近记忆障碍	脑衰弱综合征
	全面痴呆	以记忆障碍为主的痴呆
精神症状	判断力、自知力丧失	判断力、自知力较好

续表

	AD	VD
神经系统 脑影像学	早期即有人格改变 情感淡漠或欣快 早期多无限局性体征 弥漫性脑皮质萎缩	人格改变不明显 情感脆弱 局灶性症状体征 多发梗死、腔隙或软化灶

VD 的临床表现除了构成痴呆的记忆障碍及精神症状外,还有脑损害的局灶性神经精神症状,如偏瘫、感觉丧失、视野缺损等,并且 VD 的这些临床表现与病损部位、大小及发作次数关系密切。

AD 根据病情演变,一般分为三期:

第一期,遗忘期,早期:①首发症状为近期记忆减退;②语言能力下降,找不出合适的词汇表达思维内容甚至出现孤立性失语;③空间定向不良,易于迷路;④抽象思维和恰当判断能力受损;⑤情绪不稳,情感可较幼稚,或呈童样欣快,情绪易激惹,出现抑郁、偏执、急躁、缺乏耐心、易怒等;⑥人格改变,如主动性减少、活动减少、孤僻、自私、对周围环境兴趣减少、对人缺乏热情、敏感多疑。病程可持续 1~3 年。

第二期,混乱期,中期:①完全不能学习和回忆新信息,远事记忆力受损但未完全丧失;②注意力不集中;③定向力进一步丧失,常去向不明或迷路,并出现失语、失用、失认、失写、失计算;④日常生活能力下降,如洗漱、梳头、进食、穿衣及大小便等需别人协助;⑤人格进一步改变,如兴趣更加狭窄,对人冷漠,甚至对亲人漠不关心,言语粗俗,无故打骂家人,缺乏羞耻感和伦理感,行为不顾社会规范,不修边幅,不知整洁,将他人之物据为己有,争吃抢喝类似孩童,随地大小便,甚至出现本能活动亢进,当众裸体,甚至发生违法行为;⑥行为紊乱,如精神恍惚,无目的性翻箱倒柜,爱藏废物、视作珍宝、怕被盗窃,无目的徘徊,出现攻击行为等,也有动作日渐减少、端坐一隅、呆若木鸡者。本期是本病护理照管中最困难的时期,此期多在起病后的 2~10 年。

第三期,极度痴呆期,晚期:①生活完全不能自理,二便失禁;②智能趋于丧失;③无自主运动,缄默不语,成为植物人状态。常因吸入性肺炎、压疮、泌尿系感染等并发症而死亡。此期多在发病后的 8~12 年。

（三）辅助检查

1. 影像学检查 了解有无脑萎缩、多发性脑梗死、多发性腔隙性脑梗死表现。

2. 心理测验 筛选痴呆可用简易智力状态检查(MMSE),长谷川痴呆量表。记忆障碍测量用韦氏记忆测查和临床记忆量表。智力测查用成人韦氏及简易智能量表。

 知识链接

测验筛查老年期痴呆

准备一支铅笔和一张白纸,要求受检人在白纸上独立画出一个钟,并标出指定的时间,例如,9 点 15 分,受检老人在 10 分钟内完成。画钟测验计分:画出闭锁的圆记 1 分;将数字安置在表盘的正确位置记 1 分;表盘上包括全部 12 个正确的数字记 1 分;将指针安置在正确的位置记 1 分。3~4 分表明认知水平正常,0~2 分则表明认知水平下降。

【常见护理诊断/问题】

1. 记忆功能障碍　与记忆进行性减退有关。

2. 自理缺陷　与认知行为障碍有关。

3. 睡眠形态紊乱　与白天活动减少有关。

4. 语言沟通障碍　与思维障碍有关。

5. 照顾者角色紧张　与老人病情严重和病程的不可预测及照顾者照料知识欠缺、身心疲惫有关。

【护理计划与实施】

阿尔茨海默病迄今仅限于症状治疗，尚无有效的病因治疗。通过早期发现、早期诊断、早期治疗，可延缓病情进展，改善认知功能。但在疾病的中、晚期应用任何药物均不见好转，亦无任何药物能肯定控制疾病的发展。其治疗以应用神经代谢复活剂为主，同时运用胆碱能药物、神经肽类药物和改善脑循环的药物。如伴随有精神症状者，其药物使用以小量为原则。对轻症患者重点应加强心理支持与行为指导，使之尽可能长期保持生活自理和人际交往能力。鼓励患者参加适当活动和锻炼，并辅以物理疗法、作业疗法、记忆和思维训练及康复训练。重症患者应加强护理，注意营养，预防感染。

治疗和护理的总体目标是：①老人能最大限度地保持记忆能力、语言沟通能力和社交能力。重建患者以前的生活经验。②日常生活能部分或全部自理。③家庭能应对痴呆老年人。④患者能较好地发挥残存功能，生活质量得以提高。其具体的护理措施如下：

（一）生活照顾与护理

1. 日常生活的指导与帮助　注意老年人的饮食与营养，日常清洁卫生，生活自理有缺陷或完全不能自理者，应给予部分或全补偿性护理和帮助；督促老年人尽量按时自行完成穿衣、洗漱、进食、梳头、入厕等日常事宜，鼓励并赞扬参加力所能及的活动。

2. 训练自我照顾的能力　轻、中度痴呆症者，尽可能给予其自我照顾的机会，并进行生活技能训练，如反复练习洗漱、穿脱衣服、用餐及入厕等，以提高老人的自尊。护理人员应对老人的动手困难给予理解，并加强对照顾者生活护理、生活技能训练等相关知识和技巧的培训。

3. 加强重症患者的护理　晚期痴呆症者，要专人照顾，注意饮食及大小便的护理，保证营养摄入，加强管理因记忆障碍而超量进食、因徘徊或兴奋而拒食的患者。预防走失、跌倒及意外伤害等并发症的发生。长期卧床者，要定时翻身、清洁，以预防压疮及并发感染；喂食时，应避免呛咳，引起肺部感染；发生肺部感染者，要指导并鼓励老人有效地排痰，进行体位引流或给予拍背，协助排痰；泌尿系感染者，应鼓励患者多饮水，增加尿量，注意尿道和会阴部的清洗，并做好留置尿管的护理。

（二）认知、思维障碍者的护理

1. 协助老人确认现实环境　老人房间及使用的物品、储柜等，可以用明显的标志标明，便于识记。房间色彩要明快、活泼、有温馨感，不宜采用冷色调，否则，使人感到紧张、压抑。如果老人丧失了适应新环境的能力，则应建立稳定、简单、明了及固定的生活日程，如个人生活用品、桌椅等家居用品固定位置。帮助确认所住地址、房间、卫生间等现实环境。房间内的布置和物品摆设尽量不移动，且不放老人未见过的物品，以减少其辨认环境的困难和错误。

2. 诱导正向行为　尽可能随时纠正或提醒老人正确的时间、地点、人物等概念，诱导其向正向行为改变。

3. 积极开发智力　①记忆训练：鼓励老人回忆过去生活经历，帮助其认识目前生活中的真实人物与事件，以恢复记忆并减少错误判断；②智力锻炼：如进行拼图游戏，让老人对一些图片、实物、单词作归纳和分类；③理解和表达能力训练：在讲述一些事情后，提一些问题让老人回答，也可以让其解释一些词语的意义；④社会适应能力训练：如针对日常生活中可能遇到的问题，提出来让老人解决，对于日期、时间的概念，生活中必需掌握的常识，在日常生活中结合实际训练；⑤数字概念和计算能力的训练：如计算日常生活开支费用，较差者，可计算物品的数量等。保证足够的睡眠，保持乐观的情绪、多吃核桃、芝麻、莲子等措施以延缓认知功能减退。

（三）行为异常患者的护理

1. 有暴力行为者，在患者认知范围内，尽可能让其参与治疗，逐渐增加对患者的限制；对于非攻击性行为，如更换衣物、搓手、洗手等，可采取以下护理措施：语言沟通、讲话速度要慢、音调轻柔；建立良好的人际关系；提供适宜的环境，减少感知觉刺激；分散患者注意力；遵医嘱给予抗躁动药物。

2. 对语言上的攻击性行为，如尖叫、诅咒等，采取以下措施护理：①语言控制，认知障碍较轻的患者可有行为的反馈；②给患者提供宽敞的活动空间，必要时可暂时离开病房，可减轻患者的躁动；③了解患者对失去控制的恐惧，使用抚摸和握手等方式可起到一定的效果；④提供娱乐活动和工娱疗法，如听音乐、集体活动等。

3. 对身体上的攻击性行为，如打、踢、咬、推、拉等，可采取以下护理措施：①允许患者用语言表达烦躁不安的情绪；②监视患者的异常行为，必要时使用约束带。

（四）安全管理

1. 环境管理　运动障碍者，应注意保持地面的平整、防滑，有台阶处要设法消除，地毯应固定，保持平整。厕所要选用坐式马桶，墙壁上安装把手，帮助老人保持身体平衡。床不宜过高，最好设有扶手架，便于老人安全上下和防止坠床。家具高度适宜，尽可能减少镜子、玻璃等。

2. 物品管理　注意危险物品的管理，防止意外事故的发生。尽可能不让老人直接接触电线、电器开关、热水瓶、煤气等日常物品，注意火种熄灭、关闭煤气开关，并妥善保管药品。

3. 外出管理　老人外出活动或散步时应有家人陪同，以防迷路或走失，可在老人衣服兜里装上写有老人及其保护人的名字、家庭住址、电话号码的卡片，并教给照顾者预防走失的护理方法。

（五）心理护理

1. 关心、理解老人　在帮助、护理痴呆老人时，照顾者的真诚最重要。对待老人要特别亲切、耐心，并注意老人的情绪变化，以保护老人的自尊心。

2. 沟通技巧　与痴呆老人谈话时，语调要低、温和；语速要慢，清晰地说出每个字；语句要简短，使用名词，不用代名词；在每次交谈之前，称呼老人的名字且说出自己的身份。最好重复关键词并用手势。

（六）照顾者的支持与护理

患痴呆症的老人如住在熟悉的环境，由熟悉的人来照顾，是相当有益的。许多痴呆症者，在社区中与家人同住，护理人员应对其家庭及其照顾者给予帮助支持与护理。

1. 指导照顾者及家属合理应对　为了缓解长期照顾患痴呆症的老人所带来的紧张

情绪和压力,照顾者及家属要学会放松自己,合理休息,以保持良好的身心健康。对老人要进行合理安排,若老人尚能自我照顾,则可让其住在家里,利用家庭照顾机构进行家庭护理或家事服务;若晚期痴呆症者,则需要住进医院或专门机构,由专业人员照顾。

2. 帮助照顾者及其家属寻找社会支持　虽然痴呆是进行发展的,但有些老人的认知减退是可以改善的。护理人员要帮助寻找社会支持,并组织有痴呆症患者的家庭,进行相互交流,相互联系与支持。

（七）健康指导

1. 及早发现痴呆　加强对全社会的健康指导,提高对痴呆症的认识,及早发现记忆障碍,做到"三早"——早发现、早诊断、早干预。

2. 早期预防痴呆　①老年期痴呆的预防要从中年开始做起;②积极合理用脑、劳逸结合,保护大脑,保证充足睡眠,注意脑力活动多样化;③培养广泛的兴趣爱好和开朗性格;④培养良好的卫生饮食习惯,多吃富含锌、锰、硒、锗类的健脑食物,如海产品、贝壳类、鱼类、乳类、豆类、坚果类等,适当补充维生素 E,中医的补肾食疗有助于增强记忆力;⑤戒烟限酒;⑥尽量不用铝制炊具,经常将过酸过咸的食物在铝制炊具中存放过久,就会使铝深入食物而被吸收;⑦积极防治高血压、脑血管病、糖尿病等慢性病;⑧按摩或灸任脉的神阙、气海、关元,督脉的命门、大椎、膏肓、肾俞、志室,胃经的足三里穴(双),均有补肾填精助阳、防止衰老和预防痴呆的效果,并且研究表明按摩太阳、神庭、百会、四神聪等穴位可有效提升认知功能或延缓认知功能的衰退;⑨许多药物能引起中枢神经系统不良反应,包括精神错乱和倦怠,尽可能避免使用镇静剂如苯二氮䓬类药物,抗胆碱能药物,如某些三环类抗抑郁剂、抗组胺制剂、抗精神病药物以及甲磺酸苯扎托品。

 知识链接

早期预防老年期痴呆的方法

1. 防止动脉硬化。老年人可常吃一些健脾补肾类食品,如山药、大枣、薏米。

2. 注意智力和身体功能方面的训练。应勤于动脑,多活动手指等关节。

3. 注重精神调养。要注重调养七情之气,保持乐观情绪,减少忧愁和烦恼。

4. 加强锻炼。进行一些自己喜爱、力所能及的体育运动,如慢跑、游泳、爬山等活动。

5. 起居饮食要有规律。强调做到"三定、三高、两低和两戒",即定时、定量、定质;高蛋白、高不饱和脂肪酸、高维生素;低脂肪、低盐;戒烟、戒酒,可多吃些鱼类食品,适当补充体内维生素 E。

3. 预防 VD 措施　必须预防和治疗脑血管病,积极预防高血压病、糖尿病、肥胖症、高脂血症。及早发现脑血管疾病的患者在记忆、智力方面的改变。

（丁腊梅）

复习思考题

1. 试述老年病的概念及老年患者患病的特点。

2. 老年高血压患者的临床特征?

3. 如何预防老年糖尿病患者发生低血糖?

4. 如何预防老年期痴呆?

学习要点

临终关怀的概念、理念;临终老年人心理特征、护理要求

生、老、病、死是人类自然发展的客观规律。护理工作应该体现在人生老病死的各个阶段。护理人员有责任使每一位老年临终患者有尊严、舒适、平静地走向生命的终点,同时给予临终患者家属以心理疏导和安慰,保持其身心健康,使其尽早脱离悲痛。

第一节 概 述

临终关怀是一种特殊的卫生保健服务,指由多学科、多方面的专业人员组成的临终关怀团队为临终患者及其家属提供医疗、护理、心理、社会等全方位的关怀照顾,使临终患者的生命受到尊重、症状得到控制、生命质量得到提高、家属的身心健康得到维护,帮助患者舒适而有尊严地走完人生的最后旅程。

护理人员在临终关怀工作中承担着十分重要的角色,护理人员正确的死亡观和较高的临终关怀知识水平直接关系到我国临终关怀服务的质量。因此,从事临终关怀的护理人员都要经过严格的训练。

一、临终关怀的现状

1. 尚未建立起适合我国国情的临终关怀模式 我国的临终关怀起步于20世纪80年代后期,目前普遍采取的有两种模式。一是以医院为主,社区服务与家庭关怀相结合,在费用上国家、集体、社会相结合;二是以乡村为着眼点,将家庭临终照护与社区临终关怀相结合,涉及的方面多、人员广,在实际操作中比较难以统一实施。

2. 服务机构偏少,经费投入不足 在中国,临终关怀不属于慈善范围,政府没有专门的拨款。而且我国临终关怀发展较晚,知名度不高,除了李嘉诚先生自2001年开始每年捐资2000万元在国内20家重点医院设立宁养院外,临终关怀机构所接受的其他捐助和政府的投入都是非常有限的。我国目前的临终关怀机构不多且规模不大。另外,绝大多数临终关怀机构没有被纳入国家医疗保障体系,这无疑使得部分低收入者和公费医疗的患者望而却步,也使得中国的临终关怀事业的发展受到了不小的阻碍。国外的临终关怀机构大多能得到慈善捐款和政府的支持,也有相当一部分临终关怀机构是慈善机构举办的,患者只需要支付低廉的费用。

3. 临终关怀的需求量大 现在我国60岁以上的老人接近2亿,已超过总人口的10%,预计到2025年将达到4.5亿。同时,由于社会发展和医学科技的进步,感染性疾病不再是

人们生命的主要威胁,恶性肿瘤、心、脑血管疾病等成为"主要杀手"。我国每年新发癌症患者约160万,每年死亡130多万,且还有上升趋势。而这些患者的临终关怀成为一种迫切的现实需求。

4. 工作人员总体素质不高 临终关怀是一门涉及多学科的边缘学科,它要求从事该工作的人员具备较高的素质,具备多学科的知识和高超的医疗、护理技能。目前我国临终关怀服务的工作人员以医护人员为主,参与临终关怀服务的志愿者还很少,且他们大多数没有经过相应的培训。而其他国家和地区从事临终关怀服务的人员必须接受培训,并取得资格证才可以上岗,有的国家已把临终关怀纳入到医务人员学位培养教育之中。

二、老年人临终关怀的意义

临终关怀是随着人类社会物质文明和精神文明的提高应运而生的。它始终贯穿了热爱生命、尊重科学、顺应人情、善解人意、精心护理、崇尚圆满的宗旨,尽量满足和体现人在生命的最后阶段渴望得到理解和尊重的需要,真正维护人的尊严。因此,对老年人实施临终关怀事业对人类社会的进步具有重要的意义。

1. 提高老年临终生存质量,维护生命尊严 临终关怀从优化生命末端质量出发,减轻临终老人躯体上的痛苦、缓解心理上的恐惧,维护尊严,提高生命质量,使逝者平静、安宁、舒适地走完生命的最后阶段。

2. 安抚家属,解决老年人家庭照料困难 临终关怀将家庭成员的工作转移到社会,社会化的老年人照顾,尤其是对临终老人的照顾,不仅是老年人自身的需要,同时也是他们家属和子女的需要。

3. 节省费用,减少医疗资源浪费 尽管临终关怀需要社会支付较多的服务费用,但对那些身患不治之症的老年患者来说,接受临终关怀服务可以减少大量、甚至是巨额的医疗费用。如果将这些高额无效的费用转移到其他有希望救助的患者身上,它将发挥更大的价值。

4. 体现人道主义精神 从伦理学的观点来看,临终关怀真正体现了人道主义的真谛,体现了生命的价值和尊严。人们从长辈、亲友在临终过程中所得到的关怀里可以得到充分的体验,从而对死亡的接纳变得顺理成章。临终关怀倡导的接纳死亡观点,使得人类在自身生命的发展上,逐步从必然走向自然,体现出人类对自身和外部世界的认识都到了一个新水平。

 知识链接

安 乐 死

安乐死(euthanasia)源于希腊文,原意指无痛苦的死亡,现在指因为疾病或其他原因已无救治希望的患者在危重濒死状态时,由于精神和躯体的极端痛苦,在自己或其家属的要求下,经过医生的鉴定和法律的许可,用人为的方法使患者在无痛苦状态下度过死亡阶段而结束生命的全过程。

三、临终关怀的组织形式

临终关怀的组织形式在国外主要有独立病院、家庭临终关怀病床、综合医院设立的临终关怀专科或专用病床四种。我国目前临终关怀的组织形式有三种:

1. 独立的临终关怀医院 与一般的医院相比,临终关怀医院所采取的主要手段为照顾及关怀日益衰竭的临终患者,其任务是对临终患者进行姑息治疗,以减轻患者的疼痛,控制症状或缓解患者生理及心理上的痛苦;为患者提供咨询及安慰服务;与患者及家属讨论死亡的意义、本质、权利及如何面对死亡等问题,以消除患者及家属对死亡的恐惧及焦虑;维持临终患者生命最后阶段的尊严,使患者安详平静的死亡。

2. 综合医院的临终关怀病房　这是目前最主要的形式。临终老人中现在大部分都还是在综合性医院中走向生命的终点,但临终关怀病房与其他综合医院的病房在服务宗旨和原则上还是有显著差别,所以在实施过程中后者更为注重对躯体疾病的治疗,而忽视对临终老人的舒适护理。

3. 家庭临终关怀病床　社区护理的开展与家庭病床的迅速发展,为家庭的临终关怀提供了良好的条件,而且受中国传统文化的影响,临终患者大多愿意在熟悉而有深厚感情的环境中走完一生。因此,家庭临终关怀病床形式发展前景较好。

第二节　老年人的死亡教育

死亡教育是有关死亡知识的社会化、大众化的过程。死亡教育是实施临终关怀的先决条件。死亡是构成完整生命历程不可回避的重要组成部分,是人类不可抗拒的自然规律。对老年人乃至全社会进行有关死亡的教育,使人们能正确地对待死亡,是医护工作者的一个重要任务。

不同学者对死亡教育的定义持有不同看法,但总体而言,死亡教育就是以死亡为主题,探究死亡、濒死与生命的关系,以帮助个体了解死亡、理解生命的意义,从而改变其想法、感受、价值观乃至行为模式的过程。

一、心理类型

老年人对待死亡的态度受到文化程度、社会地位、宗教信仰、年龄、性格、经济状况和身边重要人物的态度等许多因素的影响。老年人对待死亡的心理主要有以下几种:

1. 理智型　老年人意识到死亡即将来临时,能从容地面对死亡,并在临终前安排好自己的工作、家庭事务及后事。这类老年人一般文化程度比较高,心理成熟程度也比较高。他们能比较镇定地对待死亡,能意识到死亡对配偶、孩子和朋友是最大的生活事件,因而总是尽量避免自己的死亡给亲友带来太多的痛苦和影响。

2. 积极应对型　主要表现为积极的的防卫心理。这些人大多受教育程度较高,性情开朗,认识事物较客观,对疾病有一定的认识。其中有的人有坚强的信念和斗志,他们不愿意别人对自己隐瞒病情和过分安慰,大多能配合诊疗。

3. 接受型　这类老年人分为两种表现。一种是无可奈何地接受死亡的事实,如有些农村,老人一到60岁,子女就开始为其做后事准备,做寿衣、做棺木、修坟墓等。对此,老人们常私下议论说:"儿女们已开始准备送我们下世了"。但也只能沉默,无可奈何地接受。另一种老年人把此事看得很正常,他们中的多数有某一种宗教信仰,认为死亡是到天国去,是到另一个世界去。

4. 恐惧型　这类老年人极端害怕死亡,十分留恋人生。他们一般有较高的社会地位、经济条件和良好的家庭关系,指望着能在老年享受天伦之乐,看到儿女成家立业、兴旺发达。往往表现为不惜代价,冥思苦想,寻找起死回生的药方,如经常服用一些滋补、保健药品,千方百计延长生命。

5. 解脱型 此类老年人大多有着极大的生理、心理问题。可能是家境穷困、受尽子女虐待或者身患绝症、病魔缠身极度痛苦,导致他们对生活已毫无兴趣,觉得活着是一种痛苦,因而希望早些了结人生。

6. 无所谓型 有的老年人不理会死亡,对死亡持无所谓的态度。

二、死亡教育

对老年人进行死亡教育并不是让他们去掌握生死学的艰深理论,亦不必将有关死亡的所有问题全部讲清,而重点在于了解他们的文化素养和宗教背景,其原先对死亡有什么看法,在面对死亡或即将丧亲的情况下,最恐惧、担心、忧虑的究竟是什么? 根据他们的有关情况,运用生死学的知识,帮助老年人解决对死亡的焦虑、恐惧和各种思想负担,使其能坦然面对可能的死亡,同时使老人家属有准备地接受丧亲之痛。因此,护理人员根据老年人不同的年龄、性格、职业、家庭背景等因人而异地开展死亡教育,培养老年人成熟、健康的心理品质。

1. 怎样对待死亡 凡有生命者,都会经过孕育期,然后出生、成长,再进入衰老期,最后便会死去。生与死虽然截然不同,但生的瞬间就蕴含死的因素,两者是互渗而浑然一体的。人是一种生物,必然逃不脱死亡的命运,无论是接受还是不接受,死亡都会在某时某刻来临。

2. 惧怕死亡的心理护理 古希腊的圣哲指出:死是人无法体验的对象,当人还活着时,死非常遥远;当死来临时,人们已经毫无感觉和思虑了。人们对死的害怕、焦虑、恐惧等,无不都是一种活着时才有的感受,而死亡一降临,所有的知觉、心理的反映等都不存在了,人们又怎能害怕呢? 既然不能够去害怕,我们活着时就没有必要去恐惧死亡。另外,人们对死亡的恐惧根本不是起于死本身,而是人们从棺材、死尸等死亡的现象中获得的一些恐怖的观念。仅仅是观念而已,并不是一种实在的对象

3. 老年人的死亡教育 护理人员可针对老人的不同心理状况给予不同的护理措施。如果老人是一位事业有成者,鼓励老人陈述创业的辉煌,赞扬老人的贡献;如果老人朋友众多,鼓励老人陈述友情的故事,赞扬老人的交际;如果老人的子孝女贤,儿孙满堂,鼓励老人介绍家人的好,称赞老人的福气;如果老人的老伴好,鼓励老人回忆恩爱的甜蜜故事,小结风雨人生;如果老人一生坎坷,辛酸命苦,则同情老人,体贴温馨老人。

医护人员要善于发现老人生活中的事业、亲情、友情、爱情、人情的闪光之点,称赞老人的善心善为,点明老人已品尝了种种人生的滋味,告诉老人能在死亡来临之际,没有遗憾,向亲朋好友告别,向人事间的烦恼告别,毫无恐惧,心安理得,并为自己即将永久地安息和为别的生命之诞生做基础而欣喜,这就达到了生死两相安的最佳境界了。总之,任何人在"生"的阶段时都应该生机勃勃,奋发努力;而到了死时,则应该心安坦然,无所牵挂。

第三节 老年人的临终护理

 病例分析

王某,82 岁,肝癌晚期,住院治疗一段时间后效果不佳,丧失了战胜疾病的信心,从思想上、精神上打了败仗,知道疾病已危及生命而表现惊恐不安、急躁、敌视别人,总与家人及护士发脾气,有时还难为护士,拒绝治疗,还产生了自杀的念头,有一次趁家人不在想从窗户跳楼,幸亏被同病房病友及时发现才制止。作为一名护理人员,我们应该怎样对这位老人进行临终护理与指导?

一、临终护理的概念

临终护理是对那些已失去治愈希望的患者在生命即将结束时所实施的一种积极的综合护理。是临终关怀的重要组成部分,其目的是尽最大努力减轻患者痛苦,缓和面对死亡的恐惧与不安,维护其尊严,提高尚存的生命质量,使临终患者安宁、平静地度过人生最后的旅程。

临终护理实施的实践各国尚无统一标准,在美国,估计只能存活 6 个月者被认为是临终;在日本以住院治疗到死亡平均 17.5 日为标准;我国对此没有具体的时间限制,一般以患者出现生命体征和代谢等方面紊乱的濒死期开始实施临终护理。

二、临终老年人的心理特征和护理

临终老年人由于疾病的折磨、对生活的依恋、对死的恐惧以及对亲人的牵挂等,使其临终心理状态和行为反应复杂多变,且每个人接受死亡的心理状态又因个人道德观、经济、教育、修养、家庭等不同而不同。

(一)临终老年人的心理特征

临终老年人一般经过否认期、愤怒期、协议期、抑郁期、接受期。除有上述心理体验外,还具有个性的心理特征:

1. 心理障碍加重 临终老年人可表现为暴躁、孤僻抑郁、意志薄弱、依赖性增强、自我调节和控制能力差等。如心情不好时沉默不语,遇到不顺心的小事就大发脾气。进入临终期后,老人身心日益衰竭,恢复健康无望,精神和肉体上忍受着双层折磨,感受到死亡的不可抗拒。此时心理特点以忧郁、绝望为主,并且往往有自杀的念头出现。

2. 思虑后事,留恋亲友 大多数老人倾向于个人思考死亡问题,比较关心死后的遗体处理是土葬还是火葬、家庭财产分配、担心配偶的生活、子女儿孙的工作、学业等。

(二)老年患者临终前的心理护理

临终作为人生的最后一幕,其主题不应是充满恐惧、焦虑和无助,而应是在亲人和医护人员的关心、抚慰下,通过临终关怀在维护生命最后尊严的同时,让老人平静而安详地走完生命最后的历程。

1. 触摸 触摸护理是大部分临终老年人愿意接受的一种方法。通过对老人的触摸获得他们的信赖,减轻其孤独和恐惧感,使他们有安全感和亲切温暖感。护士在护理过程中,针对不同情况,可轻轻抚摸临终老人的手、胳膊、额头、胸腹背部,抚摸时动作要轻柔,手部的温度要适宜。

2. 耐心倾听和诚恳交谈 认真、仔细地听老人诉说,使其感到支持和理解。对虚弱而无力进行语言交流的老人通过表情、眼神、手势,表达理解和爱,并以熟练的护理技术操作取得老人的信赖和配合。通过交谈,及时了解老年人真实的想法和临终前的心愿,尽量照顾老人的自尊心、尊重他们的权利,满足他们的各种需求,减轻他们的焦虑、抑郁和恐惧,使其没有遗憾地离开人世。

3. 允许家属陪护老人,参与临终护理 家属是老人的亲人,也是老人的精神支柱。临终老人最难割舍与家人的亲情,最难忍受离开亲人的孤独。因此允许家属陪护、参与临终护理是老人和家属最需要的。这种有效的心理支持和感情交流,可使老人获得慰藉,减轻孤独感,增强安全感,有利于稳定情绪。

4. 帮助老人保持社会联系 鼓励老人的亲朋好友、单位同事等社会成员多探视老年人,不要将他们隔离开来,以体现老人的生存价值,减少孤独和悲哀。

5. 适时有度的宣传优死意义 尊重老人的民族习惯和宗教信仰,根据老人不同的职业、心理反应、性格、社会文化背景,在适当时机、谨言慎语地与老人、家属共同探讨生与死的意义,有针对性地进行精神安慰和心理疏导,帮助老年人正确认识、对待生命和疾病,从对死亡的恐惧与不安中解脱出来,以平静的心情面对即将到来的死亡。

6. 重视与弥留之际老人的心灵沟通 美国学者卡顿堡顿对临终老人精神生活的研究结果表明,接近死亡的人,其精神和智力状态并不都是混乱的,49%的老人直到死亡前一直是很清醒的,22%有一定意识,20%处于清醒与混乱之间,仅3%的人一直处于混乱状态。因此不断对临终或昏迷老人沟通是很重要而有意义的,护理人员应对老人表达积极、明确、温馨的尊重和关怀,直到他们离去。

总之,临终老人的心理变化各个过程无明显界限,但各个过程都包含了"求生"的希望。他们真正需要的是脱离痛苦和恐惧,以及精神上的舒适和放松。因此及时了解临终患者的心理状态,满足患者的身心需要,使患者在安静舒适的环境中以平静的心情告别人生,这是临终心理护理的关键。

三、临终老年人的生理变化和护理

老年患者临终的情况各不相同,有的是突然死亡,有的是逐渐衰竭以至死亡,后者可能有较长时间在生和死的边缘挣扎。但是患者并非同时出现所有的濒死症状,也不是所有的症状都会出现,医护人员应根据患者出现的症状,及时给予处理(详见《基础护理技术》相关内容),从而使患者无痛苦地度过人生最后时刻。

 知识链接

让老人保持尊严,体面地去世

通过以下措施来确保老人安详地去世:

1. 直到生命的最后时刻,保持让老人掌控支配一部分自己的生活。
2. 实现最后的心愿(参观一个喜欢的场所或参加一次家庭庆祝会)。
3. 免于遭受痛苦(尽可能保持清醒)。
4. 处于充满感情和精神支持的环境中。
5. 身体上有舒适的感觉。
6. 让他感觉他不是其他人的负担。
7. 有机会和重要的人说再见或者是解决冲突。
8. 去世的时候有喜爱的人在身边。

四、对丧偶老年人哀伤辅导

临终关怀实质上是一种立体化、全方位的社会性卫生服务,其中对临终老年人家属在患者临终阶段及死亡后的关怀服务是临终关怀的重要组成部分。家庭对临终者生活是否舒适、安宁具有重要作用;同时,家属本人在整个临终关怀阶段,尤其是丧亲后,也经历着痛苦的感情折磨,也需要护士的安抚和关怀。

丧偶是生活中最震撼心灵的事件之一,尤其对老年人来说更是沉重的打击。一旦遭遇配偶亡故,常会悲痛欲绝、不知所措,持续下去可能引发包括抑郁症在内的各种精神疾患,加重原有的躯体疾病,甚至导致死亡。有资料报道,在近期内失去配偶的老年人因心理失衡而导致死亡的人数是一般老年人死亡的7倍。

（一）丧偶老年人的心理反应

丧偶老年人的心理承受能力、夫妻关系等都能影响丧偶老年人的心理。一般来说,丧偶老年人的心理反应要经历4个阶段:

1. 麻木　很多老年人在得知配偶亡故的消息后,都会表现得麻木不仁,呆若木鸡。这种麻木不仁并不意味情感淡漠,而是情感休克的表现。麻木不仁可以看作是对噩耗的排斥,也是对自己无力驾驭强烈情感的制服。这个阶段可能持续几个小时至1周。

2. 内疚　在接受了配偶亡故的消息后,很多老年人会出现内疚、自责的现象。总觉得对不起逝者,甚至认为对方的死自己要负主要责任。内疚在所有丧偶的老年人中或多或少都存在,只要不太强烈,这一阶段最终会度过的。

3. 怀念　丧偶的老年人在强烈的悲哀之情稍稍平息后,又会产生对死者的深深怀念。这时,在他们的头脑中会反复出现配偶的身影,时而感到失去他(她)之后,自己是多么的孤独。这种状态可能持续几周甚至几年。

4. 恢复　当丧偶的老年人逐渐认识到"人的生、老、病、死是无法抗拒的自然规律","对配偶最好的寄托和思念是保重身体、更好地生活下去",理智战胜了感情,身心也就能逐渐恢复常态。

（二）对丧偶老年人的关怀

1. 安慰与支持　在刚刚得知配偶去世的消息后,老年人可能会出现情感休克。在安慰与关心的同时,应陪伴在老年人身旁,如轻轻握住他(她)的手,或扶住他(她)的肩。由于承受了巨大的打击,丧偶的老年人往往难以对关心和安慰做出适当的反应或表示感激,甚至拒绝他人的好意。这是因为丧偶者往往把悲哀的时间和强度等同于对死者的感情。这时,千万不要放弃对老年人的安慰,应该让老年人明白,痛苦和悲哀不是衡量某种关系价值的指标,正常的悲哀反应会随着时间的推移逐渐淡化,悲哀的正常淡化并不意味着对死者的背叛。坚持安慰,可以使老年人感到并非独自面对不幸,进而增强战胜孤独的信心。此外,应及时帮助老年人料理家务、处理后事,提醒老年人的饮食起居,保证充分的休息。

2. 诱导发泄　允许并鼓励丧偶的老年人痛哭、诉说和回忆,或鼓励用写日记的形式寄托自己的哀思。有些老年人强忍悲伤,从不失声痛哭,只能更加压抑或消沉。此时,应该告诉老年人,哭泣是一种很自然的情感表现,不是软弱,而是一种很好的舒解内心忧伤情绪的方法,诱导老年人把悲哀宣泄出来。同时,鼓励老年人说出自己的内疚感和引起内疚感的想法、事件等,并帮助他(她)分析,学会原谅自己,避免自责。

3. 转移注意力　老年人易睹物思人,可让老年人把已故配偶的遗物暂时收藏起来,这样可以减轻精神上的痛苦。心理学家认为,利他行为可以有效地减轻丧偶者的悲哀,从而缓解紧张、焦虑的情绪,使自己尽早摆脱孤独和抑郁,增进健康。建议老年人多参与外界交往,多与子孙交谈,或到亲戚朋友家小住一段时间,或到外面走一走;鼓励老年人培养一些业余爱好,如书法、绘画、垂钓等,或做一些有利于他人的力所能及的事,以转移注意力,减轻悲伤情绪。

4. 建立新的生活方式　配偶过世后,原有的某种生活方式和规律几乎全部破坏了。此时,应该帮助老年人调整生活方式,使之与子女、亲友重新建立和谐的依恋关系,使老年人感受到虽然失去了一个亲人,但家庭成员间的温暖与关怀依旧,感到生活的连续性和安全感,从而使他们尽快走出丧偶的阴影,投入新的生活。

5. 关于丧偶老年人再婚　心理学研究表明,老年人最怕的就是孤独。丧偶后,老年人需要在家庭生活中寻找一种新的依恋关系,这种依恋关系可补偿丧偶后的心理失落感。大量的事实证明,做好老年人的再婚工作,对社会、对家庭、对老年人的健康长寿均是有益的,应当从法律上予以保护,从道义上给予支持。老年人是否再婚是他们自己的权利,家庭和社会只能给他们提供参考意见。对于丧偶的老年人,应该让其子女懂得更多地关心老年人的生活,支持老年人的正当要求和需要。

（三）为临终老年人家属提供心理支持

在对临终老年人进行治疗和护理的过程中,其家属也同样经历着困扰和痛苦的感情折磨。而家属的心理反应和对待死亡的态度又将直接影响临终关怀服务的正常实施。作为医护人员,对临终老年人家属应给予心理支持,鼓励他们战胜危机,促进其心理健康发展,并通过访谈了解他们的感受,针对不同的心理问题,有的放矢地为临终老年人家属提供支持,从而促进他们的心理适应程度。

（四）对丧亲者的心理护理

对丧亲者的心理护理是一个复杂的问题,死别的创痛比任何一种身体的疾病都更难以治愈。药物不能医治痛苦,所以必须依靠人们的爱心和关怀,护理人员要给予丧亲者以情绪上的支持和心理疏导,以缓解丧亲者心理和生理上的痛苦。

1. 陪伴与聆听　通常丧亲者最需要的是一位能理解、有同情心的"听众"。因此,我们能否专心听他们说出其内心的悲伤和痛苦是至关重要的,要鼓励他们把痛苦的感情尽可能地宣泄出来。

2. 协助表达内心的悲痛情绪　①协助哭出来:对丧亲者应予以理解,以深表同情的态度劝导他们,必要时提供适当场合让他们发泄悲痛;②协助表达愤怒的情绪;③协助表达罪恶感:在这方面既要给予丧亲者表达罪恶感的机会,又要适当帮助排除丧亲者非理性的不实际的想法。

3. 健康教育　根据具体情况和不同对象给予指导、建议,如讲解有关知识及如何处理死亡事件,帮助他们以积极的方式面对现实,接受现实;帮助他们疏导悲痛,使之认识自己继续生存的社会价值,重建生活的信心。

4. 对丧亲者进行随访　在国外,患者死后两周、两个月、半年甚至一年内,临终关怀机构一直通过信件、电话、访视与家属保持联系,从而体现临终关怀工作的价值。

 知识链接

对丧亲者的护理技巧

1. 适当为家属提供与患者单独相处的时间和环境。
2. 安排家属同患者的主管医生会谈,使他们正确了解患者的病情进展及预后。
3. 同家属共同讨论患者的身心状况变化和制订相应的护理计划。
4. 积极争取家属对护理活动的支持与参与。
5. 为家属提供有关护理的知识与方法,允许他们为患者做适当的护理,使其在照料亲人的过程中获得心理慰藉。

6. 倾听家属表达自己的感情,劝说他们在患者面前控制悲伤的情绪。

7. 调动患者的社会关系,如亲朋好友、单位领导、同事等关心家属,为家属分忧,并解决他们的实际困难。

8. 患者濒临死亡时,尽量劝阻家属离开现场,但过后可告知家属患者最后时刻的一些详细情况,使家属得到安慰。

9. 让死亡患者家属中的"坚强者"用自己的实际经历给其他家属以鼓励,使其悲伤情绪得以平衡和宣泄。

总之,做好临终老年人的关怀护理是一个值得探讨的重要课题。随着社会文明的进步和医学不断发展,临终护理对护理人员提出了更高的要求。它要求通过临终护理使患者在有限的日子里,在充满人间温暖的气氛中安详舒适并有尊严地离开人间,充分地体现从事护理工作者的真善美,以及崇高的职业道德和文化修养。我们期待医生、护士、家属和社会各方面共同配合和支持,真正使每一位老年人都能在生命的最后一站安静、舒适而又有尊严地度过。

（朱春风）

❓ 复习思考题

1. 你认为我国的临终关怀机构应有哪些特色?
2. 如何为临终老年人及其家属提供有效的心理护理?

附录一　美国的老年护理职业标准

1. 老年护理服务的组织　所有的老年护理服务必须是有计划、有组织且是由护理人员执行管理。执行者必须具有学士以上学历且有老年护理及老年长期照料或急性救护机构的工作经验。

2. 理论　护理人员参与理论的发展和研究,护理人员以理论的研究及测试作为临床的基础,用理论指导有效的老年护理活动。

3. 收集资料　老年人的健康状态必须定期、完整、详尽、正确且有系统的评估。在健康评估中所获得的资料可以和健康照护小组的成员分享,包括老年人和其家属。

4. 护理诊断　护理人员使用健康评估资料以决定其护理诊断。

5. 护理计划及持续护理　护理人员与老年人和适当人选共同制订护理计划。计划包括共同的目标、优先顺序、护理方式以及评价方法,以满足老年人治疗性、预防性、恢复性和康复性需求。护理计划可协助老年人达到及维持最高程度的健康、安宁、生活质量和平静的死亡,并帮助老年人得到持续的照顾,即使老年人转到不同境地也能获得继续照顾,且在必要时修改。

6. 护理措施　护理人员依据护理计划的指引提供护理措施,以恢复老年人的功能性能力并且预防并发症和残疾的发生。护理措施源自护理诊断且以老年护理理论为基础。

7. 评价　护理人员持续地评价老年人和家属的护理措施的反应,以决定目标完成的进度,并根据评价结果修正护理诊断和护理计划。

8. 医疗团队合作　护理人员和健康保健小组成员合作,在各种不同的情况下给予老年人照顾服务。小组成员定期开会以评价对老年人及家属护理计划的有效性,并依需要的改变调整护理计划。

9. 研究　护理人员参与研究设计以发展有组织的老年护理知识宣传,并在临床运用。

10. 伦理　护理人员依据"护理人员手则"作为伦理抉择的指标。

11. 专业成长　护理人员不仅对护理专业的发展负有责任,而且应该对健康保健人员的专业成长作出贡献。

量表 1　日常生活能力量表

请圈上最合适的情况				
1. 定时上厕所	①	②	③	④
2. 行走	①	②	③	④
3. 洗澡	①	②	③	④
4. 穿衣	①	②	③	④
5. 梳头、刷牙等	①	②	③	④
6. 进食	①	②	③	④
7. 做家务	①	②	③	④
8. 服药	①	②	③	④
9. 洗衣	①	②	③	④
10. 做饭菜	①	②	③	④
11. 购物	①	②	③	④
12. 使用公共车辆	①	②	③	④
13. 打电话	①	②	③	④
14. 处理自己钱财	①	②	③	④

备注：

1. 表中①表示自己完全可以做；②有些困难；③需要帮助；④自己完全不能做。

2. 总分低于 16 分为完全正常，大于 16 分有不同程度的功能下降，最高 56 分。

3. 1~6 项为躯体生活自理量表，7~14 为工具性日常生活能力量表。

量表2　katz日常生活功能指数评价量表

指导语:Katz功能量表分级如下:A. 能完全独立完成以下六项(进食,控制大小便,移动,入厕,更衣,洗澡);B. 能独立完成以下六项中的五项;C. 除洗澡和另外一项活动外,能独立完成其余四项;D. 不能洗澡、更衣和另外一项活动;E. 不能完成洗澡、更衣、入厕、移动和另外一项活动;F. 只能独立完成控制大小便或进食;G. 六项都不能独立完成;其他. 至少两项不能完成,但不能用C、D、E、F的分类法来区分。

生活能力	项目	分值
进食	进食自理无需帮助	2
	需帮助备餐,能自己进食	1
	进食或经静脉给营养时需要帮助	0
更衣 (取衣、穿衣、扣扣、系带)	完全独立完成	2
	仅需要帮助系鞋带	1
	取衣、穿衣需要协助	0
沐浴 (擦浴、盆浴或淋浴)	独立完成	2
	仅需要部分帮助(如背部)	1
	需要帮助(不能自行沐浴)	0
移动 (起床、卧床,从椅子上站立或坐下)	自如(可以使用手杖等辅助器具)	2
	需要帮助	1
	不能起床	0
如厕(如厕大小便自如,便后能自洁及整理衣裤)	无需帮助,或能借助辅助器具进出厕所	2
	需帮助进出厕所、便后清洁或整理衣裤	1
	不能自行进出厕所完成排泄过程	0
控制大小便	能完全控制	2
	偶尔大小便失控	1
	排尿、排便需别人帮助,需用导尿管或失禁	0

量表3　Lawton功能性日常生活能力量表

生活能力	项目	分值
你能自己做饭吗?	无需帮助	2
	需要一些帮助	1
	完全不能自己做饭	0
你能自己做家务或勤杂工作吗?	无需帮助	2
	需要一些帮助	1
	完全不能自己做家务	0
你能自己服药吗?	无需帮助(能准时服药,剂量准确)	2
	需要一些帮助(别人帮助备药,和/或提醒服药)	1
	没有帮助完全不能自己服药	0
你能去超过步行距离的地方吗?	无需帮助	2
	需要一些帮助	1
	除非做特别安排,否则完全不能旅行	0
你能去购物吗?	无需帮助	2
	需要一些帮助	1
	完全不能自己出去购物	0
你能自己理财吗?	无需帮助	2
	需要一些帮助	1
	完全不能自己理财	0
你能打电话吗?	无需帮助	2
	需要一些帮助	1
	完全不能自己打电话	0

量表4 功能活动调查表

指导语:请仔细阅读下列的10个问题(读出问题),并按老人的情况,选择一个最能合适地反映老人活动能力的评定,每一道问题只能选择一个评定,不要重复评定,也不要遗漏。

	请圈上最合适的情况			
1. 使用各种票证(正确使用,不过期)	0	1	2	9
2. 按时支付各种票据(如房租、水电费等)	0	1	2	9
3. 自行购物(如购买衣、食及家庭用品)	0	1	2	9
4. 参加需技巧性的游戏或活动(下棋、打麻将、绘画、摄影)	0	1	2	9
5. 使用炉子(包括生炉子、熄灭炉子)	0	1	2	9
6. 准备和烧一顿饭菜(有饭、菜、汤)	0	1	2	9
7. 关心和了解新鲜事物(国家大事或邻居中发生的重要事情)	0	1	2	9
8. 持续一小时以上注意力集中地看电视或小说,或收听收音机并能理解、评论或讨论其内容	0	1	2	9
9. 记得重要的约定(如领退休金、朋友约会、接送幼儿等)	0	1	2	9
10. 独自外出活动或走亲访友(指较远距离,如相当于三站公共汽车的距离)	0	1	2	9

备注:

1. 评分采用0~2的三级评分法:0级没有任何困难,能独立完成,不需要他人指导或帮助;1级有些困难,需要他人指导或帮助;2级本人无法完成,完全或几乎完全由他人代替完成。如项目不适用,如老人一向不从事这项活动,记9,不记入总分。

2. FAQ只要两项统计指标:总分0~20和单项0~2。临界值:总分25,或有两个或两个以上单项功能丧失(2分)或1项功能丧失,2项以上有功能缺损(1分)。

3. FAQ≥5,并不等于痴呆,仅说明社会功能有问题,尚需进一步确定这类损害是否新近发生,是因智力减退还是另有原因,如年龄,视力缺陷、情绪抑郁或运动功能障碍等。

量表5 中文版简易智力状态检查

		正确	错误
1. 今年的年份?		1	5
2. 现在是什么季节?		1	5
3. 今天是几号?	时间定向感	1	5
4. 今天是星期几?		1	5
5. 现在是几月份?		1	5
6. 你能告诉我现在我们在哪里?		1	5
7. 你住在什么区(县)?		1	5
8. 你住在什么街道?	地点定向感	1	5
9. 我们现在在第几楼?		1	5
10. 这里是什么地方?		1	5

	正确	错误

11. 现在我要说三样东西的名称,在我讲完之后,请你复述一遍(请仔细说清楚,每一样东西一秒钟)。
"皮球" "国旗" "树木"

请你把这三样东西说一遍(以第一次答案记分)。

	对	错	拒绝回答
皮球————	1	5	9
国旗————	1	5	9
树木————	1	5	9

12. 现在请你从 100 减去 7,然后将所得的数目再减去 7,如此一直计算,把每个答案告诉我,直到我说"停"为止(若答错了,但下一个答案都是对的,只记一次错误)。

	对	错	说不会做	其他原因不做
93————	1	5	7	9
86————	1	5	7	9
79————	1	5	7	9
72————	1	5	7	9
65————	1	5	7	9

停止

13. 现在请你告诉我,刚才我要你记住的三样东西是什么?

	对	错	说不会做	拒绝回答
皮球————	1	5	7	9
国旗————	1	5	7	9
树木————	1	5	7	9

14. 请问这是什么?

	对	错	拒绝回答
手表(评估者手指手表)————	1	5	9
铅笔(评估者手指铅笔)————	1	5	9

15. 现在我说句话,请你清楚地复述一遍,"四十四只石狮子"(只能说一遍,咬字清楚的记 1 分)。

	正确	不清楚	拒绝
四十四只石狮子————	1	5	9

16. 请按照卡片上的要求做(评估者把写有"闭上您的眼睛"大字的卡片交给被评估者)。

	有	没有	说不会做	拒绝	文盲
闭眼睛————	1	5	7	9	8

17. 请用右手拿这张纸,再用双手把纸对折,然后将纸放在你的大腿上。

	对	错	说不会做	拒绝
用右手拿纸————	1	5	7	9
把纸对折————	1	5	7	9
放在大腿上————	1	5	7	9

	正确	错误

18. 请你说一句完整的有意义的句子(句子必须有主语,动词)。

记录所述句子的全文——

	句子合乎标准	句子不合乎标准	不会做	拒绝
	1	5	7	9

19. 照这张图把它画出来(对:两个五边形的图案,交叉处形成一个小四边形)。

	对	不对	说不会做	拒绝
	1	5	7	9

备注:

1. 共 19 项,项目 1~5 是时间定向;6~10 为地点定向;项目 11 为语言即刻记忆,分三小项;项目 12 检查注意力和计算能力,共五小项;项目 13 检查短期记忆,分三小项;项目 14 为物品命名,分两小项;项目 15 为语言复述;项目 16 为阅读理解;项目 17 为语言理解,分三小项;项目 18 为检测语言表达;项目 19 为描图。共 30 个小项。

2. 回答或操作正确记"1",错误记"5",拒绝或说不会做记"9"和"7"。全部答对总分为 30 分。

3. MMSE 的主要统计量为所有记"1"的项目(和小项)的总和,即回答/操作正确的项目/小项数,可以称为 MMSE 总分,范围为 0~30。

4. MMSE 总分与受教育程度有关,按教育程度的分界值,未受教育文盲组 17 分,教育年限 ≤6 年 20 分,教育年限 >6 年 24 分,低于分界值的为有认知功能缺损。

量表6 汉密顿焦虑量表

项目	主要表现
1. 焦虑心境	担心、担忧,感到最坏的事情将要发生,容易激惹
2. 紧张	紧张感、易疲劳、不能放松,情绪反应,易哭、颤抖、感到不安
3. 害怕	害怕黑暗、陌生人、一人独处、动物、乘车或旅游、公共场合
4. 失眠	难以入睡、易醒、睡眠浅、多梦、夜惊、醒后感觉疲倦
5. 认知功能	注意力不能集中、注意障碍、记忆力差
6. 抑郁心境	丧失兴趣、抑郁、对以往爱好缺乏快感
7. 躯体性焦虑(肌肉系统)	肌肉酸痛、活动不灵活、肌肉和肢体抽动、牙齿打颤、声音发抖
8. 躯体性焦虑(感觉系统)	视物模糊、发冷发热、软弱无力感、浑身刺痛
9. 心血管系统症状	心动过速、心悸、胸痛、血管跳动感、昏倒感、心搏脱漏
10. 呼吸系统症状	胸闷、窒息感、叹息、呼吸困难
11. 胃肠道症状	吞咽困难、嗳气、消化不良(进食后腹痛、腹胀、恶心、胃部饱感)、肠动感、肠鸣、腹泻、体重减轻、便秘
12. 生殖泌尿系统症状	尿频、尿急、停经、性冷淡、早泄、阳痿
13. 自主神经系统症状	口干、潮红、苍白、易出汗、紧张性头痛、毛发竖起
14. 会谈时行为表现	①一般表现:紧张、不能松弛、忐忑不安、咬手指、紧握拳、面肌动、手发抖、皱眉、表情僵硬、肌张力高、叹息样呼吸、面色苍白 ②生理表现:吞咽、呃逆、安静时心率快、呼吸快、腱反射亢进、震颤、瞳孔放大、眼睑跳动、易出汗、眼球突出

备注:

1. 0 = 无症状;1 = 轻度;2 = 中度,有肯定的症状,但不影响生活和劳动;3 = 重度,症状重,已影响生活和劳动,需要进行处理;4 = 极重,症状极重,严重影响生活。

2. 总分大于 29 为严重焦虑;总分大于 21 为明显焦虑;总分大于 14 为有肯定的焦虑;总分大于 7 为可能有焦虑;总分小于 7 为无焦虑。

3. 因子分计算:精神性焦虑因子,第 1~6 项与第 14 项分数之和除以 7;躯体性焦虑因子分,第 7~13 项分数之和除以 7。因子分提示患者焦虑症状的特点。

量表7.1 状态-特质焦虑问卷

指导语:下面列出的是一些人们常常用来描述自己的陈述,请阅读每一个陈述,然后在右边适当的圈上打勾,来表示你现在最恰当的感觉。没有对或错的回答,不要对任何一个陈述花太多的时间去考虑,但所给的回答应该是你现在最恰当的感觉。

评价状态焦虑内容	完全没有	有些	中等程度	非常明显
*1. 我感到心情平静	①	②	③	④
*2. 我感到安全	①	②	③	④
3. 我是紧张的	①	②	③	④
4. 我感到被限制	①	②	③	④
*5. 我感到安逸	①	②	③	④
6. 我感到烦乱	①	②	③	④
7. 我现在正在为困难发生的不幸而烦恼	①	②	③	④
*8. 我感到满意	①	②	③	④
9. 我感到害怕	①	②	③	④
*10. 我感到舒适	①	②	③	④
*11. 我有自信心	①	②	③	④
12. 我觉得神经过敏	①	②	③	④
13. 我极度紧张不安	①	②	③	④
14. 我优柔寡断	①	②	③	④
*15. 我是轻松的	①	②	③	④
*16. 我感到心满意足	①	②	③	④
17. 我是烦恼的	①	②	③	④
18. 我感到慌乱	①	②	③	④
*19. 我感到镇定	①	②	③	④
*20. 我感到愉快	①	②	③	④

备注:

1. 将表"*"号条目反向计分,即①为4分,②为3分,③为2分,④为1分。然后将1～20项的得分相加即状态焦虑总分(20～80分);将21～40项的得分相加即特质焦虑总分(20～80分)。

2. 分数越高,说明焦虑越严重。该量表国内尚无常模,美国常模如下:

状态焦虑量表,19～39岁,男性56分,女性57分;40～49岁,男性55分,女性58分;50～69岁,男性52分,女性47分。

特质焦虑量表,19～39岁,男性53分,女性55分;40～49岁,男性51分,女性53分;50～69岁,男性50分,女性43分。

量表7.2 特质焦虑问卷

指导语:下面列出的是一些人们常常用来描述自己的陈述,请阅读每一个陈述,然后在右边适当的圈上打勾,来表示经常的感觉。没有对或错的回答,不要对任何一个陈述花太多的时间去考虑,但所给的回答应该是平常所感觉到的。

评价特质焦虑内容	几乎没有	有些	经常	几乎总是如此
*21. 我感到愉快	①	②	③	④
22. 我感到神经过敏和不安	①	②	③	④
*23. 我感到自我满足	①	②	③	④
*24. 我希望像别人那样的高兴	①	②	③	④
25. 我感到像个失败者	①	②	③	④
*26. 我感到宁静	①	②	③	④
*27. 我是平静、冷静和镇定自若的	①	②	③	④
28. 我感到困难成堆,无法克服	①	②	③	④
29. 我过分忧虑那些无关紧要的事	①	②	③	④
*30. 我是高兴的	①	②	③	④
31. 我的思想处于混乱状态	①	②	③	④
32. 我缺乏自信	①	②	③	④
*33. 我感到安全	①	②	③	④
*34. 我容易做出决断	①	②	③	④
35. 我感到不太好	①	②	③	④
*36. 我是满足的	①	②	③	④
37. 一些不重要的想法缠绕着我,并打扰我	①	②	③	④
38. 我如此沮丧,无法摆脱	①	②	③	④
*39. 我是个很稳定的人	①	②	③	④
40. 一想到当前的事情和利益,我就陷入紧张状态	①	②	③	④

备注:

1. 将表"＊"号条目反向计分,即①为4分,②为3分,③为2分,④为1分。然后将1~20项的得分相加即状态焦虑总分(20~80分);将21~40项的得分相加即特质焦虑总分(20~80分)。

2. 分数越高,说明焦虑越严重。该量表国内尚无常模,美国常模如下:

状态焦虑量表,19~39岁,男性56分,女性57分;40~49岁,男性55分,女性58分;50~69岁,男性52分,女性47分。

特质焦虑表,19~39岁,男性53分,女性55分;40~49岁,男性51分,女性53分;50~69岁,男性50分,女性43分。

量表8 抑郁自评量表

	没有或 很少时间	小部分 时间	相当多 时间	绝大部分 或全部时间
1. 我觉得闷闷不乐,情绪低沉(抑郁)	□	□	□	□
*2. 我觉得一天中早晨最好(晨重晚轻)	□	□	□	□
3. 我一阵阵哭出来或觉得想哭(易哭)	□	□	□	□
4. 我晚上睡眠不好(睡眠障碍)	□	□	□	□
*5. 我吃的跟平常一样多(食欲减退)	□	□	□	□
*6. 我与异性密切接触时和以往一样感到愉快(性兴趣减退)	□	□	□	□
7. 我发觉我的体重在下降(体重减轻)	□	□	□	□
8. 我有便秘的苦恼(便秘)	□	□	□	□
9. 我心跳比平常快(心悸)	□	□	□	□
10. 我无缘无故地感到疲乏(易倦)	□	□	□	□
*11. 我的头脑跟平常一样清楚(思考困难)	□	□	□	□
*12. 我觉得经常做的事情并没有困难(能力减退)	□	□	□	□
13. 我觉得不安而平静不下来(不安)	□	□	□	□
*14. 我对将来抱有希望(绝望)	□	□	□	□
15. 我比平常容易生气激动(易激惹)	□	□	□	□
*16. 我觉得做出决定是容易的(决断困难)	□	□	□	□
*17. 我觉得自己是个有用的人,有人需要我(无用感)	□	□	□	□
*18. 我的生活过得很有意思(生活空虚感)	□	□	□	□
19. 我认为如果我死了,别人会生活得好些(无价值感)	□	□	□	□
*20. 平常感兴趣的事我仍然照样感兴趣(兴趣丧失)	□	□	□	□

备注:

1. SDS 按症状出现频度评定,分 4 个等级:没有或很少时间;少部分时间;相当多时间;绝大部分或全部时间。若为正向评分题,依次为粗分 1、2、3、4。反向评分题(前有"*"号者),则评为 4、3、2、1。

2. 量表结构和内容:SDS 含有 20 个项目,每条文字及其所希望引出的症状如上表,其中括号内为症状名称。

3. SDS 的主要统计指标是总分,但要经过一次转换。自评结束后,把 20 个项目的各项得分分数相加,即得到总粗分 X,然后通过公式 Y = 1.25X 转换。即用总粗分乘以 1.25 后,取其整数部分,就得到标准总分 Y。

4. 按中国常模结果,正常人 SDS 总粗分的分界值为 41 分,标准分为 51 分。

量表9 汉密顿抑郁量表

指导语:请圈上最适合患者情况的分数。

项目	分级的标准				
1. 抑郁情绪	0	1	2	3	4
2. 有罪感	0	1	2	3	4
3. 自杀	0	1	2	3	4
4. 入睡困难	0	1	2		
5. 睡眠不深	0	1	2		
6. 早醒	0	1	2		
7. 工作和兴趣	0	1	2	3	4
8. 阻滞	0	1	2	3	4
9. 激越	0	1	2	3	4
10. 精神性焦虑	0	1	2	3	4
11. 躯体性焦虑	0	1	2	3	4
12. 胃肠道症状	0	1	2	3	4
13. 全身症状	0	1	2		
14. 性症状	0	1	2		
15. 疑病	0	1	2	3	4
16. 体重减轻	0	1	2		
17. 自知力	0	1	2		
18. 日夜变化	A. 早 0	1	2	B. 晚 0 1 2	
19. 人格或现实解体	0	1	2	3	4
20. 偏执症状	0	1	2	3	4
21. 强迫症状	0	1	2		
22. 能力减退感	0	1	2	3	4
23. 绝望感	0	1	2	3	4
24. 自卑感	0	1	2	3	4

总分: 备注:

备注:该表是临床上评定抑郁状态时应用得最为普遍的量表,本表有17项、21项和24项三种版本。

1. 评定方法:应由经过培训的两名评定者对患者进行HAMD联合检查。一般采用交谈与观察的方式,检查结束后,两名评定者分别独立评分。

2. 表中的8、9及11项,依据对患者的观察进行评定;其余各项则根据患者自己的口头叙述评分;其中第1项需两者兼顾。另外,第7和22项,尚需向患者家属或病房工作人员收集资料;而第16项最好是根据体重记录,也可依据患者主诉及其家属或病房工作人员所提供的资料评定。

3. HAMD大部分项目采用0~4分的5级评分法。各级的标准:0为无;1为轻度;2为中度;3为重度;4为极重度。

4. HAMD少数项目采用0~2分的3级评分法,其分级的标准:0为无;1为轻~中度;2为重度。

1. 喂食操作流程

项目	操作步骤及要求
准备工作	仪容、仪表整洁、大方,修剪指甲,洗手
	环境清洁,无异味
	备齐物品:餐具(碗、汤匙、筷子)、小毛巾、餐巾、吸管,刷牙或漱口、洗手用具,食物温度适宜
操作过程	向老人解释,洗手
	视老人情况取合适体位。手边放清洁小毛巾,胸前围餐巾
	先喂适量温水以湿润口腔,再小口喂固体食物,偏瘫者送食入口腔健侧
	小口喂食,固体、流质食物交替喂,防噎食
	流质食物可用吸管饮用
	喂食完毕,协助刷牙或漱口
	安置老人于半卧位或健侧卧位,整理用物,健康指导
注意事项	1. 对肢体活动不便者,可选择加长、加粗的汤勺,餐具下面以吸盘固定,以方便老人自行进食 2. 进食过程中不催促老人,细嚼慢咽,小口吞咽。尤其是吞咽困难的老人,不宜选择圆形、滑溜或带黏性的食物,食物去骨、切细、煮软,必要时将食物加工成糊状 3. 对视力有障碍的老人,喂食时主动告知食物的名称,注意食物温度,预防烫伤

2. 拐杖使用

项目	操作步骤及要求
准备工作	仪容、仪表整洁、大方
	备齐物品:手杖、腋杖。检查所用物品有无损坏,拐杖与地面摩擦力是否够大
	调整腋杖至适合老年人的高度(手杖高度以手臂下垂时手腕到地面为宜),站立时拐杖头离腋下2~3cm,两手按手柄时肘部成30°
操作过程	向老人解释,取得配合
	手杖使用法: 站立,手杖置健侧手上。重心在健侧脚上,手杖向前挂出一步,患侧脚向前迈出一步,重心转移到患侧与手杖上,健侧跟上。遵循"手杖、患侧、健侧"的顺序前行
	使用手杖上下楼: 上楼梯时,手杖放在上一个台阶上,健侧先上,患侧跟上;下楼梯时,手杖先放在下一个台阶上,患侧先下,再下健侧

续表

项目	操作步骤及要求
	腋杖使用法:
	患脚不着地的行步方法:双侧腋杖同时放前一步,患脚腾空,健脚跟上
	患脚可着地的行步方法:①四点步:右拐前移,迈左脚,移左拐,右脚跟上;②三点步:两侧腋杖与患脚同时向前,健脚跟上;③二点步:右腋杖与左脚同时移动,左腋杖与右脚同时移动
	腋杖上下楼法:
	上楼梯:健脚先上,然后患脚与左右腋杖同时上
	下楼梯:两腋杖同时先下,患脚下移,健脚跟上
注意事项	1. 选择适合老人的手杖或腋杖。手杖使用在健侧手,先移动手杖,调整好重心后再移动脚步;使用腋杖要用手臂支托身体的重量,上端接触腋窝部位要有软垫,避免用腋窝支撑重量 2. 未熟练使用用具前,应有人扶持或陪伴,防止跌倒

3. 助步器使用

项目	操作步骤及要求
准备工作	仪容、仪表整洁、大方
	周围地面平整无障碍物
	备齐物品:合适的助步器,检查各部件是否完好
操作过程	向老人解释,说明目的,取得配合
	协助老人平稳站起
	双手放在扶手上支撑体重,身体略向前倾
	无轮的助步器:举起助步器放前约15cm,放稳,患脚前行,健脚跟上
	有轮助步器:向前推进助步器约15cm,放稳,患脚前行,健脚跟上
	指导老人循序渐进行走,帮助适应
	整理用物,协助老人回到床休息
注意事项	1. 发挥老人的主观能动性,争取老人的积极配合 2. 使用带轮子的助步器,注意陪护,防止意外;未熟练使用前,应有人扶持或陪伴,防止跌倒

4. 穿脱衣裤操作流程

项目	操作步骤及要求
准备工作	仪容、仪表整洁、大方,修剪指甲,洗手
	关门窗,避免对流,冬季室温24~26℃为宜
	备齐物品:清洁、得体的老人衣裤
操作过程	向老人解释,取得配合
	脱开襟上衣: 解开纽扣,协助脱去健侧衣袖,将一侧上衣平整地掖于老人身下协助老人侧卧,脱下另一侧衣袖,整理衣服

续表

项目	操作步骤及要求
	脱套头衫： 将上衣拉至胸部，协助老人一侧手臂上举，顺势脱出一侧袖子，依法脱另一侧，再一手托起老人头颈部，另一手将衣服从头上脱出
	穿开襟上衣： 协助老人穿好患侧衣袖，翻身侧卧，将另一侧衣服平整掖于身下，协助平卧，从另一侧身下拉出衣服，穿好另一侧，扣好纽扣，整理衣服
	穿套头衫： 辨清衣服前后面，护理员一手从衣服袖口处穿入到衣服的下摆，手握老人手腕，将衣袖轻轻向老人手臂套入，同法穿好另一侧，再将衣领口从老人头部套入，整理衣服
	脱裤子： 协助松开裤带、裤口，护理员一手托腰骶部，另一手将裤腰向下褪至臀部以下，再协助褪至膝部，然后一手托膝部，另一手拉出裤管，同法脱出另一侧
	穿裤子： 一手从裤管口伸入到裤腰口，再套入另一侧裤管口伸入到裤腰口，轻握老人脚踝，另一手将裤管向老人大腿方向提拉，同法穿好另一侧，向上提拉至臀部，再协助老人侧卧，提拉裤腰到腰部，平卧，系好裤带，整理裤子
	安置舒适卧位，整理床单位
注意事项	1. 先脱健侧，后脱患侧。先穿患侧，后穿健侧。上床时先脱裤子后脱上衣，起床时先穿上衣后穿裤 2. 脱套头衫时，若老人一侧上肢活动不便时，则先脱健侧，再脱头部，后脱患侧

5. 协助老人翻身

项目	操作步骤及要求
准备工作	仪容、仪表整洁、大方
	备齐用物：软枕 3 个，必要时备干净衣裤、床单
	关门窗，调节室温
操作过程	向老人解释，说明目的，取得配合
	放平床头、床尾支架，拉起对侧床档
	协助老人仰卧屈膝
	1. 协助一般老人翻身法　护理员双手分别托老人颈肩部和腰部，移向近侧，双手分别托臀部和膝部，移向近侧，转对侧一手扶老人肩部，另一手扶髋部，向护理员侧翻身
	2. 协助偏瘫老人翻身法 (1)独立翻身法：适用于体力较好、痉挛不太严重的老人。 1)向健侧翻身法：①老人仰卧于床上，健腿插在患腿下方；②健侧手与患侧手交叉(Bobath 式握手)上举，并向前伸直上肢；③双上肢同时向左右侧摆动，利用腰腹肌力量及上肢摆动的惯性，让上肢和躯干一起翻向健侧。

续表

项目	操作步骤及要求
	2）向患侧翻身法：①老人仰卧于床上，双手 Bobath 式握手，向上伸展上肢，健侧下肢屈膝；②将双上肢摆向健侧，再摆向患侧，可重复摆动一次，借助惯性，将身体翻向患侧；调整肢体位置。 （2）他人协助翻身法：适用于体力较虚弱或痉挛较严重的老人。 1）向健侧翻身法：①老人双手交叉握住；②护理员先将老人患侧下肢屈曲，双手分别置于患侧肩部与臀部，用适当力量将老人翻向健侧，调整肢体位置。 2）向患侧翻身法：①令老人抬起健侧腿向患侧伸，健侧上肢也向前摆；②护理员一手放在患膝上辅助患腿外旋，另一手辅助使患侧上肢处于前伸位置（肩部向前伸，伸肘、伸腕）；③护理员用左手掌顶住患肢手掌，右手拉住老人健手，用力翻向患侧
	3. 截瘫老人翻身法　适合于脊柱稳定性良好的老人。 （1）独立翻身法：适用于躯干控制能力和上肢肌力较好者。先翻转上半身成侧卧位，再用单肘支撑起上部躯干，另一手调整下肢位置。 （2）他人协助翻身法：适用于躯干控制能力不足或上肢肌力欠佳者。 1）一人协助翻身法：适合体重较轻、有一定转换能力的老人。①老人仰卧，双手放于腹部或交叉相握上举于胸前，双足蹬于床面；②护理员站在老人欲转向侧的床对侧，先将老人双下肢移向操作者身侧床缘，然后一手托肩部，一手托膝部，轻将老人推向对侧，使其背向操作者呈侧卧位；③调整姿势，使其保持关节功能位。 2）二人协助翻身法：适合体力虚弱或者体重较重的老人。①老人仰卧，双手放于腹部；②护理员和助手同站在老人欲转向侧的床对侧，一人双手分别托老人颈肩部和腰部，另一人双手分别托老人臀部和腘窝部，同时抬起老人移向操作者身侧床缘；③护理员和助手在分别托扶老人的肩、腰、臀和膝等部位，使其转向对侧，背向护理员呈侧卧位；④整理床单位，使其保持关节功能位
	观察背部皮肤，整理衣服
	在老人的背部、胸前各放一软枕，上侧腿略向前方屈曲，下侧腿微屈，两膝之间，垫以软枕
	整理床单位，根据需要支起床头、床尾支架，拉起床档
注意事项	1. 遵循节力原则，移位时嘱老人做相应的配合。 2. 注意保证老人安全，严防坠床；注意保暖、保护隐私；带导管者，要先固定好导管，防止脱落，保持管道通畅。 3. 保持床褥平整，预防压疮发生。 4. 保持肢体处于功能位或抗痉挛体位

6. 协助老人坐起

项目	操作步骤及要求
准备工作	仪容、仪表整洁、大方
	备齐用物：软枕，绳梯，吊带，必要时备干净衣裤、床单
	关门窗，调节室温
操作过程	向老人解释，说明目的，取得配合
	1. 偏瘫老人坐起训练 （1）独立坐起法：适用于健侧上肢支撑能力较好的老人。 1）健侧坐起法：①先将患侧上肢放在胸前；②将健侧腿伸置于患腿下方，利用健侧下肢带动患侧下肢移至床边；③利用健侧肘将躯干支撑起，将躯干调整至坐位。 2）患侧坐起法：先用健侧下肢带动患侧下肢移至床边，后用健侧手直接支撑，再将身体调整至坐位。

续表

项目	操作步骤及要求
	（2）他人协助坐起法：①将患侧上肢放在胸前；②护理员身体前倾，双手插入老人腋下或肩胛下，老人健手抱住护理员的颈部；③指导老人主动用力抬起上身，同时护理员利用身体上升之力帮助老人抬起上身；④移双足到床沿下，调整至坐位
	2. 截瘫老人坐起训练 （1）独立坐起法 仰卧位更换坐位：①老人仰卧，双下肢伸直，双肘支撑于身体两侧的床面上；②用力屈肘，使上部躯干抬离床面；③双肘移动到一定位置，用手撑于床面；④双手前移使躯干立起成坐位，调整坐姿。 （2）借用辅助设备坐起法 1）借用绳梯：①老人仰卧，一侧手拉住绳梯，另一侧肘支撑于床面并同时移动，借助拉力抬起上部躯干；②支撑肘向前逐渐移动，拉绳梯的手拉住第二个绳梯来协助；③支撑肘继续前移直到拉住第三个绳梯时变为手支撑；④摆正上部躯干成坐位。 2）借用悬吊带：①一侧肘部穿过吊环，借助拉力使上部躯干抬离床面；②另一侧肘部支撑于床面，再穿吊环的肢体穿过第二个吊环；③借助拉力抬起躯干，支撑肘抬起向后摆动于身后成手支撑，再穿吊环的肢体穿过第三个吊环；④借助拉力支撑手向前移动使上部躯干坐起成坐位。 （3）他人协助坐起法：适用于上肢肌力不理想者。①老人仰卧，双腿伸直，屈肘，肘关节支撑于身体两侧的床面上；②护理员位于老人侧前方，双手托起老人双肩并向上牵拉；③同时指导老人利用双肘支撑，后改用双手掌支撑身体而坐起。
注意事项	1. 卧床时间较长或体质差者，训练前，先训练床头抬高30°的半坐位，在承受的最长时间超过30分钟后，隔天床头增高10°再训练，直到能维持90°超过30分钟后才可以开始训练床边坐起。 2. 偏瘫老人先练习健侧卧位坐起，再到患侧卧位坐起；从需人协助到独立坐起。 3. 对脊髓损伤后脊柱稳定性良好的老人应早期（伤后/术后1周左右）开始训练。 从坐位转为卧位与上面的步骤相反

7.1　移位的照护-协助老人床上移动

项目	操作步骤及要求
准备工作	仪容、仪表整洁、大方
	备齐用物：软枕，必要时备干净衣裤、床单
	关门窗，调节室温
操作过程	向老人解释，说明目的，取得配合
	1. 偏瘫老人床上移动法 （1）独立移动法 1）向身侧移动：①老人坐于床上，患侧上肢放在胸前或将患手放入裤袋；②健侧上肢轻微外展，使健侧上肢支撑身体并向健侧方向用力，带动臀部向健侧移动；③健侧下肢插入患侧膝关节下，带动患侧下肢向健侧移动。 2）向前方移动：①老人坐于床上，患侧上肢放在胸前或将患手放入裤袋；②用健侧上肢支撑身体，健侧下肢插入患侧膝关节的下方；③健侧髋关节屈曲、外展，膝关节屈曲，健侧上肢外展，使臀部向前方滑行。 3）向后方移动：①老人坐于床上，患侧上肢放在胸前或将患手放入裤袋；用健侧上肢支撑身体，健侧下肢插入患侧膝关节的下方；②健侧髋关节屈曲、外展，用足底贴紧床面，健侧上肢外展、内收，使臀部向后方滑行。

续表

项目	操作步骤及要求
	（2）他人协助移动法 1）向身侧移动：①取仰卧屈曲位；②护理员一手将患膝下压，并向床尾方向牵拉，另一手扶臀，嘱抬臀，向一侧移动，肩部与身体成直线。 2）向前后方移动：①取坐位，双手交叉前伸，在护理员的帮助下，把重心转移到一侧臀部；②一侧负重，对侧向前或向后移动，犹如老人用臀部行走；③护理员站在偏瘫侧，把住老人的大转子部位，帮助老人转移重心以促进"行走"动作
	2. 截瘫老人床上移动法 （1）独立移动法 1）前方移动法：①上半身坐起；②双手放在身后床面，利用上肢撑起躯干将臀部抬离床面向前移动；③放下臀部坐稳，用双手搬动下肢，调整下肢。 2）侧方移动法：①上半身坐起；②双手放在身体两侧，利用上肢撑起躯干将臀部抬离床面向左或右移动；③放下臀部坐稳，双手搬动下肢，调整下肢。 （2）他人协助移动法 1）一人协助移向床头法：适合体重较轻、上肢有一定肌力的老人。①根据病情放平床头，枕横立于床头；②老人仰卧屈膝，双手拉住床头栏杆，双足蹬于床面；③护理员一手稳住老人双脚，一手在臀部提供助力，使其移向床头；④放回枕头，视病情酌情抬高床头，整理床铺，使关节处于功能位。 2）二人协助移向床头法：适合体力虚弱、体重较重或上肢瘫痪的老人。①根据病情放平床头，枕横立于床头；②护理员和助手分别站于床的两侧，交叉托住老人颈肩部和臀部，同时将老人抬起移向床头，或两人同侧，一人托住颈、肩部及腰部，另一人托住臀部及腘窝部，同时将老人抬起移向床头；③整理床单位，使用支具，使老人舒适并保持关节功能位
注意 事项	1. 动作轻柔，忌生搬硬拉。 2. 循序渐进，协助移动再过渡到独立移动

7.2　移位的照护-床椅间转移

项目	操作步骤及要求
准备 工作	仪容、仪表整洁、大方
	备齐物品：轮椅、外衣，必要时备毛毯。检查轮椅，特别注意轮胎、刹车、安全带是否完好
	向老人解释，说明目的，取得配合
操 作 过 程	1. 偏瘫老人床椅间的转移 （1）从床到轮椅的转移 1）独立转移法：①将轮椅置于老人健侧床旁，与床成30°～45°夹角，刹住车闸，移开脚踏板；②老人坐在床边，双脚着地，健手握住轮椅外侧扶手，躯干向前倾斜，用健手、健腿支撑站起；③站稳后以健足为轴，向健侧缓慢转动身体，使臀部正对椅子缓慢坐下；④调整身体位置，移回脚踏板，将双足放在脚踏板上。 2）他人协助转移法：①轮椅置于老人健侧床旁，与床成30°～45°角，刹住车闸，移开脚踏板；②老人坐在床边，双脚着地。护理员与老人面对面弯腰站立，用膝盖顶住老人患侧下肢膝盖，双手抱住老人腰部或背部，老人健手抱住护理员的颈部或肩膀；③护理员使老人身体向前倾斜，将其重心移到脚上，用力其使臀部离开床面，同时以健脚为轴，向健侧旋转身体，使臀部对准椅面坐下。④整理好老人坐姿，翻下脚踏板，将双足放在脚踏板上。打开车闸，向后驱动轮椅离开床。 （2）从轮椅到床的转移

项目	操作步骤及要求
	1）独立转移法：①将轮椅驱动至床边，健侧靠近床，使轮椅与床之间成 30°～45°夹角，刹住车闸；老人身体向前移动，双足放至地上，向两侧移开脚踏板；②健手抓住轮椅床侧扶手，躯体向前移，健足后于患足，利用健手、健腿支撑站起；站稳后，健手前移至床面支撑，以健足为轴，身体向健侧缓慢转动，使臀对床，慢慢坐下；③调整坐位姿势。 2）他人协助转移法：①将轮椅驱动至床边，健侧靠近床，使轮椅与床之间成 30°～45°角，刹住车闸，老人身体向前移动，双足放至地上，翻起脚踏板；②护理员将一只脚插入老人两腿之间，用手抱起老人腰背部，嘱老人同时用力，协助站起；③以健腿为轴，协助老人缓慢转动身体，坐到床沿；④调整老人坐位姿势
	2. 截瘫老人床椅间转移 （1）从床到轮椅的转移 1）独立转移法：直角转移法：又称正面转移。①轮椅向前与床成直角，刹住车闸；②老人背向轮椅，以双手多次的撑起动作将臀部后移向床边；③将双手改放在轮椅扶手中央，撑起上身，使臀部向后坐于轮椅内；④打开车闸，向后驱动轮椅至足跟移离床沿（至两脚在床边），刹住车闸；⑤移回脚踏板，并将双足放在脚踏板上。 2）借助滑板转移法：利用滑板完成轮椅与床之间的转移。①轮椅尽量靠近床缘，刹住车闸；②去掉轮椅侧面扶手，在床与轮椅之间放一滑板，板的一端放于老人臀下；③老人一手撑于轮椅坐垫，一手撑于床缘，抬起上身，将臀移离床垫顺滑板滑进轮椅；④装上扶手，将双足放于踏板上。 3）他人协助转移法 锐角转移法：①轮椅置于床旁与床呈 30°～40°角，刹住车闸，移开脚踏板。②协助老人坐起移至床边，双足着地，躯干略前倾；护理员屈髋面向老人站立，双下肢分开位于老人双腿两侧，双膝夹紧老人双膝外侧并固定，双手抱住老人臀部或拉住腰部皮带，老人双臂抱住护理员的颈部，并将头放在护理员靠近轮椅侧的肩上。操作者挺直后背并后仰将老人拉起完全离开床面并站立。③在老人站稳后护理员以足为轴旋转躯干，使老人背部转至轮椅，臀部正对轮椅正面。④使老人慢慢弯腰，平稳入坐。⑤帮助老人坐好，翻下脚踏板，将双足放在脚踏板上。 直角转移法：与下面"从轮椅到床的他人协助直角转移法"步骤相反。 （2）从轮椅到床的转移 1）独立转移法 直角转移法：①驱动轮椅至床旁，使轮椅正对床成直角，离床 20～40cm 时刹住车闸，移开脚踏板；②将两脚提至床上并伸直，再打开车闸，向前移动轮椅，使轮椅紧靠床，刹住车闸；③头部和躯干向前屈曲，两手撑住轮椅扶手向上支撑，使臀部离开椅垫，并向前移动；④将两手放在床上后，继续支撑抬起臀部，向前移动直至臀部移至床上。 侧方转移：与"从床到轮椅侧方转移法"步骤相反。 2）他人协助转移法 锐角转移法：与"从床到轮椅的他人协助锐角转移"步骤相反。 直角转移法：①将老人推至床旁，使轮椅正面向床，距离床 20～40cm，并与床成直角，刹住车闸。②护理员协助老人抬起双腿，将下肢放于床上并伸直。③护理员站于轮椅的一边，打开车闸并用身体稳定轮椅。一手扶住老人的肩胛部，一手置于老人大腿下，往前推动轮椅，使老人双腿移至床上。至轮椅靠近床时再次刹住车闸。④护理员一手扶住老人的肩胛部，一手置于老人大腿下，老人双手抓住轮椅扶手，两人同时用力，老人尽可能撑起躯干并将臀部向前移动，使老人的臀部从轮椅上移至床上。⑤打开车闸，推走轮椅，协助老人取床坐位或者卧位。⑥整理床单位，使老人舒适并保持关节功能位
注意事项	1. 床铺高度要与轮椅座接近，床头宜装一短扶手，轮椅带有车闸和可拆卸式搁脚板。 2. 进行轮椅转移前，关住车闸，确保安全

《老年护理》教学大纲

（供护理类专业使用）

一、课程性质和任务

《老年护理》课程是护理专业在生命周期理论指导下设置的护理临床课程，是高等专科学校护理专业设置的必修课程之一。它包括从事老年护理工作应该具备的知识、能力和素质等内容。其任务是使学生树立健康自理、健康促进的理念；帮助学生全面系统地领会和掌握老年护理的基本理论、知识、方法和技能，并将所学运用到老年护理的实践中，培养护生为老年人提供护理服务的工作能力，满足老年人的健康需要；同时，通过与老年人的交流与沟通，能领会生命全过程的价值，使护生更珍惜生命。

本课程是高等护理专业学生的必修课，在第二学年开设，属于专业课内容。在培养"高素质、技能型"护理人才的目标指导下，该课程在教学内容上融合了养老护理岗位职业标准，对学生职业能力培养和职业素养养成起主要支撑和明显促进作用。

学习和掌握本门课程，可弥补学生今后针对老年个体或群体服务对象开展护理实践的知识空白，从而更好地应对人口老龄化对护理学专业提出的挑战，为将来在医院、养老机构、社区及家庭情境中实施专业化的老年护理与保健打下基础，适应社会对高级护理人才的需求与要求。

教学活动主要为课堂讲授、案例分析、分组讨论、角色扮演等教学方法，社区调查、临床见习等，采用提问、讲评、见习报告等进行教学评价。

本课程总课时为 36 学时，其中理论 30 学时、实践 6 学时。

二、课程教学目标

通过本课程的学习，使学生能够达到以下目标：

【知识教学目标】

1. 了解老年人与老年护理的基本概念和基本内容。

2. 明确 21 世纪全球养老新理念、健康老龄化的涵义。

3. 明确老年保健的概念、目标及重点人群，自我保健的原则。

4. 掌握健康评估的方法。

5. 掌握老年人安全用药的特点、原则及老人用药的护理。

6. 熟悉老年人的身心特点和常见心理健康问题的护理与健康促进。

7. 理解老年人各系统形态和功能方面的生理性改变。

8. 掌握满足老年人生理、心理、治疗需求的护理知识以及健康教育的基本知识。

9. 了解我国老年人临终关怀的现状，老年临终护理的基本知识。

【能力培养目标】

1. 能对老年人进行健康评估。

2. 能采用正确的护理基本技能，指导或协助老年人的日常生活。

3. 学会沟通与交流的技巧，具有人际交往及健康教育的能力。

4. 熟练掌握老年护理的各种操作技能。

5. 具有运用护理程序对老年人身心常见疾病和常见健康问题实施整体护理的能力。

【素质教育目标】

1. 树立以老年人健康为中心，一切为了老年人健康的护理观。

2. 具有勤奋学习的态度,严谨求实的工作作风,救死扶伤、爱岗敬业的道德素质。

3. 具有高度的责任心、同情心,关爱、尊重和爱护老年人。

三、教学内容和要求

第一章 绪 论

【知识教学目标】

1. 掌握老年人的年龄划分标准及老龄化社会的标准。

2. 理解人口老化的特点。

3. 了解老年护理学的研究内容。

4. 熟悉老年护理的目标、任务、原则。

5. 掌握老年护理特点。

6. 了解老年护理道德准则和执业标准。

7. 了解国内外老年护理的发展。

【能力培养目标】

1. 能正确说出老化、老年人及老龄化社会的划分标准。

2. 能够明确老年护理的主要工作与目标,并对不同的老年人采取相应的护理措施。

3. 能正确解释我国人口老龄化带来的影响。

【教学内容】

第一节 老化与人口老龄化

一、老化的概念及特点

二、老年人的年龄划分

三、人口老龄化

第二节 老年护理概述

一、老年护理与相关学科

二、老年护理的目标、任务、原则

三、老年护理特点

第三节 老年护理的发展

一、国外老年护理的发展

二、我国老年护理的发展

【教学方法】

课堂讲授、案例分析、分组讨论

【参考学时】 2 学时(理论)

第二章 老年人的健康保健、照护与管理

【知识教学目标】

1. 掌握健康老龄化的涵义、老年保健、老年人健康管理的概念。

2. 熟悉老年保健的重点人群、基本原则及主要策略与措施。

3. 掌握主要养老照顾模式。

4. 熟悉老年人健康管理的程序及老年人个人、家庭健康管理内容。

5. 了解国内外老年健康照护的发展情况。

6. 了解社会发展对养老照顾的影响。

7. 了解老年人健康管理的意义和目标。

【能力培养目标】

1. 能根据老年保健重点人群的特点对老年人进行保健与照护。

2. 应用老年人健康管理的程序,帮助老年人进行个人及家庭健康管理。

【素质教育目标】

培养学生在日常工作中具有老年保健意识。

【教学内容】

第一节　概述

一、健康保健新理念

二、老年保健概念

三、老年保健的重点人群

第二节　老年保健的基本原则、任务和策略

一、老年保健的基本原则

二、老年保健的策略与措施

第三节　养老与照护

一、养老

二、社会发展对养老照顾的影响

三、养老照顾模式

第四节　老年人健康管理

一、健康管理的程序

二、健康管理的意义和目标

三、老年人个人、家庭及社区健康管理

【教学方法】

课堂讲授、案例分析、分组讨论、角色扮演

【参考学时】　4学时（理论）

第三章　老年人的健康评估

【知识教学目标】

1. 掌握评估老年人躯体健康的内容和方法。

2. 熟悉老年人健康史采集特点和体格检查注意事项。

3. 熟悉各种评估工具的评估范围和内容。

4. 掌握老年人功能状态评估的内容、常用的评估工具。

5. 熟悉老年人心理健康评估常用量表的用途用法。

6. 熟悉老年人角色功能、环境、文化与家庭的评估。

7. 熟悉老年人各系统生理功能的老化。

【能力培养目标】

1. 能根据老年人健康评估的原则，正确运用评估的技巧对老年人实施躯体、心理及社会健康状况的评估。

2. 能正确应用老年人健康评估的常用量表。

【素质教育目标】

树立生物—心理—社会医学模式下老年人健康的正确观念，在日常工作中能够自觉关注老年人的躯体、心理及社会健康。

【教学内容】

第一节　老年人各系统生理功能的老化

一、感觉系统

二、呼吸系统

三、消化系统

四、循环系统

五、泌尿系统

六、内分泌系统

七、运动系统

八、神经系统

第二节　健康评估概述

一、健康评估原则

二、注意事项

第三节　身体健康状况评估

一、健康史

二、体格检查

三、功能状态评估

四、辅助检查

第四节　老年人心理健康评估

一、认知评估

二、情绪和情感评估

第五节　社会健康状况评估

一、角色功能评估

二、环境评估

三、文化与家庭评估

【教学方法】

理论讲授、课堂讨论、案例分析

【参考学时】　4 学时(理论 3 学时,实践 1 学时)

第四章　老年人日常生活护理

【知识教学目标】

1. 熟悉对老年人主动性的关注,了解对老年人个别性的保护。

2. 掌握对老年人环境的调整及安排。

3. 掌握与老年人交流的特点,促进有效沟通的方法。

4. 掌握老年人的休息和活动指导、排泄和皮肤清洁卫生、饮食与营养的护理。

5. 熟悉老年人睡眠特点及解决老年人睡眠问题的方法。

6. 掌握老年人日常生活护理中问题的护理。

【能力培养目标】

1. 能运用护理程序,对老年人的日常生活实施整体护理。

2. 能采取一定措施预防老年人日常生活适应不良。

3. 能运用健康教育技巧为老年人日常生活提供保健的知识和技能指导。

【教学内容】

第一节　老年人的生活及环境

一、日常生活护理的注意事项

二、环境的要求与调整

第二节　老年人沟通

一、非语言沟通的技巧

二、语言沟通的技巧

第三节　老年人的饮食与排泄

一、饮食与营养

二、老年人的饮食护理

三、老年人的排泄护理

第四节　老年人的活动与休息

一、老年人的活动

二、老年人运动的指导

三、老年人休息与睡眠

第五节　老年人的皮肤清洁与衣着卫生

一、皮肤清洁

二、老年人的衣着卫生

三、卧床老年人体位的变换

【教学方法】

理论讲授、多媒体演示、技能实践

【参考学时】 4学时(理论3学时,实践1学时)

第五章 老年人心理卫生与常见心理问题护理

【知识教学目标】

1. 了解老年人的心理特点。

2. 了解老年人心理变化的影响因素和老年人心理发展的主要矛盾。

3. 了解心理健康的定义。

4. 熟悉心理健康的标准。

5. 掌握老年人心理健康的维护与促进原则与措施。

6. 熟悉老年人常见精神心理问题原因及表现。

【能力培养目标】

1. 能运用护理程序,对老年人常见精神心理问题的患者实施整体护理。

2. 能采取一定措施预防老年人常见精神心理问题。

3. 能通过具体病例拟定出老年离退休、空巢综合征护理计划。

4. 能运用健康教育技巧为老年人提供心理健康保健的知识和技能指导。

【教学内容】

第一节 老年人的心理卫生

一、老年人的心理特点

二、老年人心理变化的影响因素

第二节 老年人常见的心理健康问题与护理

一、离退休综合征

二、空巢综合征

三、焦虑症

第三节 老年人心理健康的维护与促进

一、老年人的心理健康

二、老年人心理健康的维护与促进

【教学方法】

理论讲授、课堂讨论、案例分析、角色扮演

【参考学时】 2学时(理论)

第六章 老年人安全用药的护理

【知识教学目标】

1. 了解老年人药物代谢动力学和药效学特点。

2. 熟悉老年人常见药物不良反应及发生率高的原因。

3. 掌握老年人安全用药的选药原则和用药原则;老年人安全用药的护理。

【能力培养目标】

1. 能运用护理程序,对发生药物不良反应的老年患者实施整体护理。

2. 能运用健康教育技巧为老年人提供安全用药的知识和技能指导。

3. 能对用药老人进行护理评估,并指导老年人安全用药。

【教学内容】

第一节 老年人药物代谢和药效学特点

一、老年人药物代谢动力学特点

二、老年人药效学特点

第二节 老年人常见药物不良反应和原因

一、老年人常见药物不良反应

二、老年人药物不良反应发生率高的原因

第三节 老年人安全用药

一、用药原则

二、老年人安全用药的护理

【教学方法】

理论讲授、课堂讨论、案例分析

【参考学时】 2学时(理论)

第七章 老年人常见健康问题与护理

【知识教学目标】

1. 掌握老年人常见健康问题的评估要点、预防、护理措施及健康指导。

2. 熟悉跌倒、噎食、老年性耳聋、低体温综合征的概念；老年人常见健康问题的病因。

3. 了解老年人常见健康问题的护理诊断与护理目标。

【能力培养目标】

1. 能运用护理程序,对老年人常见健康问题实施整体护理。

2. 能采取一定措施预防老年人常见健康问题。

3. 能运用健康教育技巧为老年人提供健康保健的知识和技能指导。

【素质教育目标】

培养运用护理程序和健康教育手段为老年人提供个性化整体护理的能力。

【教学内容】

第一节 跌倒

一、概念

二、病因

三、护理程序

第二节 疼痛

一、概念

二、病因

三、护理程序

第三节 便秘

一、概念

二、病因

三、护理程序

第四节 尿失禁

一、概念

二、病因

三、护理程序

第五节 老年感知障碍

一、老年性耳聋

二、视觉障碍

第六节 意外伤害

一、中暑

二、低体温综合征

三、噎食

第七节 皮肤瘙痒症

一、概念

二、病因

三、护理程序

第八节　睡眠呼吸暂停综合征

一、概念

二、病因

三、护理程序

【教学方法】

理论讲授、课堂讨论、案例分析、模拟实训、课间见习

【参考学时】　8学时(理论6学时,实践2学时)

第八章　老年人常见疾病与护理

【知识教学目标】

1. 掌握老年病概念及患病特点,老年人常见疾病概念。

2. 熟悉老年人常见疾病的护理评估和护理诊断。

3. 掌握老年人常见疾病的特点与护理措施及健康指导。

4. 了解老年人常见疾病健康史、辅助检查。

【能力培养目标】

1. 能运用护理程序,对老年人常见疾病实施整体护理。

2. 能采取一定措施预防老年人常见疾病的发生。

3. 能运用健康教育技巧为老年人提供健康保健的知识和技能指导。

【素质教育目标】

1. 培养护生严谨求实的工作作风,以及救死扶伤、爱岗敬业的道德素质。

2. 良好的沟通技巧。

【教学内容】

第一节　老年高血压

第二节　老年糖尿病

第三节　胃食管反流病

第四节　老年骨质疏松症

第五节　老年退行性骨关节病

第六节　老年期痴呆

【教学方法】

理论讲授、课堂讨论、案例分析、模拟实训、课间见习

【参考学时】　8学时(理论6学时,实践2学时)

第九章　老年人的临终护理

【知识教学目标】

1. 掌握临终关怀的概念,临终老人的心理变化及护理,老年人的死亡教育。

2. 熟悉临终老人的生理变化及护理,丧偶老年人的哀伤辅导。

3. 了解临终护理概况,临终关怀的组织形式。

【能力培养目标】

1. 能正确描述临终关怀的意义。

2. 评估临终老年人家属,并能采取相应的护理措施。

3. 能运用所学知识对临终老人做好死亡教育。

4. 能对临终老人实施临终关怀。

5. 能正确地评估临终老人的心理状态并做好心理护理。

【素质教育目标】

培养学生认真负责的工作态度,体现爱心、关心和对临终老人的尊重。

【教学内容】

第一节　概述

一、临终关怀的现状
二、老年人临终关怀的意义
三、临终关怀的组织形式
第二节　老年人的死亡教育
一、心理类型
二、死亡教育
第三节　老年人的临终护理
一、临终护理的概念
二、临终老年人的心理特征和护理
三、临终老年人的生理变化和护理
四、对丧偶老年人哀伤辅导
【教学方法】
理论讲授、课堂讨论
【参考学时】　2 学时(理论)

四、实践教学环节与要求

在老年护理教学中,实践教学环节是教学过程中不可或缺的组成部分,它与理论教学相辅相成,在培养应用型高等专门人才的整个教学过程中具有贯彻始终的地位和作用。

实践名称	内容	学时
实践一	参观养老院、老年人的健康评估(包括各种评估量表的使用)	2
实践二	老年人健康问题与护理,日常生活护理	2
实践三	老年人常见疾病与护理	2
合计		6
备注	另:利用课余时间组织护生到老年机构及社区、家庭为老年人服务	

老人院实习　4 学时

通过实地见习等形式,达到使学生掌握专业技能、培养专业态度和规范专业行为的教学目的。经过老年公寓的实践教学,学生能够对老年人的生活状况产生感性认识,主动为老年人提供护理服务,并积极完善和提高自身素质,适应老龄化社会对护理人员的需求特点。

五、教学时数分配

教学内容	护理专业		
	总时数	理论	实践
第一章　绪论	2	2	
第二章　老年人的健康保健、照护与管理	2	2	
第三章　老年人的健康评估	4	3	1
第四章　老年人的日常生活护理	4	3	1
第五章　老年人心理卫生与常见心理问题护理	2	2	

续表

教学内容	护理专业		
	总时数	理论	实践
第六章　老年人安全用药的护理	2	2	
第七章　老年期常见健康问题与护理	8	6	2
第八章　老年期常见疾病与护理	8	6	2
第九章　老年人的临终护理	2	2	
合计	36	30	6

六、使用说明

1. 本大纲适用于护理类专业。各院校可根据不同要求对教学目标、教学内容及教学时间做适当调整。

2. 本课程的教学方法可根据内容采用讲授、示范、角色扮演、多媒体、讨论,多采用病案教学、情境教学等,适时选择,时时处处体现关爱老人,以学生为主体,教师更多的是起引导的作用。

3. 教学评价采用形成性评价,特别注意对学生关爱意识的培养,带领学生到老年护理院和敬老院多与老人接触,体会老人的疾苦,真正为老人提供服务。

4. 教学中要充分利用多媒体、影像等现代教育技术,加强直观教学。注意改革考核手段和方法,采用课堂提问、课堂讨论、平时测验、实训操作及理论考试等综合评价学生成绩,鼓励学生在学习和应用方面的创新精神。

主要参考书目

1. 李映兰,卢桂珍. 老年健康照护. 长沙:中南大学出版社,2008
2. 大田仁史,三好春树. 完全图解现代照护. 赵红,周宇彤,李玉玲,译. 北京:科学出版社,2007
3. 王志红,詹林. 老年护理学. 上海:上海科学技术出版社,2004
4. 化前珍. 老年护理学. 北京:人民卫生出版社,2012
5. 唐凤平. 老年护理. 北京:人民卫生出版社,2010
6. 李建生. 老年医学概论. 北京:人民卫生出版社,2003
7. 李法琦,司良毅. 老年医学. 北京:科学技术出版社,2002
8. Rachelle Zukerman. 与老人共处. 陈国华,译. 北京:机械工业出版社,2006
9. 成蓓,曾尔亢. 老年病学. 北京:科学出版社,2004
10. 王世俊. 老年护理学. 北京:人民军医出版社,2007
11. 尤黎明. 老年护理学. 2007 年版. 北京:北京大学医学出版社,2007
12. 童坦君,张宗玉. 第 2 版. 北京:人民卫生出版社,2006
13. 孟宪武. 临终关怀. 天津:天津科学技术出版社,2002
14. 比克斯. 默克老年病手册. 第 3 版. 陈灏珠,译. 北京:人民卫生出版社,2002
15. 耿德章. 中国老年医学(上、下册). 北京:人民卫生出版社,2002
16. 陈新谦,金有豫,汤光. 新编药物学. 第 15 版. 北京:人民卫生出版社,2002
17. 邹恂. 现代护理诊断手册. 第 3 版. 北京:北京大学医学出版社,2004
18. 宋军,刘青云. 痴呆. 北京:中国医药科技出版社,2000
19. 张理义. 老年心理保健指南. 北京:人民军医出版社,2002
20. 李玉玲. 社区老年护理. 北京:中国协和医科大学出版社,2006
21. 郭云良,孙伟,王秀美. 老年医学. 青岛:青岛出版社,2003
22. 曾慧. 精神科护理. 北京:高等教育出版社,2010
23. 王新德,栾文民,黄公怡. 现代老年病诊疗手册. 北京:北京医科大学与中国协和医科大学联合出版社,1997
24. 魏太星,邱保国,吕维善. 现代老年学. 郑州:郑州大学出版社,2001
25. 张理义. 老年心理保健指南. 北京:人民军医出版社,2002
26. 邹继华. 老年护理. 第 2 版. 北京:高等教育出版社,2009
27. 姚景鹏. 老年护理学. 北京:北京医科大学出版社,2002
28. 席焕久. 新编老年医学. 北京:人民卫生出版社,2002
29. 唐书义. 老年人常见疾病的诊断与治疗. 北京:军事医学科学出版社,2003
30. 孟宪武. 优逝-全人全程全家临终关怀方案. 杭州:浙江大学出版社,2005

53